院前急救护理

主 编 杜成芬 肖 敏

副主编 李小燕 汤咏梅 李慧丽 刘 萍

编 者 (以姓氏笔画排序)

王 云 十堰市太和医院(湖北医药学院附属太和医院)

王 超 十堰市太和医院(湖北医药学院附属太和医院)

王绍霞 十堰市太和医院(湖北医药学院附属太和医院)

王晓君 十堰市太和医院(湖北医药学院附属太和医院)

王晓琳 十堰市太和医院(湖北医药学院附属太和医院)

宁红萍 十堰市太和医院(湖北医药学院附属太和医院)

吕海燕 十堰市太和医院(湖北医药学院附属太和医院)

刘 萍 十堰市人民医院(湖北医药学院附属人民医院)

刘吉敏 十堰市太和医院(湖北医药学院附属太和医院)

刘梅讯 十堰市太和医院(湖北医药学院附属太和医院)

汤咏梅 十堰市太和医院(湖北医药学院附属太和医院)

杜成芬 十堰市太和医院(湖北医药学院附属太和医院)

杨芳芳 十堰市太和医院(湖北医药学院附属太和医院)

李 玲 十堰市太和医院(湖北医药学院附属太和医院)

李大鹏 武汉市中心医院

李小燕 十堰市太和医院(湖北医药学院附属太和医院)

李慧丽 十堰市太和医院(湖北医药学院附属太和医院)

肖 娟 十堰市太和医院(湖北医药学院附属太和医院)

肖 敏 十堰市太和医院(湖北医药学院附属太和医院)

吴文琴 十堰市太和医院(湖北医药学院附属太和医院)

张 丽 十堰市太和医院(湖北医药学院附属太和医院)

张春玲 十堰市太和医院武当山分院

金 丹 十堰市太和医院(湖北医药学院附属太和医院)

徐红双 华润武钢总医院

徐红菊 十堰市太和医院(湖北医药学院附属太和医院)

高小敏 十堰市太和医院(湖北医药学院附属太和医院)

樊 琳 十堰市太和医院(湖北医药学院附属太和医院)

华中科技大学出版社

http://www.hustp.com

中国·武汉

内 容 简 介

本书内容包括绪论、院前急救、院前急救护理评估、心脏骤停、休克、常见急症、理化因素损伤、急性中毒、感染与传染性疾病、创伤、常见妇产科急症、常见儿科急症、院前常用急救技术、危重症患者转运途中的监护技术和院前急救职业暴露的预防,共 15 章。本书以急危重症的应急救治为主线,侧重于诊断要点和急救护理措施,具有新颖性、实用性、整体性和可操作性。

本书可作为专业急救机构的培训教材、专业院前急救医护人员的参考图书,也可供其他相关人员学习、参考。

图书在版编目(CIP)数据

院前急救护理/杜成芬,肖敏主编.—武汉:华中科技大学出版社,2015.8(2024.6 重印)
ISBN 978-7-5609-7973-1

Ⅰ.①院… Ⅱ.①杜… ②肖… Ⅲ.①急救-护理 Ⅳ.①R472.2

中国版本图书馆 CIP 数据核字(2015)第 218003 号

院前急救护理
Yuan Qian Jijiu Huli

杜成芬 肖 敏 主编

策划编辑:史燕丽
责任编辑:史燕丽 童 敏
封面设计:原色设计
责任校对:祝 菲
责任监印:朱 玢
出版发行:华中科技大学出版社(中国·武汉)　　电话:(027)81321913
　　　　　武汉市东湖新技术开发区华工科技园　　邮编:430223
录　　排:华中科技大学惠友文印中心
印　　刷:武汉邮科印务有限公司
开　　本:787mm×1092mm　1/16
印　　张:14.25
字　　数:353 千字
版　　次:2024 年 6 月第 1 版第 10 次印刷
定　　价:42.00 元

前　　言

随着社会经济飞速发展,人们对健康的需求及其重要性的认识日益增强,各种突发事件和急危重症随时都有可能对人们的生命安全构成威胁,因此迫切需要建立健全的应急救援机制及救治规范,尤其在具体实施院前急救等方面。

院前急救是急救医疗服务体系(EMSS)的重要环节,在较短的时间内解决危及生命的急迫问题或解除病痛,对一个急危重症患者现场实施迅速、准确、有效的医疗救治以及安全的医疗转运,最大限度地减低伤残、死亡率,是院前急救的主要任务。要做好院前急救工作,需要培养一支专业化的院前急救人才队伍,其应具备丰富的急诊急救知识,良好的应急反应能力,娴熟的急诊医患沟通技巧。

院前急救护理是急救护理的重要组成部分,是研究急危重症患者现场抢救与转运途中监护的综合性应用学科,具有综合性和实践性强的特点。随着急救医学的发展和救护设备的不断更新,院前急救护理的范畴日益扩大,内容也更加丰富。其主要任务是培养院前急救护理人员对常见急危重症的识别、观察和救护能力,以达到挽救患者生命、提高抢救成功率、促进患者康复、减少伤残率和提高生命质量的目的。

为提高对院前急救护理工作重要性的认识,加强院前急救护理技术及行为的规范,编者们根据院前急救及其护理的特点,在不断总结和汲取国内外院前急救经验的基础上,共同探讨编写了本书。本书从院前急救基本概念入手,针对院前急危重症现场应急救治护理作探索,以急危重症的应急救治为主线,侧重于诊断要点和急救护理措施,主题明确,内容简洁,具有新颖性、实用性、整体性和可操作性。希望能够对基层医务人员院前急救工作有所帮助,为院前急救事业尽一点微薄之力。

本书在编写过程中得到了本地区同行们的支持与帮助,在此致以衷心的感谢。由于临床经验、写作水平有限,书中难免有不当之处,敬请各位同行批评指正。

编　者

目　　录

第一章　绪　　论

　　急救护理学是临床护理的重要组成部分,是研究急危重症患者的抢救与护理的跨学科的综合性应用学科,具有专科性、综合性和实践的特点。主要内容是院前急救、院内急救、危重症监护。随着急救医学的发展和救护设备的不断更新,急救护理学的范畴日益扩大,内容也更加丰富。而急救护理技术是急救护理学的重要支撑,其主要任务是培养学生对常见急、危、重症的识别、观察和救护能力,以达到挽救患者生命、提高抢救成功率、促进患者康复、减少伤残率和提高生命质量的目的。

第一节　急救护理技术的内容和范畴

一、急救护理技术的形成与发展

　　1. 急救护理学的起源　　急救护理学的起源可追溯到 1854—1856 年,英国、俄国、土耳其在克里米亚交战时,护理学的奠基人南丁格尔为减轻前线战伤士兵的痛苦,率领 38 名护士前往前线医院,克服重重困难,在战地开展救护工作。在她们的努力下,短短的几个月使高达 42% 的死亡率下降到了 2%,这充分说明急救护理工作在抢救急危重伤患者中所起的重要作用。

　　2. 国际急救护理学的发展　　急救护理学的发展是随着急诊医学的发展而发展的。美国是急诊医学的发源地。

　　1963 年,美国耶鲁大学的纽黑文医院急诊科首次运用了分诊技术。1966 年,美国颁发了《公路安全法案》,规定要重视现场急救,并为此培训急救人员及非医务工作者的初级急救技术,取得了较好效果。1968 年,麻省理工学院建立急救医疗服务体系。1972 年,英国皇家护理学院 A&E 护理团体(accident & emergency nursing group)成立,该团体的主要功能之一便是为 A&E 护士不断更新临床急救知识与技术,并由此形成了当今急救护理课程的雏形。20世纪 60 年代,随着电子设备的发展,如心电示波器、电除颤器、人工呼吸机、血液透析机的出现,并将其运用于临床,使急救护理的理论和实践得到了进一步发展。1975 年 5 月,国际红十字会提出了急救事业国际化和标准化方针,要求急救车装备必要的仪器、国际统一急救电话号码及交流急救经验。在 1979 年国际上正式承认急诊医学为独立的医学学科后,急救护理也成为护理学中的一门重要学科。

　　3. 我国急救护理的发展　　我国从 20 世纪 50 年代开始在大中城市建立急救站,80 年代各医院相继成立急救中心。1980 年 10 月,卫生部颁发《关于加强城市急救工作的意见》,要求根据条件加强急救工作。1983 年,卫生部颁发《城市医院急诊室(科)建立方案》,这个方案规定了急诊科的任务,急诊医疗工作的方向、组织和管理,以及急诊工作的规章制度,有效地促进了急救护理在国内的兴起和发展。1986 年 11 月,通过了《中华人民共和国急救医疗法》。此后,急救工作发展速度加快,全国统一了急救呼叫号码为"120"。20 世纪 90 年代以来,随着我国经济实力的增强和全社会对急诊医学重要性认识水平的提高,许多医院的急救装备得到了更新和充实。

二、急救护理技术在护理学中的作用

1. 扩大了护理学的应用范畴　急救护理学成为一门学科是近年来社会需要和医学科学发展的必然结果,而急救护理技术是急救护理学的支撑。随着社会的进步,人民生活水平的提高,自然寿命的延长,健康需求的增长,威胁人类的疾病以心脑血管疾病、恶性肿瘤和创伤性疾病增多,从而促进了医院急诊水平和重症监护病房的迅速发展。急救护理技术在救治各类急性病、急性创伤、慢性病急性发作及危重症患者中发挥了重要作用,更多的护理工作者投入研究急救护理学中,急救护理技术因此得到极大的发展,在护理学中的地位也越发受到重视,使急救护理的研究作为一个特殊范畴而日益受到广泛关注。

2. 代表了现代护理水平　随着现代急救仪器的使用和救治水平的不断提高,急救护理技术在抢救急危重伤患者中起到了重要作用。在急救医疗服务体系中护理贯穿始终,无论哪一环节出现问题都将影响救治效果。除了有高水平的医疗外,还需要高质量的急救护理技术才能确保急救质量。在科技突飞猛进的时代,先进的仪器不断地引入,急救技术、监护技术不断更新,救治水平不断提高,对护理人员提出了更高的要求。护理人员既要掌握急救护理的理论知识,还要不断学习急救与监护的新技术、新方法,为患者解除痛苦。

三、急救护理技术的范畴和任务

1. 院外急救　院外急救是指在医院之外的环境中启动救援体系,开展现场救护、转运及途中救护等环节。急救不仅在医院内,还在家庭、社区、公共场所等院外环境中。将医院的急救医疗延伸到院外,对急、危、重患者进行现场救护,并与消防、公安、军队等救援人员配合,共同完成救援任务。普及和提高广大公众的救护知识和急救基本技能,使他们在突发事件现场能够作为"第一目击者"参与初步急救。对于危急患者来说,在第一时间得到有效的初步救护是获取抢救时机,提高急救成功率的重要一步。

　　• **任务**　维持患者生命,防止再损伤,减轻患者痛苦,为进一步诊治创造条件,提高抢救成功率,减少致残率。因此,院前急救首先应建立有效的循环和呼吸,视伤(病)情和条件采取输液、止痛、包扎、固定、解毒等救治措施;通过各种通信联络工具向急救中心或医院呼救并通报患者情况;转送途中连续监护,并做必要的治疗、护理,为患者争取宝贵的抢救时机。

　　• **原则**　①立即使患者脱离危险区,如对电击伤的患者首先要切断电源。②先救命后治病。③争分夺秒、就地取材。④保留离断的肢体或器官。⑤加强途中监护并做详细记录。

2. 急诊科救护　医院急诊科是急救医疗服务体系中最重要的中间环节,是急重症患者最集中、病种最多的科室,是院内急救的重要场所。接收紧急就诊的各种患者,24 h 随时应诊。

　　• **任务**　①承担急救站转送的与来诊的急危重症患者的诊治、抢救和留院观察工作。

②承担灾害性事故急救工作。当突发事件或自然灾害发生时,随时准备前往急救现场,并且参与在医疗监护下将患者安全地护送至医院急诊科分层继续救治。

- 原则 ①要求有独立的"小区"、专门的人员、一定规模的装备、通信联系设施。②先救命后治病。③保证绿色通道的畅通。④健全的规章制度,标准化管理。

3. 危重症监护 重症监护病房(intensive care unit,ICU)是以救治急危重症患者为中心的医疗组织形式,是急救医疗服务系统的重要部分,是收治急危重症患者的主要场所之一。ICU 的管理特点是强化与集中,ICU 的工作实质是脏器功能支持和原发病控制。即集中训练有素的医生和护士,集中最先进的医疗检测和治疗设备,集中随时可能危及生命的急危重症患者,并对其进行持续、准确的动态监测,并对生命器官功能进行紧急或延续性支持治疗。

- 任务 ①接受由急诊科和院内有关科室转来的危重患者。②对多种严重疾病或创伤以及继发于各种严重疾病或创伤的复杂并发症患者进行全面监护及治疗。
- 原则 ①ICU 人员、设备的配备与管理必须达到专业标准。②危重患者的监护与治疗必须达到专业标准。③ICU 专科技术必须标准化。

4. 灾难救护 灾难救护是灾难医学的实践。灾难医学是综合性医学科学,是研究当灾难发生时,如何迅速、有效地救治众多伤病员的学科。其研究内容包括自然灾害(如地震、洪水、旱灾、台风、龙卷风、海啸、雪崩、火山爆发、泥石流、滑坡、虫害等)和人为灾难(如交通事故、化学毒物泄露、放射性污染、环境巨变、流行病和战争、武装冲突等)所造成的后果及减灾的具体措施。

- 任务 灾难事件突然发生时,对大批人员的伤亡进行有效的分层救治。
- 原则 ①寻找并救护伤病员。②检伤分类,不同伤给予不同处理。③现场救护。④运输和疏散伤病员。

5. 急救医疗服务体系的完善 城市医疗救护网是在城市各级卫生行政部门和所在单位的直接领导下,实施急救的专业组织。承担现场急救和途中救护,以及医院急诊科抢救的全过程工作。城市应逐步建立健全急救中心、医院急诊科(室),并与社区卫生服务中心(站)等基层卫生组织相结合,形成急救网络。

6. 急救护理人才的培训和科研工作 对急救护理人员的专业知识与技术进行培训,提高护理人员的救护能力,是保证急救护理质量的基本条件之一。医疗机构要不断地培养急救护理人才,组织急救知识讲座、急救技术的培训等急救专业学术活动,提高专业技术水平。同时积极开展急救专业相关的科研工作,为解决疑难问题进行科学研究,为提高急救水平、发展我国急救事业作出努力。

第二节 急救医疗服务体系

急救医疗服务体系是集院前急救、院内急诊救治、ICU 救治和各专科为一体的急救网络,是把急救医疗措施迅速地送到危重患者身边或发病现场,经初步诊治处理维护其基础生命,然后安全转送到医院进一步救治的有效手段,目的是为抢救生命、提高生存质量争取关键的时间。

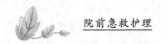

一、急救医疗服务体系的任务

从院前急救的初步救护到抢救危及生命的各种危象,均是急救医疗服务体系的任务;对破坏性大、群体受伤较重的、自然或人为灾害所致的意外事故,要承担其中抢救受害者和减轻伤亡程度的任务。急救医疗服务体系的任务还包括:研究如何把急救医疗措施快速、及时、有效地送到患者身边或灾害现场;如何普及急救医学知识、培训急救专业人才;如何组成强有力的组织指挥系统和科学应急救援网络,动员一切可以借助的卫生资源,以及通信、交通、能源、建筑、保险、气象、供水等部门力量,依靠消防、公安、军队等救援人员的配合,使救援工作高效、有序地进行。

1. 急救中心(站)的主要任务　现有的院前急救组织多以急救中心或急救站为主要形式存在,配备现代化的通信设备和计算机管理网络系统,以及一定数量的救护车、急救设备和人员。主要任务:①急救中心(站)是在市卫生行政部门的直接领导下,统一指挥全市日常急救工作。②急救中心(站)以医疗急救为中心,负责对各种急危重症患者及意外灾害事故受伤人员的现场和转送途中的抢救治疗。③在基层卫生组织和群众中宣传、普及急救知识。有条件的急救站可承担一定的科研、教学工作。④接受上级领导指派的临时性任务。

2. 医院急诊科(室)的主要任务　为提供高水平的医院急诊服务,急诊部门要求做到:①承担急救中心转送的和来诊的急危重症患者的诊治、抢救和留院观察护理;②有些城市医院的急诊科同时承担急救站的任务。

3. 急救站的主要任务　急救站是基层医疗急救单位,主要任务包括:①在急救专业机构的指导下,学习和掌握现场救护的基本知识及技术操作;②负责所在地段单位的战伤救护、防火、防毒等知识的宣传教育工作;③一旦出现急危重症或意外灾害事故时,在急救专业人员到达前,及时组织当地群众开展现场自救、互救工作。

二、急救医疗服务体系的管理

(一)完善急救通信网络

建立健全灵敏的通信网络是提高急救应急能力的基础,我国设置统一号码"120"的急救电话。对重要单位、重点部门和医疗机构争取设立专线电话,以确保在特急情况下随叫随通。利用通信卫星或无线电通信系统进行通信联络,准确定位,具有快速、机动灵活、便于随时联系调度指挥的特点,使急诊通信半径能满足急救医疗服务的需要。

(二)保障急救运输工具

目前急救运输工具以救护车为主。在情况紧急时,有关部门应向具有以上快速运输工具的机构提出呼救请求援助,各机构应积极予以支援。各级政府和急救医疗指挥系统的指挥部在特殊危急情况下,有权调用本地区各部门和个体运输工具,执行临时性急救运送任务。各级卫生行政部门要制定急救运输工具的使用管理制度,保证其正常良好的运转。

(三)现场急救人员的组成和急救物资供应

1. 急救人员　现场急救人员由城市急救医疗单位人员、综合医院的各级医务人员和红十字会初级卫生人员三部分组成。急救人员要求有较丰富的临床经验和较强的应急能力,急救操作熟练,基本功过硬,具有独立操作能力。急救人员应以急诊医生和护士为主,必要时配以药剂人员,以加强药品供应和管理。

(1)第一目击者:参与实施初步急救,并及时正确进行呼救的人员。

(2)急救医疗人员:一般情况下,救护车上应配专业急救人员,随救护车参加在现场和转运途中的救护工作。

(3)医院急诊科医护人员:伤病员送到医院后立即有急诊科医护人员进行针对性诊治。

2. 急救物资供应 急救医疗的器械、仪器设备和药品,以及救护车、通信设施和相应的物资,要由卫生行政部门提出统一要求实行规范化管理,而各医疗部门应根据统一要求,物资装备齐全、完善、实用。平时准备就绪,放置于固定地点,指定专人定期检查更换,做到有备无患,处于临战状态。

(四)现场救援与转运

现场急救时,对于大批伤员,要根据伤情按危重、较重、较轻、死亡进行分类,并将红色、黄色、绿色、黑色不同颜色的标志卡别于伤员胸前,给予不同处置。应保持伤员的呼吸道通畅,必要时进行心肺复苏,控制大出血。搬运时使伤员的头、颈、躯干保持在同一水平上,尽可能减少移动,避免颠簸,以安全、快捷的方式转送。

(五)社会急救

广泛利用各种宣传媒体,普及急救知识,使广大群众掌握现场急救知识和最基本的急救技术操作,如正确的电话呼救、徒手心肺复苏、骨折固定、止血包扎、搬运等简单的现场处理方法。这样一旦遇到急危重症患者或意外伤害事故,在专业队伍尚未到达现场之前能第一时间进行自救和互救。

(肖 敏)

第二章 院前急救

第一节 概 述

随着社会的发展和进步,人们要求在急危重症的发病初期就能得到及时的救治,院前急救就是在这种情况下迅速发展起来的重要学科,院前急救是急救医学的延伸和发展,是急救医学的重要组成部分,是急救医学的"先遣部队"。例如,外伤的患者如能及时、正确地救治,将能有效阻止病情的发展,减少并发症的发生,减轻伤残率,提高院前抢救成功率。因此,最大限度地缩短急危重症患者的无治疗期,将有利于患者早日恢复。可以说,院前急救处于急救医学的最前沿,是急救医学的首要环节和重要基础。

一、院前急救的含义

院前急救是指急危重症患者进入医院之前的医疗救护。在医院之外的环境中患者出现危及生命的急症、创伤、中毒或者是灾难事故时,救护人员利用携带的医疗器械、设备和医疗物品进行现场救护,以达到保全生命、缓解疼痛及防治病情恶化的目的。在日常生活和工作中,往往会有突发性疾病、意外伤害事故或突发事件发生,均需要紧急救治,所以院前急救是急救的第一步,也是最重要的救治过程。在现场及时、有效地开展救治,达到挽救生命、减轻死亡和伤残的目的。参与院前急救的人员可以是现场伤员身边的人或是平时参加救护培训获取相关培训证书的急救员。狭义的院前急救是指由通信、运输和医疗基本要素构成的专业急救机构在伤员到达医院前实施的现场救治和途中监护的医疗活动。

二、院前急救的特点

院前急救时到达现场的医疗急救资源有限,急救环境比较差,时间有限,病情难以鉴别,这些决定了院前急救的特殊性。

(一)突发性强

院前急救的对象往往是人们预料之外或始料不及的突发性危及生命的急症创伤、中毒、灾难事故中出现的伤员或患者,患者何时呼救、重大事故或灾害何时发生往往是个未知数。需院前急救的伤员往往是突发的,时间、地点、人员不定,涉及的学科不定,尤其是成批伤员出现时,有时会令人措手不及。因此,就增加了院前急救的难度。

(二)紧迫性强

院前急救的紧迫性主要体现在"时间就是生命"。这不仅表现在伤病员的病情急、病情重、院前急救刻不容缓,还表现在伤病员及家属心理上十分紧急。猝死的最佳抢救时间是4 min,严重创伤的抢救黄金时间是10 min,否则,医院设备再好,医生技术再高明,也难以起死回生。不论是一般急诊患者还是危急垂死患者都要毫不拖延地迅速运送患者,以满足患者及其家属的要求。因此,要求救护人员常备不懈,保持车辆完好状态,做到随叫随出。

（三）艰难性

院前急救的艰难性主要是指急救的环境无定性,条件差。院前急救的条件一般较差,有时患者所处的地方狭窄、拥挤、光线暗淡、不便操作,在将患者搬上救护车后由于车辆震动和马达噪声使诊疗工作难以进行,有时事故现场险情未排除还可能造成人员再受伤等。

（四）复杂性

呼救的患者疾病种类多样,涉及各科,而且是未经各科筛选的急症和危重症。患者可能有明确诊断的,也可能是尚无明确诊断而且病史不详的急症患者。特别是对病史不详、缺乏客观资料的患者,要求救护人员在短时间内作出初步诊断及紧急处理,尤其是对症治疗。

（五）灵活性

院前急救的灵活性不仅体现在医护人员到达现场后需就地取材,机动灵活地寻找抢救所需的代用品,为伤病员赢得抢救时机,还表现在遇有突发灾害事故等有特殊需要时可能会超越行政医疗区域分管范围,积极参与现场救援。

三、院前急救的任务

1. 对呼救伤病员的院前急救 对呼救伤病员的院前急救是最主要和经常性的任务。一般分为两种类型。第一类为短时间内有生命危险的危重症病员,如窒息、大出血、休克、猝死、心肌梗死等。此类伤员必须进行现场急救,至生命体征平稳后方可在严密监护下转往医院救治。另一类是病情紧急但短时间无生命危险的伤病员,如骨折、哮喘等。急救时采取初步的现场急救,病情稳定、痛苦减轻、避免并发症发生后再转往医院进行治疗。

2. 灾害时对伤员的急救 灾害包括自然灾害和人为灾害。对遇难者的急救除应做到平时急救的要求外,还需要与现场的其他救灾系统如消防、公安、交通等部门密切配合,并注意救护者的自身安全。当有大批伤员时,需加强伤员的分类和现场救护,合理分流和运送。对不能转运的危重伤病员可在就地搭建的手术棚中抢救,术后再安全转运。

四、院前急救的原则

院前急救总的任务是采取及时、有效的急救措施和技术,最大限度地减少伤病员的痛苦、降低致残率、减少死亡率,为医院抢救打好基础。经过院前急救能存活的伤病员优先抢救,这是总的原则。为了更好地完成这一光荣艰巨的任务,还必须遵守以下六条原则。

（一）立即使伤病员脱离险区

1. 先复苏后固定的原则 遇有心跳、呼吸骤停又有骨折者,应首先用口对口呼吸和胸外心脏按压等技术使心肺复苏,直到心跳、呼吸恢复后,再进行固定骨折的原则。

2. 先止血后包扎的原则 遇到大出血又有创口者,应立即用指压、止血带或药物等方法

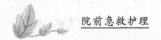

止血,接着再消毒创口进行包扎的原则。

3. 先重伤后轻伤的原则　遇到垂危的和较轻的伤病员时,应优先抢救危重者,后抢救较轻的伤病员。

（二）先救命后治病的原则

经过院前急救能存活的伤病员应优先救治,以救命为本,生命支持和对症治疗为主。院前抢救因抢救的时间有限,环境不稳定,无更多辅助设备和良好的技术条件作鉴别诊断,故在现场很难明确诊断,只能以对症治疗为主。当救护人员到达现场后,在短短的几分钟时间内要作出大致的诊断,并迅速而果断地处理威胁伤病员生命的伤情或症状,挽救伤病员的生命或减轻痛苦。

（三）急救与呼救同时进行

在遇到成批伤病员时,又有多人在现场的情况下,应分工合作,以尽快地争取到急救外援。

（四）搬运与医护一致性的原则

搬运和抢救应要求步调一致,在完成任务指标一致的情况下进行。过去在搬运危重伤病员时,搬运与医护、监护工作从思想上和行动上有分家现象。搬运由交通部门负责,途中医护是由卫生部门来协助,在许多情况下,协调配合不够。途中应该继续抢救却没有得到保障,加之车辆严重颠簸等情况,增加了伤病员不应有的痛苦和死亡。若搬运和医护一致,则在运送危重伤病员时,能减少痛苦、减少死亡,使患者能安全到达目的地。

（五）争分夺秒,就地取材

院前救护常在无齐备的抢救器材、药品等情况下进行,因此就地取材,机动灵活地寻找代用品,才能为伤员赢得抢救时机,避免给伤病员造成更大的灾难和不可挽救的恶果。

（六）加强途中监护并详细记录

为防止前后重复、遗漏和其他差错,确保现场急救措施完善,应正规填写规定的医疗文本,并妥善保管,做好交接工作,使前、后医疗急救有文字依据。

第二节　院前急救护理的地位

随着现代急救医学的发展,护理工作已成为院前急救中不可缺少的内容,无论在患者家中还是突发事件的现场都凸显出它的特殊作用,其理念和范畴伴随着急救医学的发展日益扩大,内容也更加丰富。

院前急救中任何医疗行为都离不开护理的参与,这一点已在院前急救实践中得到充分证实。现实生活中不论是疾病或还是意外伤害,不论现场是在城镇、厂矿还是偏僻的乡农村,只要有人员伤亡就会涉及院前急救。从急救信息应答反应、到达现场迅速开展诊疗活动乃至平安运送医院、途中监护治疗各环节的救护行为,都包含着护理的辛劳与智慧,只有这样才能赢得有限时间,维持患者的生命、减轻痛苦、防止再损伤。

院前护理工作的巨大作用还彰显在各种突发事件救援行动中,一次卓有成效的医疗救援行动必然是与护理的密切配合分不开的。由此可见,医疗护理密切合作构成急救医疗服务体系的最基本力量,院前急救护理工作是院前急救成功的基本保证,可谓急救医疗服务体系中的一枝独秀。

院前急救护理工作就是配合医生采取及时、有效的急救措施和技术,最大限度地减少伤病员的痛苦,降低伤残率,减少病死率,为进一步救治打好基础。因此,院前急救对护理人员的综合素质要求很高。护理人员既需要有扎实的医学知识和专业技能,还要具备良好的心理身体素质和职业道德。要求急救护理反应机敏准确,为患者转危为安、及早康复赢得时间。由此可见,院前急救护理是一项十分艰巨而又无可替代的具体工作。

第三节　院前急救护理总体要求

急症患者具有发病急、病情重、短时间可出现生命危险的特点,急救护士每时每刻都处于应急状态,只有具备良好的医德,才能在危重症抢救治疗上冷静、敏捷、准确、果断地配合医生抢救患者。

一、快速反应

医院急诊科在接到"120"急救电话时,值班医护人员和司机应迅速出车。要求救护车白天在 3 min 内,夜间在 5 min 内必须开出。到达现场时间最短 7 min,最长 30 min。尽管如此急救护理人员往往都是走在最前面。

二、准确病情评估

医护人员到达现场后,立即对患者伤病情况作出准确评估,根据伤病员的神志、呼吸、脉搏、口唇颜色、肢端温度以及瞳孔变化迅速判断伤病情况。迅速察看现场,必要时让伤病员尽快脱离致伤致病环境。遇两人以上的伤病员,按先重后轻的原则处理。

三、迅速生命支持

伤病情评估后,立即对危重伤病员采取紧急处理。呼吸、心跳骤停者,立即施行心肺复苏术,在医生做人工呼吸和胸外心脏按压的同时,护士立即行气管插管,保持呼吸道通畅。注意清除口腔内、呼吸道内的呕吐物或分泌物等污物异物。舌后坠而自主呼吸存在的患者,使用口咽通气管或用舌钳将舌体拉出,维护有效通气。

四、建立静脉通道

静脉是药物液体进入人体的重要通道,抢救危重患者时必须快速建立静脉通道,并保障畅通有效的液体输入,必要时应选用静脉留置针,为抢救创伤出血、休克等危重患者在短时间内扩充血容量提供有力保证。同时在患者躁动、体位改变和运送中要防止留置针脱出血管外或刺破血管。

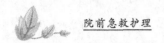

五、妥善处理创伤

对外伤患者要保护伤口、止血、防止感染和避免加重损伤,这是外伤患者院前急救的处理原则。伤口表面立即用敷料加压包扎,合理的创面处理可为后续治疗打下良好的基础。伤病员多是意外受伤,伤口多被污染,应对伤口进行必要的清洁处理,直接覆盖伤口的敷料必须经灭菌处理,尽可能无菌操作,减少污染感染的机会或环节。

发生四肢损伤出血,可抬高伤肢减少出血,必要时可使用止血带。前臂或手部损伤出血,止血带应缚于上臂。根据桡、尺动脉的解剖走行,若将止血带置于前臂容易直接压迫桡、尺动脉,因为此时静脉回流被阻断,动脉血流仍存在,将使出血反而加重。扎止血带的力度,应以阻断动、静脉血流通过为宜。合并骨折者,应给予简单、有效的固定。遇有脊柱损伤的患者,将其平卧于硬木板上,颈椎损伤者要使用颈托,头部制动。

六、安全运送

伤病员经现场初步处理后,只能说是完成了院前急救工作任务的一半,应迅速将其转送医院接受专科治疗。运送途中要密切观察病情变化和维护基础生命,如观察呼吸、脉搏、血压情况,注意创面是否继续出血、受伤肢体末梢血液循环情况以及输液管道、气管插管等是否通畅,以防止扭曲、受压、移位和脱出。有颈椎损伤的患者在搬运途中必须保持头部与躯干长轴一致,防止颈椎过伸、过屈和旋转等等,采取一切可能措施保证途中安全。

七、心理护理

多数遭受意外伤害的患者,缺乏应急思想准备,常表现出惊慌、恐惧;许多患者处在事业、工作、家庭的关键地位,因此他们在心理上也承受着极大的创伤,迫切要求得到最佳治疗和护理。因此在救护过程中,不但要重视“急的疾病”,还要重视“急的心情”。护理人员可运用非语言交流手段,以从容镇静、急而有序的态度和熟练精湛的技术,给患者以安全感,赢得患者的信任,积极配合救护,争取最佳的院前急救护理效果。

第四节　院前急救的护理要点

一、院前急救的现场分类

院前急救的现场分类的意义在于提高急救效率。现场伤员根据不同的病情,给予不同的处理。应按照先危后重、先急后缓的原则,根据患者的生命体征、受伤部位、出血情况来判断病情的轻重,用红色、黄色、绿色、黑色将伤员分类标记,挂于患者的胸前。

（一）红色

红色表示极危症。病情极危重,随时有生命危险的患者,包括严重中毒、窒息、大出血、休克、心室颤动、严重烧伤等。

（二）黄色

黄色表示急重症。介于普通急诊和极危症之间的患者，不及时处理病情会恶化，如各种骨折。

（三）绿色

绿色表示普通急诊。轻度，受伤较轻，反应灵敏，生命体征基本正常，如擦伤、挫伤。

（四）黑色

黑色表示死亡伤员。

二、院前急救的救护要点

（一）现场评估

快速评估造成事故的原因，周围是否存在对急救护理人员、伤员或旁观者造成危害的危险因素，先脱离环境再实施救护。

（二）伤检分类

快速评估病情，可按照 A（气道情况）、B（呼吸情况）、C（循环情况）、D（神经系统障碍）、E（充分显露伤员的创伤部位）的次序进行。在遇到重大灾害及事故发生时，要及时对伤员进行伤检分类。佩戴红色标志表示伤员窒息、昏迷、严重出血，严重头、颈、胸、腹部创伤或严重烧伤、异物深嵌身体重要器官。佩戴黄色标志表示伤员脑外伤、腹部损伤、骨折、大面积软组织损伤、严重挤压伤。佩戴绿色标志表示伤员软组织损伤（皮肤割裂伤、擦皮伤）、轻度烧伤或烫伤、扭伤、关节脱位等。佩戴黑色标志表示伤员死亡。

（三）患者体位的放置

根据病情的轻重与不同，采取相适应的体位。原则上是在不影响急救处理的情况下，将患者放置成安全、舒适的体位，如平卧位头偏向一侧或屈膝侧卧位，使患者放松并保持呼吸道通畅。注意保暖，但对于猝死、创伤、烧伤等患者要适当脱去某些部位的衣服，以免进一步污染，便于抢救和治疗。

（四）维持呼吸系统功能

护理措施包括吸氧、清除痰液及分泌物、进行人工呼吸或配合医生进行气管插管及呼吸兴奋剂的应用，最终保持呼吸道通畅。

（五）维持循环系统功能

护理措施包括测量生命体征，对于高血压急症、心力衰竭、急性心肌梗死或各种休克进行心电监护，必要时配合医生进行电除颤及胸外心脏按压。及时开放静脉，尽量选用静脉留置套管针，选较大静脉穿刺，固定牢靠，使患者在烦躁或搬运时，针头不易脱出血管外或刺破血管，保证液体快速而通畅地进入体内。

（六）对症处理

护理措施包括协助医生进行止血、包扎、固定及搬运，应用药物或其他方法进行止痉、止

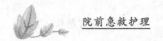

痛、止吐、止喘、止血等对症处理。

（七）心理护理

要注意对清醒患者不要反复提问，不要在患者面前讨论病情，给予安慰性语言，应尽量使患者能安静休息并减轻其心理压力。

三、转运与途中监护

转运包括搬运与运输。转运的途中必须遵循的原则是安全和迅速两个原则。

（一）目的

经过初步救护后，尽快用合适的交通工具将患者安全、迅速地送往医院进行进一步的抢救治疗。

（二）常用的搬用方法

1. 担架搬运法　这是最常用的搬运方法，适用于病情较重、路途较长的患者，由 3～4 人组成一组，在担架后面的人随时观察患者的病情。担架员步伐应一致：向高处抬时，前面的担架员要放低，后面的要抬高，使担架保持水平状态；向低处时，则相反。

2. 徒手搬运法　若抢救现场无担架，并且路途较近、病情较轻的患者可采用徒手搬运法。

（三）搬运的注意事项

（1）搬运之前，先对伤员进行初步的急救处理后再搬运，如骨折、大出血的伤员，应先行固定、止血后再搬运。

（2）按照受伤的情况及条件选择合理的搬运工具、方法及体位。

（3）在搬运的过程中，动作轻巧、敏捷、步伐一致，避免震动，尽量减少患者的痛苦。

（4）搬运的过程中，随时观察患者的病情及受伤部位的情况。

第五节　突发事件中的急救护理

自然灾害、灾难事故、公共卫生事件、社会安全事件构成当今社会的突发事件，其危害程度难以估计，因此现场救护非常重要，它不仅涉及伤病员的预后质量，对社会也会产生巨大的政治影响。

1. 灾难救护　突发性人员伤亡是许多灾难的共同特征，必须在灾前做好应对灾难发生的各种预案和救护准备，一旦灾难发生，应立即组织人员赶赴现场。

（1）抢险救灾应做好下列工作：①寻找并救护伤病员；②检伤分类，根据不同的伤情，给予不同的处理；③现场急救；④运输和疏散伤病员。

（2）根据不同性质的突发事件做好各种物资准备，重要的是抢救药品器材及其必需物质（如传染病防护器材）。

2. 战地救护　战地救护是指在战争状态野外情况下，对大批伤病员实施紧急医疗救护的组织措施和工作方法。要具有对伤病员进行包括通气、止血、包扎、固定和运送等战地救护的知识和技能,以提高战地救护质量,保护伤病员生命,预防并发症,提高抢救成功率,降低伤残率。

3. 特殊环境下的院前救护 主要是指火灾、有毒(危险)化学品事故现场、生物灾难现场、核放射事故现场的急救。由于现场环境特殊可能给伤员或救援人员带来极大的伤害,现场抢救首先是使罹难人员迅速脱离危险境地,同时避免二次损伤,然后迅速实施各种针对性急救措施。

4. 密切合作 突发事件现场不确定因素较多而且复杂,可能涉及众多生命财产受到威胁或损失,实施紧急救援就不可能仅仅是医疗救援工作。灾难现场混乱不堪,危急情况异常惊险,罹难人员救助刻不容缓,工程抢险、防火防毒、防止次生灾害的伤害等等都急切需要人们的救援。实践证明越是情况紧急,越是需要人们包括医疗救援人员比任何时候都要听从指挥密切合作,充分发挥团队(集体)的智慧和精神,充分发挥集体与个人大无畏和勇于献身的精神,使现场救援急而不乱、紧张有序,最大化地提高抢救成功率,最大化地减少人员财产的损失。

5. 科学救援 减少不必要的人身伤害。人们经过历次突发事件抢险救援的经验总结出要以科学的态度应对突发事件和实施医疗救援,这已成为今后应对各种突发事件的工作指南。医疗救援是任何突发事件中最重要的不可缺少的救援工作,医护人员付出的不仅是辛勤的劳动、忘我的工作,有时还要冒着生命的威胁。从甲肝、非典、禽流感、手足口病、甲型流感到海啸、洪水、地震、山体滑坡、泥石流,一线上无不浸透着医护人员的辛劳和汗水。

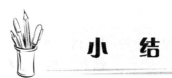

小 结

由于院前急救工作越来越受关注,院前急救护理也备受重视。院前急救的时间有限,怎样才能在最短的时间里取得最好的救护效果,是值得我们每一位医护工作者深思的问题。作为急救医疗服务体系的首要环节,不仅要抢救生命,还需要为患者和家属提供服务,减轻其心理和精神负担。通过本章的学习,应熟悉和掌握院前急救的基本内容及工作程序,同时加强评判性思维和临床综合实践能力的培养,才能够在院前急救中将所学的知识发挥更大的作用。

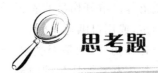

思考题

1. 何为院前急救?它有何重要意义?

2. 结合院前急救工作特点,谈谈如何体现院前救护中的"急"和"救"?

3. 转运和途中监护是院前急救的重要内容,若转运的时机与监护不到位,患者随时会出现生命危险,作为现场救护人员如何才能把握好转运的时机?

(杜成芬)

第三章 院前急救护理评估

护理程序是整体护理的核心,护理评估是实施护理程序的第一步,用评估技巧从不同的来源获取尽可能多的信息,检查信息的可靠性和准确性,可为最终结果做出准确的护理诊断。急救护理评估与救护的优先次序是以患者伤情的危重程度和生命征象为基础确定的。

第一节 急救护理评估程序

急救护理评估程序包括初级评估(primary assessment)和次级评估(secondary assessment)。初级评估包括从患者、家属、警察、消防员或专业救护人员处获得的信息,初级评估是为了快速、准确地决策,发现致命性的问题并加以处理,以维持稳定生命体征为目的进行急救复苏,之后进行详细的次级评估以确定救护方案。

一、初级评估

初级评估在于发现致命性问题并加以处理,具体内容如下:A(airway),呼吸道及颈椎;B(breathing),呼吸及换气功能;C(circulation),循环功能(包括出血情况);D(disability,disorder of consciousness),神志情况。

(一)呼吸道维护和颈椎保护

1. 检查患者能否说话及发音是否正常 清醒的、能讲话的患者呼吸道通畅,通过与患者沟通也可获得患者主诉、受伤或生病机制、既往病史等,但仍须重复评估,并注意发音与年龄是否匹配。不能讲话的患者,检查是否有异物、面部骨折、气管、喉部损伤等原因引起气道阻塞。

2. 评估呼吸道是否通畅及清除气道异物 检查可能造成气道阻塞的原因,诸如口、鼻、咽、喉部异物、呕吐物、血块、黏痰、牙齿脱落等。解开伤员的衣领、腰带,清除伤员呼吸道异物。对舌后坠造成的阻塞,可立即将舌牵出固定,或用口咽通气管。

3. 保护颈椎 检查患者头颈部是否有外伤,活动是否受限,呼吸有无影响。对于外伤患者打开呼吸道应使用托下颌法,并使用颈托等器具维持颈椎固定。

(二)呼吸和通气

(1)一旦气道通畅得以建立,就应立即评价患者是否有自主呼吸。

(2)观察通气和氧合情况:注意呼吸频率、节律、深浅度等的变化,视诊胸廓随呼吸运动的起伏情况,两侧起伏是否对称;听诊双侧肺部呼吸音有无减弱,叩诊肺部是否有气体或血液潴留,胸部触诊可以发现连枷胸的节段或肋骨骨折的征象,这些会影响通气量。此外,体检发现捻发音或软组织内有气体可提示气胸,开放性胸部伤口或气管损伤,这些都会使通气受限。迅速使通气减弱的损伤包括张力性气胸、连枷胸伴肺挫伤、大量血胸和开放性气胸,所有这些损伤应在初级评估中得到确认。呼吸停止者立即行人工呼吸。

（三）循环功能

1. 判断意识状态 当身体循环血量降低时,脑部血流灌注将显著变差而导致意识改变。

2. 观察肤色 皮肤苍白或花斑,此时失血量可能已达全身血量30％以上。

3. 检查脉搏 外周脉搏细弱,快速和减慢都是低血容量的表现。这些患者需要建立大口径静脉输液通道,积极复苏。持续的外出血应在初级评估中迅速确认和控制,适宜用直接的压迫,尽可能避免使用止血钳,维持有效灌注。潜在性的内出血可发生在胸腔、腹腔、骨折处及穿刺伤的肌肉组织中。维持合理的血压是衡量组织灌注的标志,切忌纠正休克后再手术,及时手术止血才是最根本的抗休克措施。除骨盆骨折大出血或合并腹内脏器伤应立即处理外,脊柱、四肢、骨关节损伤应先临时止血、固定,待脑、胸、腹部致命伤经急救处理、病情稳定后再施行确定性手术。

（四）神经系统评估

1. 评估患者意识水平 患者是否清醒、对声音有无反应、对疼痛刺激有无反应。

2. 检查瞳孔大小和反射 观察瞳孔是否等大、等圆,瞳孔对光反射、压眶反射、角膜反射是否存在。

3. 神经系统初查 初查绝不意味着对神经系统损伤应进行全面评估,如果时间允许,应对患者进行格拉斯哥昏迷指数评分(Glasgow coma scale,GCS),昏迷程度以睁眼反应、语言反应、运动反应三者分数总和即昏迷指数来表示,得分越高提示意识状态越好,14分以上属于正常状态,8分以下为昏迷,昏迷程度越重者的昏迷指数越低,3分多提示脑死亡或预后极差。

注意患者的体温监控以及保暖,监测排尿量,适度降温可减少脑组织氧耗,保护血-脑脊液屏障,减轻脑水肿程度,抑制内源性毒性产物的释放,减轻脑细胞结构的破坏,促进脑功能修复,是最重要的治疗措施之一。颅内温度应维持在 32～34 ℃,周身体温 35～37 ℃。

二、次级评估

在初级评估完成、患者生命体征稳定后开始次级评估,次级评估也称从头到脚的评估,是由上到下、由外到内的评估,目的是在于发现患者所有的异常或者外伤,评估时需要去除衣物,依次检查以下部位。

（一）头面部

1. 头皮及头部 有无出血、血肿、撕裂伤、挫伤、骨折等。

2. 眼睛 视力、瞳孔大小、对光反射,有无结膜及眼底出血、穿刺伤、晶状体移位,有无因眼眶骨折造成的眼球活动受限。

3. 鼻、耳、口腔 有无出血,有无脑脊液鼻漏、耳漏,有无眼眶周围淤血、耳后乳突区淤血等颅底骨折征象,牙齿有无松动、脱落及咬合不全。

（二）颈椎及颈部

1. 颈椎 检查颈椎及颈部有无伤口。

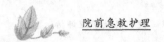

2. 颈部 通过视诊、触诊、听诊判断有无颈椎压痛、气管偏移、喉管骨折、皮下气肿等。

（三）胸部及背部

1. 视诊 观察患者有无伤口,有无开放性气胸及大范围连枷胸,呼吸频率及呼吸深度是否异常,如发生肋骨骨折时,胸式呼吸减弱。胸廓不对称可能提示有连枷胸。

2. 触诊 完整触摸整个胸廓,包括锁骨、肋骨及胸骨。锁骨骨折或肋骨软骨分离,胸骨加压可能会疼痛;如有大量胸腔积液、气胸可出现一侧胸廓扩张降低、语音震颤减弱或消失。

3. 叩诊 呼吸音降低、叩诊呈高度鼓音提示张力性气胸的可能,须立即做胸部减压处理。

4. 听诊 对于气胸可于前胸部高位听出,而血胸可后底部听出,心音遥远、脉压减小可能提示心包填塞,心包填塞及张力性气胸可出现颈静脉怒张,而低血容量可使颈静脉怒张降低或消失。

（四）腹部

1. 视诊 观察腹部是否对称,有无淤血、开放性伤口,腹式呼吸减弱或消失常见于急性腹痛、消化性溃疡穿孔所致的急性腹膜炎。

2. 听诊 肠鸣音是否正常,肠鸣音亢进次数多且呈响亮、高亢的金属音为机械性肠梗阻的表现。

3. 叩诊 肝浊音消失代之以鼓音是急性胃肠道穿孔的重要体征。胆囊区叩击痛是胆囊炎的重要体征。

4. 触诊 检查腹部有无疼痛、反跳痛,位于脐与右髂前上棘连线中、外 1/3 交界处的麦氏点压痛为阑尾病变的标志。

（五）会阴、直肠、阴道

1. 会阴 检查是否有挫伤、血肿、撕裂伤及尿道出血,由于骨盆骨折可造成骨盆容量增加,引起难以控制的血液流失并导致致命性的失血,必须及时予以评估并处置。髂骨、耻骨、阴唇或阴囊出现淤血要怀疑骨盆骨折。对于清醒患者,骨盆环触压疼痛是骨盆骨折的一项重要体征;对于昏迷患者,采用前后压迫方式,用手轻柔地压髂前上棘及耻骨联合,若造成骨盆活动则要考虑骨盆环分离。

2. 直肠 放置尿管之前应先做直肠指检,检查肠道管腔内有无血液,有无前列腺损伤、骨盆骨折、直肠壁损伤,以及检查肛门括约肌张力。

3. 阴道 女性患者要检查阴道穹窿有无血液,查看有无阴道撕裂伤,对于所有生育年龄的妇女应行妊娠试验检查。

（六）脊柱、关节、四肢

1. 脊柱 视诊脊柱有无侧突、畸形,有无脊柱活动度异常,脊柱触诊有压痛及叩击痛多见脊椎外伤或骨折。明显的肢体外伤也有可能在 X 线片上并未发现骨折。

2. 关节 检视肢体有无挫伤或变形。触摸骨骼,检查有无压痛或不正常的活动。韧带破裂会造成关节不稳定,肌肉及肌腱的损伤会影响受创结构的主要活动。

3. 四肢 如果出现感觉功能障碍或丧失肌肉自主收缩能力,可能因为神经受损或缺血,或由筋膜间隔综合征引起。手部、腕部、足部等骨折在急诊室再次评估中通常不能被诊断出,只有在患者已经恢复意识以后,或其他主要的伤害已经解决时,患者才能指出这些区域的疼痛。

（七）神经系统

（1）运动及感觉评估。

（2）评估患者意识、瞳孔大小、格拉斯哥昏迷指数，检查早期神经状况改变。感觉丧失、麻痹或无力可提示脊柱或周边神经系统可能有重大伤害。使用颈部固定仪器的患者必须持续使用，直到脊髓损伤已经排除。

第二节　特殊人群的急救评估方法

一、儿童急救评估特点

婴幼儿由于年龄小、肠胃消化功能不成熟、对症状的表述不明显，易患疾病与成人有显著差别，患急性感染性疾病往往起病急、来势凶，易并发败血症。我国儿科急救医学在近几年来也取得了飞速的发展，如神经系统急症、意外伤害、呼吸系统急症、消化系统急症等方面。评估婴幼儿时，应充分考虑到其在解剖结构、生理和心理等方面和成年人的不同，不能把他们看成是缩小了的成年人。可让其边玩玩具边接受检查，给予简单易懂的指令，疼痛部位放在最后检查。

（一）婴幼儿急救评估特点

1. 生命体征（vital sign）　正常范围随年龄的变化而变化，低血压在休克后出现较晚，可能在循环血量降低到50％时才出现，测量血压时应使用大小合适的袖带。测量脉搏以肱动脉或在心尖部测心率为宜。

2. 人工气道（artificial airway）　新生儿需采用经鼻人工呼吸，建立人工气道，选用口径足够小的经鼻插管，插管周围用软纸衬垫保护。

3. 颈椎制动（C-spine fixation）　值得注意的是，婴幼儿的头部占身体比例较成年人大，故受损危险性更大，应注意颈椎制动。

4. 呼吸支持（breathing support）　给予呼吸支持应该考虑婴幼儿的特点，如肋间肌不全、胸部薄、肺储备不足，需要较高的供氧量。

5. 循环支持（circulation support）　婴幼儿有较强的代偿能力，能在较长时间内维持心排血量，但心肌收缩力和顺应性较弱，循环血容量较成年人少。

6. 体表温度（skin temperature）　婴幼儿体温可迅速下降，对婴儿应特别注意头部保温。

二、老年人急救评估特点

据2010年11月第六次全国人口普查数据，我国65岁及以上总人口为1.19亿人，占全国总人口数的8.87％，早已进入老龄化社会。老年人人口众多，给卫生医疗服务提出了许多新的及更高的要求，而且老年人由于疾病多、沟通状况不良，易发生多种急症，主要为呼吸系统、心血管系统、消化系统、神经系统急症。正确的处理是对于每一个主诉均应给予检查，检查时

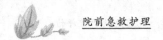

要注意减少老年人的体能消耗。由于肾排泄功能下降,老年人容易发生药物中毒和副反应。

1. 皮肤　皮肤脆弱,易发生溃疡。皮肤弹性降低可造成脱水的错觉,应该通过检查两侧脸颊确定是否有水肿。

2. 气道　气道适应性降低和抵抗力增加。

3. 颈椎　皮下脂肪丢失,骨质疏松,关节僵硬。

4. 呼吸系统　胸肌肌力减弱,肺顺应性降低,肺活量降低,胸廓前后径增大。

5. 循环系统　心排血量减少,血流减慢,动脉硬化。

6. 神经系统　脑血流减慢,功能性神经元丢失,脑萎缩,神经传导功能降低。

第三节　护理程序在急救护理中的应用

护理的主要功能就是帮助服务对象处理对健康问题的反应,满足服务对象的需求,随着卫生保健体制的改革及医学科学技术的发展,在护理临床实践中应用护理程序是必不可少的。护理程序的内容包括护理评估、护理诊断、护理计划、护理措施、护理评价五个步骤。急救状况下,护理人员要结合急救护理工作的特点,恰当使用护理程序。

（一）识别有关资料

评估过程中,护士必须识别不同来源的资料,排除无关资料。主观资料多为患者的主观感觉,护士通过患者的主诉或从其家属处获得,从而迅速了解患者对疾病的感受及其心理状况、行为反应等。客观资料通过分诊护士对患者的观察及进行体格检查或医疗仪器检查获得,重点是应用视、触、叩、听的检查方法进行全身或局部体检,如通过患者来诊时的方式、步态、精神状况、面色、皮肤黏膜及生命体征可判断疾病的轻重缓急,急诊分诊护士是护理评估的主要实施者,对病情做简单、迅速的评估是急诊分诊护士的主要任务。

（二）形成正确的护理诊断

评估时,收集的资料必须支持护理诊断。护理对象提供的主观资料和客观资料有冲突时,护士应通过其他途径获取资料,形成正确的护理诊断。为避免资料收集过早或过于仓促结束,形成不正确的护理诊断,护士必须列出所有可能的护理诊断,排除无效的护理诊断,确认有效的护理诊断。急诊护理诊断中应该注重现存的和危险性护理诊断,对于威胁患者生命安全的护理诊断应该是首先干预的项目。

（三）制订合理、个性化的护理计划

将所作出的护理诊断按照轻、重、缓、急确定先后顺序,确定首优问题、中优问题、次优问题。对于首优问题,即威胁患者生命的问题,比如气体交换受损、心排血量减少等是需要立即解决的问题。急诊环境中,护理计划的制订需充分考虑可操作性,通过与急诊医技人员的配合能够达到切实可行的效果,鼓励护理对象及其家属参加护理计划的制订过程,有助于其更好地理解护理计划的意义和功能,更好地接受与配合护理活动,获得最佳的护理效果。护理对象存在个性化差异,制订护理计划必须考虑每个护理对象的具体情况,针对每个护理对象采取不同的护理措施,提供个性化护理。

（四）护理措施要及时、有针对性

从理论上讲，护理措施是在护理计划制订以后进行的，但是面对急救护理的特殊情境，特别是危重患者抢救过程中，实施通常先于计划之前，此时护士往往根据初步护理计划，立即采取护理措施，事后再书写完整的护理计划。急诊护理人员应将护理计划内的护理措施进行分配和实施，对于抢救性的措施要立即执行，护理记录应在实施以后进行准确记录。护理记录不仅便于其他医护人员了解护理对象的健康问题及其进展情况，而且能为处理医疗纠纷提供依据。

（五）护理评价持续进行

通过评价护理目标是否达到，护士能够确定哪些护理措施是有效的，哪些护理措施需要进一步修订。通过不断地评价护理过程可以帮助护士满足服务对象的需求。

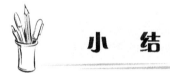

小　结

本章介绍了急救护理评估的概念、意义、内容及程序，同时针对儿童和老人的生理特点、患病因素，强调了其评估要点，讲述了护理评估与护理程序的关系，其在急救护理中的作用以及相关要求。

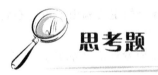

思考题

1. 简述急救评估中的初级评估原则及评估要点。
2. 急救评估的次级评估主要包括哪些内容？
3. 婴幼儿及老年人急救评估有哪些特点？
4. 结合临床实际，谈谈急救中应如何落实护理程序。

（李小燕）

第四章　心脏骤停

心脏骤停(sudden cardiac arrest, SCA)是指各种原因引起的心脏射血功能突然终止,引起全身组织、器官严重缺血、缺氧的临床急症。应尽早进行高质量的心肺复苏,建立和维持有效的气道、呼吸和循环,以提高患者存活的机会,改善复苏后的生存质量。

第一节　心脏骤停

一、心脏骤停的原因

心脏骤停的原因通常分为两大类:一类为心源性心脏骤停,因心脏本身的病变所致;另一类为非心源性心脏骤停,因其他疾病因素影响到心脏所致。

(一)心源性原因

1. 冠状动脉粥样硬化性心脏病　急性冠状动脉供血不足或急性心肌梗死常引发心室颤动(室颤)或心室停顿,是造成成人心脏骤停的主要病因。由冠心病所致的心脏骤停,男女比例为(3~4):1,大多数发生在急性症状发作1h内。

2. 心肌病变　急性病毒性心肌炎及原发性心肌病常并发室性心动过速或严重的房室传导阻滞,导致心脏骤停。

3. 主动脉疾病　主动脉瘤破裂、夹层动脉瘤、主动脉发育异常,如马凡氏综合征、主动脉瓣狭窄。

(二)非心源性原因

1. 呼吸停止　如气管异物、溺水和窒息等所致的气道阻塞,烧伤或烟雾吸入致气道组织水肿,脑卒中、巴比妥类等药物过量及头部外伤等均可致呼吸停止。此时气体交换中断,心肌和全身器官、组织严重缺氧,导致心脏骤停。

2. 严重的电解质与酸碱平衡失调　体内严重低钾血症和高钾血症均可致心脏骤停。血钠和血钙浓度过低可加重高钾血症的影响。严重高钙血症可致传导阻滞、室性心律失常甚至发生室颤。严重高镁血症也可引起心脏骤停。酸中毒时细胞内钾外移,既可减弱心肌收缩力,又可使血钾浓度增高,发生心脏骤停。

3. 药物中毒或过敏　锑剂、氯喹、洋地黄类、奎尼丁等药物的毒性反应可致严重心律失常而引起心脏骤停。在体内缺钾时,上述药物毒性反应引起心脏骤停常以室颤多见。静脉内较快注射苯妥英钠、氨茶碱、氯化钙、利多卡因等,可导致心脏骤停。青霉素、链霉素、某些血清制剂发生严重过敏反应时,也可导致心脏骤停。

4. 电击、雷击或溺水 电击伤因强电流通过心脏可引起心脏骤停。强电流通过头部可引起生命中枢功能障碍,导致呼吸和心脏骤停。溺水多因氧气不能进入体内进行正常气体交换而发生窒息。淹溺较常引起室颤。

5. 麻醉和手术意外 如呼吸道管理不当、麻醉剂量过大、硬膜外麻醉药物误入蛛网膜下腔、肌肉松弛剂使用不当、低温麻醉温度过低、心脏手术等也可能引起心脏骤停。

6. 其他 某些诊断性操作如血管造影、心导管检查,某些疾病如急性胰腺炎、脑血管病变等均可导致心脏骤停。

二、心脏骤停的类型

根据心脏活动情况及心电图表现,心脏骤停的心电图类型可表现为室颤、心脏停搏和无脉性电活动。

(1)心室颤动(ventricular fibrillation,VF):又称室颤,占心脏骤停的80%。心室肌发生极不规则的快速而又不协调的颤动,心电图表现为 QRS 波群消失,代之以大小不等、形态各异的颤动波,频率为 250~600 次/分(图 4-1)。若颤动波波幅高并且频率快,较容易复律,若波幅低并且频率慢,则复律可能性小,多为心脏停顿的先兆。

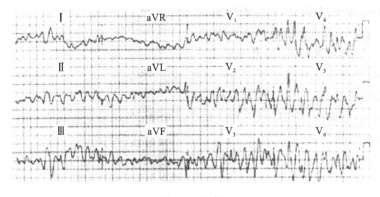

图 4-1 室颤

(2)心脏停搏(heart arrest):又称心室静止。心房、心室肌完全失去电活动能力,心电图上房室均无激动波可见,呈一条直线,或偶见 P 波(图 4-2)。

(3)无脉性电活动(pulseless electrical activity,PEA):PEA 过去称心电-机械分离(electro-mechanical dissociation,EMD),其定义是心脏有持续的电活动,但失去有效的机械收缩功能。心电图可呈缓慢(20~30 次/分)、矮小、宽大畸形的心室自主节律(图 4-2),但无心搏出量,即使采用心脏起搏,也常不能获得效果,为死亡率极高的一种心电图表现,易被误认为心脏仍在跳动。

以上三种类型,虽在心电和心脏活动方面各有其特点,但共同结果是心脏丧失有效收缩和射血功能,使全身血液循环停止而引起相同的临床表现。其中,以室颤最为常见,室颤多发生于急性心肌梗死早期和严重心肌缺血时,是冠心病猝死的常见原因,其复苏的成功率最高。心脏停搏多见于麻醉、外科手术及其他疾病导致的缺氧、酸中毒、休克等。无脉性电活动多为严重心肌损伤的结果,常为左心室泵衰竭的终期表现,也可见于人工瓣膜急性功能不全、张力性

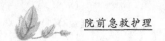
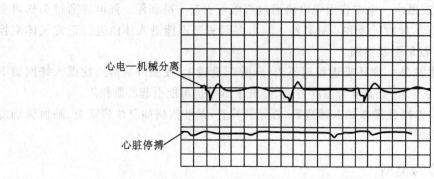

图 4-2　心脏停搏和心电-机械分离

气胸和心包填塞时。

三、心脏骤停的临床表现与诊断

（一）临床表现

心脏骤停后,全身组织器官严重缺血、缺氧。由于脑组织对缺氧最敏感,临床上以神经系统和循环系统的症状最为明显,具体表现如下。

(1)意识突然丧失,或全身短暂性抽搐。

(2)心音消失、脉搏摸不到、血压测不出。

(3)呼吸断续,呈叹息样或短促痉挛性呼吸,随后呼吸停止。

(4)面色苍白或发绀。

(5)瞳孔散大、固定。如果呼吸先停止或严重缺氧,则表现为进行性发绀、意识丧失、心率逐渐减慢,随后心跳停止。

(6)心电图表现为室颤、无脉性电活动、心脏停搏等。

（二）诊断依据

心脏骤停时,出现较早而且最可靠的临床征象是意识丧失伴大动脉搏动消失。成人通常是检查颈动脉搏动,儿童检查股动脉搏动,时间不超过 10 s。因为心脏骤停后,复苏开始的迟早是抢救成功与否的关键,必须分秒必争。用脉搏作为评价心脏骤停的指标:特异性为 90%,敏感性为 55%,正确率为 65%,错误率为 35%。现在不强调检查脉搏的重要性,急救者切勿花太长时间检查脉搏,如果 10 s 不能肯定脉搏是否存在,就按大动脉搏动消失处理,应立即实施人工循环。

第二节　心肺脑复苏

心肺复苏(cardiopulmonary resuscitation,CPR)是针对心跳、呼吸停止所采取的抢救措施,即应用胸外心脏按压或其他方法形成暂时的人工循环并恢复心脏自主搏动和血液循环,用人工呼吸代替自主呼吸并恢复自主呼吸,达到恢复苏醒和挽救生命的目的。脑复苏是心肺功能恢复后,主要针对保护和恢复中枢神经系统功能的治疗,其目的是在心肺复苏的基础上,加强对脑细胞损伤的防治和促进脑功能的恢复,此过程决定着患者的生存质量。

为成功挽救心脏骤停患者的生命,需要诸多环节环环相扣,1992 年 10 月,美国心脏协会正式提出"生存链(chain of survival)"概念。根据国际 CPR 与 ECC 指南,成人生存链是指对突然发生心脏骤停的成年患者通过遵循一系列规律有序的步骤所采取的规范有效的救护措施,将这些抢救序列以环链形式连接起来,就构成了一个挽救生命的生存链。2010 年美国心脏协会新心血管急救成人生存链包括以下 5 个环节:①立即识别心脏骤停并启动急救反应系统;②尽早进行心肺复苏,着重于胸外心脏按压;③快速除颤;④有效的高级生命支持;⑤综合的心脏骤停后治疗。

完整的心肺脑复苏是指对心脏骤停患者采取的使其恢复自主循环和自主呼吸,并尽早加强脑保护措施的紧急医疗救治措施。它包括基础生命支持(basic life support,BLS)、进一步生命支持(advanced cardiac life support,ACLS)和延续生命支持(prolonged life support,PLS)三部分,心肺脑复苏的成功率与抢救是否及时、有效有关。若能在心脏骤停 4 min 内进行心脏除颤,则存活率可达 40%,越早抢救复苏成功率越高。

一、基础生命支持

基础生命支持又称初期复苏处理或现场心肺复苏,用于发病或致伤现场实施的急救措施。基础生命支持包括立即识别心脏骤停和启动急救医疗服务系统(EMSS)、早期心肺复苏、快速除颤终止室颤四个部分,归纳为初级(第一轮)C、A、B、D 四步,即 C(circulation)——人工循环、A(airway)——畅通气道、B(breathing)——人工呼吸、D(defibrillation)——电除颤。

（一）判断并启动 EMSS

1. 查看现场环境是否安全　在确认现场环境对伤员、抢救人员或者旁人无安全危害的情况下进行。

2. 判断患者反应　在判定事发地点易于就地抢救后,急救人员在患者身旁快速判断有无损伤,是否有反应。可轻拍或摇动患者,并大声呼叫。以上检查应在 10 s 以内完成,不可太长。摇动肩部不可用力过重,以防加重骨折等损伤。如果患者有头颈部创伤或怀疑有颈部损伤,切勿轻易搬动,以免造成进一步损伤。对有脊髓损伤的患者不适当地搬动可能造成截瘫。

3. 复苏体位　患者平卧在平地或硬板上。如果患者面部朝下,应将患者整体翻转,即头、肩、躯干同时转动,避免躯干扭曲,头、颈部应与躯干始终保持在同一个轴面上。将双上肢放置于身体两侧。

4. 启动 EMSS　一旦判定患者意识丧失,非专业人员无论能否肯定有无循环,都应立即实施心肺复苏;专业人员需确认患者意识丧失和无动脉搏动,实施心肺复苏。同时立即呼救,呼喊附近的人参与急救或帮助拨打当地的急救电话启动 EMSS。

（二）循环支持

1. 判断大动脉搏动　非专业人员无需检查大动脉搏动,专业人员应检查大动脉有无搏动。检查颈动脉搏动的时间不要超过 10 s。成人检查颈动脉,方法是患者仰头后,急救人员一手按住前额,另一手的食指和中指并拢,从患者的气管正中部位向旁滑移 2~3 cm,在胸锁乳突肌的内侧即可触及颈动脉(图 4-3)。儿童及婴幼儿可检查其股动脉或肱动脉。如果触摸不到动脉搏动,说明心脏已经停搏,应立即进行胸外心脏按压。

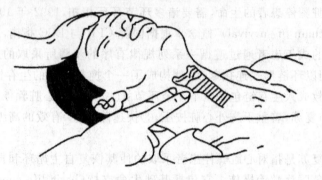

图 4-3　触摸颈动脉搏动

2. 胸外心脏按压　心脏骤停患者的胸廓有一定弹性,胸骨和肋软骨交界处可因受压而下陷。因此当按压胸骨时,对位于胸骨和脊柱之间的心脏产生直接压力,引起心室内压力的增加和瓣膜的关闭,主动脉瓣、肺动脉瓣开放,使血液流向肺动脉和主动脉;在按压松弛期,肺动脉血回流至右心房,二尖瓣开放,左心室充盈,此为"心泵机制"。而"胸泵机制"提示胸外心脏按压时,胸廓下陷,容量缩小,使胸膜腔内压增高并平均地传至胸廓内所有大血管。由于动脉不萎陷,动脉压的升高全部用以促使动脉血由胸腔内向周围流动;而静脉血管由于两侧肋骨和肋软骨的支持,回复原来位置,胸廓容量增大,胸膜腔内压减小,当胸膜腔内压低于静脉压时,静脉血回流至心脏,心室得到充盈。如此反复,可建立有效的人工循环(图 4-4)。具体操作如下。

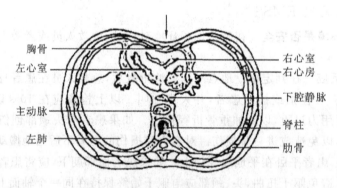

图 4-4　胸外心脏按压解剖示意图

(1)**患者体位**:按压时患者应保持平卧位,头部位置尽量低于心脏,使血液容易流向头部。如果患者躺卧在软床上,应将心脏按压板垫于其肩背下,以保证按压的有效性,但不要为了找木板而延误抢救时间。

(2)**急救者体位**:急救者紧靠患者一侧,为保证按压时力量垂直作用于胸骨,急救者可根据个人身高及患者所处位置的高低,采用脚踏或跪式等不同体位。

(3)**确定按压部位**:成人按压部位在胸部正中、胸骨的下半部、两乳头连线之间的胸骨处(图 4-5)。婴儿按压部位在两乳头连线之间的胸骨处稍下方。救护者靠近患者足侧手的食指和中指沿患者肋弓下缘上移至胸骨下切迹,上移两横指即正确的按压部位。

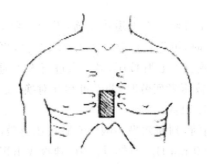

图 4-5 胸外心脏按压部位

(4) 胸外心脏按压方法:操作者在患者一侧,一只手的掌根部放在胸部两乳头连线处,另外一只手叠加在其上,两手手指交叉紧紧相扣,手指尽量上翘(图 4-6),避免触及胸壁和肋骨,减少按压时发生肋骨骨折的可能性。按压时身体前倾,双肩在患者胸骨正上方,双臂绷紧伸直,同时以髋关节作为支点,应用上半身的力量垂直向下用力按压(图 4-7)。

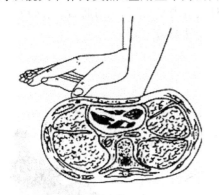
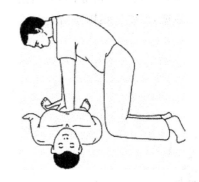

图 4-6 胸外心脏按压的手法图　　　**图 4-7 胸外心脏按压的姿势**

按压频率每分钟不少于 100 次,胸骨下陷至少 5 cm,胸骨下压时间和放松时间基本相等,放松时应保证胸廓充分回弹,但手掌根部不能离开胸壁。尽量减少胸外心脏按压间断,或尽可能将中断控制在 10 s 以内。按压与通气之比为 30∶2,此要求适用于儿童以外所有年龄患者的单人心肺复苏。

8 岁以下儿童患者按压深度至少达到胸廓前后径的 1/3,婴儿大约为 4 cm,儿童大约为 5 cm。双人心肺复苏时,儿童和婴儿的按压与通气比是 15∶2。

(5) 按压注意事项:

① 按压部位要准确:如果部位太低,可能损伤腹部脏器或引起胃内容物反流;如果部位太高,可能伤及大血管;若部位不在中线,则可能引起肋骨骨折、肋骨与肋软骨脱离等并发症。

② 按压力要均匀适度:过轻达不到效果,过重易造成损伤。

③ 按压姿势要正确:注意肘关节伸直,双肩位于双手的正上方,手指不应加压于患者胸部。在按压间隙的放松期,操作者不加任何压力,但手掌根仍置于胸骨中下半部,不离开胸壁,以免移位。

④ 患者头部应适当放低,以避免按压时呕吐物反流至气管,也可防止因头部高于心脏水平而影响血流。

⑤ 按压必须同时配合人工呼吸。在气道建立前,无论是单人还是双人 CPR,按压与通气比均要求为 30∶2。一人操作时,可先行口对口人工呼吸 2 次,再做胸外心脏按压 30 次。

⑥ 双人 CPR 时,一人实施胸外心脏按压,另一人进行人工通气,保持气道通畅,并监测颈动脉搏动,评价按压效果。当按压者疲劳时,两人可相互对换,交换可在完成一组按压、通气的间隙中进行,尽量缩短抢救中断时间。

⑦ 按压期间,密切观察病情,判断效果。胸外心脏按压有效的指标:按压时可触及颈动脉搏动及股动脉搏动,收缩压≥60 mmHg;有知觉反射、呻吟或出现自主呼吸。

(三) 开放气道

1. 清除口腔异物　急救者一只手大拇指及其他手指抓住患者的舌和下颌,拉向前,可部分解除阻塞,然后另一只手的食指伸入患者的口腔深处直至舌根部,掏出异物,本法仅适用于患者意识丧失的场合(图 4-8)。

2. 开放气道　患者无意识时,肌张力下降,舌体和会厌可能使咽喉部阻塞。舌后坠又是造成呼吸道阻塞最常见的原因,有自主呼吸,吸气时气道内呈负压,也可将舌、会厌或二者同时吸附到咽后壁,产生气道阻塞(图 4-9)。可采用以下手法打开气道。

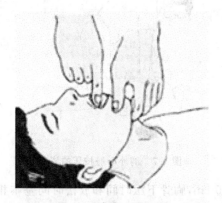
图 4-8　清除口腔异物

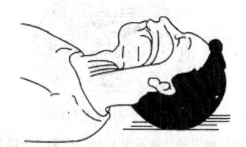
图 4-9　舌后坠堵塞气道

(1) 仰头举颏法:此方法是临床上最常使用的方法。应将一只手放在患者前额,用手掌将额头用力向后推,使头部向后仰,另一只手的手指放在靠近颏部的下颌骨的下方,向上抬颏,使下颌角、耳垂连线与地面垂直(图 4-10)。但操作中勿用力压迫下颌部软组织,否则有可能造成气道梗阻,还应避免用拇指抬下颏。

(2) 仰头抬颈法:使患者平卧,救护者一只手抬起患者颈部,另一只手以小鱼际肌侧下按患者前额,使其头部后仰、颈部抬起(图 4-11)。

(3) 托颌法:患者平卧,救护者位于患者头侧,双手拇指置于患者口角旁,其他四指托住患者下颌部,在保证头部和颈部固定的前提下,用手将患者下颌向上抬起(图 4-12)。疑似头颈部损伤者,此法开放气道比较安全,但具有一定技术难度,需要接受培训。

(四) 人工呼吸

若患者已没有呼吸或不能正常呼吸(或仅仅是叹息),应立即进行人工呼吸。常用的人工

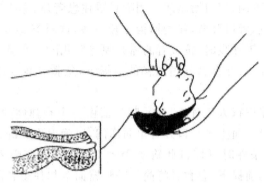

图 4-10 仰头举颏法

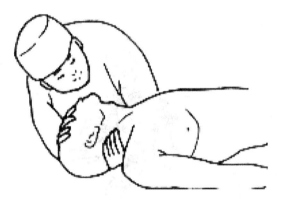

图 4-11 仰头抬颈法

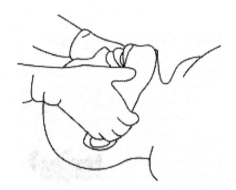

图 4-12 托颌法

呼吸支持方法包括口对口人工呼吸、口对鼻人工呼吸、口对气管套管呼吸、口对通气防护装置呼吸、口对面罩人工呼吸、球囊面罩法、环状软骨压迫法等。

1. 检查呼吸 开放气道后,先将耳朵贴近患者的口鼻附近,感觉有无气息,仔细听有无气流呼出的声音,再观察胸部有无起伏动作。若无上述体征,可确定无呼吸。判断及评价时间不得超过 10 s。多数呼吸或心脏骤停患者均无呼吸,偶有患者出现异常或不规则呼吸,或有明显气道阻塞症状的呼吸困难,这类患者开放气道后即可恢复有效呼吸。开放气道后发现无呼吸或呼吸异常时,应立即实施人工通气,如果不能确定通气是否异常,也应立即进行人工通气。

2. 人工呼吸 人工呼吸是用人工方法(手法或机械)借外力来推动肺、膈肌或胸廓的活动,使气体被动进入或排出肺脏,以保证机体氧的供给和二氧化碳排出。

(1)口对口人工呼吸:一种快捷、有效的通气方法。人工呼吸时,要确保气道通畅,捏住患者的鼻孔,防止漏气,急救者用口唇将患者的口全罩住,呈密封状,缓慢吹气,确保呼吸时胸廓起伏(图 4-13)。每次吹气量 500~600 mL,吹气时间应持续 1 s 以上。吹气毕,急救者稍抬起头并侧转换气,同时捏鼻孔的手松开,让患者的胸廓及肺依靠其弹性自动回缩,排除肺内二氧化碳。首次人工呼吸 2 次。

(2)口对鼻人工呼吸:在患者不能经口呼吸时(如牙关紧闭不能开口、口唇创伤、口对口人工呼吸难以实施者),应推荐采用口对鼻人工呼吸。救治溺水者最好应用口对鼻人工呼吸方法,只要患者头一露出水面即可行口对鼻人工呼吸。口对鼻人工呼吸时,将一只手置于患者前额后推，另一只手抬患者下颌，使口唇紧闭。用嘴封罩住患者鼻，深吹气后口离开鼻，让呼气自动排出。必要时，间断使患者口开放，或用拇指分开口唇，这对有部分鼻腔阻塞的患者呼气非常重要。在对婴儿进行人工呼吸时，抢救者的嘴必须将婴儿的口及鼻一起盖严。

（3）口对面罩人工呼吸：在保持气道通畅的前提下，急救者将合适面罩扣住患者的口鼻，对着面罩人工呼吸。

（4）使用简易呼吸器进行人工呼吸：简易呼吸器由一个有弹性的皮囊、三通呼吸活门、衔接管和面罩组成。在皮囊后面空气入口处有单向活门，以确保皮囊舒张时空气能单向流入；其侧方有氧气入口，有氧气条件时可以自此输氧 10～15 L/min，使吸入氧气浓度达到 40%～60%。在保持气道通畅的前提下，急救者将简易呼吸器面罩扣住患者的口鼻，通过挤压呼吸囊进行人工呼吸（图 4-14）。

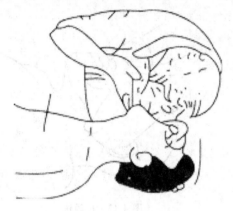

图 4-13　口对口人工呼吸

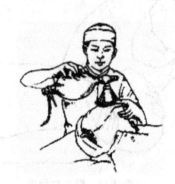

图 4-14　使用简易呼吸器进行人工呼吸

（五）早期除颤

心脏骤停时，最初发生心律失常，最常见的是室颤，终止室颤最迅速、最有效的方法是除颤。除颤具有时间效应，随着时间的推移，除颤的成功率会随之迅速下降。因此，心脏骤停后，有条件时应尽早实施电除颤。室颤发生后 1 min 内除颤的成功率最高，迟于 4 min 成活率仅为 4%。

1. 非同步电除颤

（1）操作步骤：

① 在准备电除颤的同时，做好心电监护以确诊室颤。

② 有交流电源（220 V,50 Hz）时，接上电源线和地线，并将电源开关转至"交流"位置；若无交流电源，则用机内电池，将电源开关转至"直流"位置。近年来，以直流电除颤较为常用。

③ 按下胸外除颤按钮和非同步按钮，准备除颤。

④ 按下充电按钮。

⑤ 电功率的选择。新指南认为成人单相波首次能量选择为 360 J，双相波首次能量选择为 120 J（直线双相波）、150 J 或 200 J（双相指数截断波形）。

⑥ 将电极板涂好导电膏或包上浇有生理盐水的纱布。标准的部位是一个电极置于胸骨右缘锁骨下方，另一个电极置于左乳头的外侧，电极的中心在腋中线上（图 4-15）。另一种电

极放置方法是将心尖电极放于心前区左侧,另一个电极(胸骨电极)放在心脏后面、右肩脚下角区。必须注意电极应该很好地分隔开,其间的导电膏或生理盐水等物质不能沿胸壁外流,否则可能会形成一个经胸壁的电流,而不流经心脏。对装有永久性起搏器的患者行电转复或除颤,电极勿靠近起搏器,因为除颤会造成其功能损害。

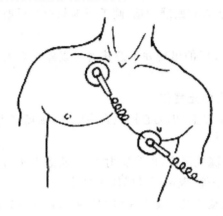

图 4-15 胸外除颤电极板位置

⑦ 嘱其他人离开患者床边。操作者两臂伸直固定电极板,使自己的身体离开床缘,然后双手同时按下放电按钮,进行除颤。

⑧ 放电后立即观察心电示波,了解除颤效果。

(2) 注意事项:①除颤前应详细检查器械和设备,做好一切抢救准备。②电极板放的位置要准确,并应与患者皮肤密切接触,保证导电良好。③电击时,任何人不得接触患者及病床,以免触电。④对于细颤型室颤者,应先进行心脏按压、氧疗及药物等处理后,使之变为粗颤,再进行电击,以提高除颤成功率。⑤电击部位皮肤可有轻度红斑、疼痛,也可出现肌肉痛,3～5天后可自行缓解。⑥开胸除颤时,电极直接放在心脏前后壁。除颤能量一般为5～10 J。

2. 自动体外除颤仪(AED) AED是一种便携式、易于操作,稍加培训即能熟练使用,专为现场急救设计的急救设备。从某种意义上讲,AED不仅是种急救设备,更是一种急救新观念,是一种由现场目击者最早进行有效急救的观念。AED有别于传统除颤仪,可以经内置电脑分析和确定发病者是否需要予以电除颤。除颤过程中,AED的语音提示和屏幕显示使操作更为简便易行。AED非常直观,对多数人来说,只需几小时的培训便能操作。美国心脏协会认为,学用AED比学CPR更为简单。

使用AED需急救人员逐步操作。首先在除颤前必须确定被抢救者具有"三无征",即无意识、无脉搏、无呼吸。具体操作步骤:打开电源开关,将两个电极固定在患者胸前,机器自动采集和分析心律失常,操作者可获得机器提供的语音或屏幕信息。一经明确为致命性心律失常(室性心动过速、室颤),语音即提示急救人员按动除颤键,如不经判断并按除颤键,机器不会自行除颤。

(六)心肺复苏效果的判断

1. 瞳孔 复苏有效时,可见瞳孔由散大开始回缩。如瞳孔由小变大、固定,则说明复苏无效。

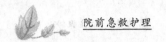
2. 面色及口唇 复苏有效时,可见面色由发绀转为红润。若变为灰白,则说明复苏无效。

3. 颈动脉搏动 按压有效时,每次按压后就可触到一次搏动。若停止按压后搏动停止,表明应继续进行按压。如停止按压后搏动继续存在,说明患者自主心搏已恢复,可以停止胸外心脏按压。

4. 神志 复苏有效可见患者有眼球活动,睫毛反射与对光反射出现,甚至手脚开始抽动,肌张力增高。

5. 自主呼吸出现 自主呼吸的出现并不意味着可以停止人工呼吸,如果自主呼吸微弱,仍应坚持人工辅助呼吸。

6. 当有下列情况时可考虑终止复苏

(1) 心肺复苏持续 30 min 以上,仍无心搏及自主呼吸,现场又无进一步救治和送治条件,可考虑终止复苏。

(2) 脑死亡,如深度昏迷、瞳孔固定、角膜反射消失,将患者头向两侧转动眼球原来位置不变等,若无进一步救治和送治条件,现场可考虑停止复苏。

(3) 当现场危险威胁到抢救人员安全以及医学专业人员认为患者死亡、无救治指征时。

二、进一步生命支持

进一步生命支持(advanced cardiac life support,ACLS)主要是在基础生命支持的基础上应用辅助设备及特殊技术,建立和维持有效的通气和血液循环,识别及治疗心律失常,建立有效的静脉通道,改善并保持心肺功能及治疗原发疾病。它是心脏骤停后 5～10 min 的第二个处理阶段,一般在医疗单位中进行。归纳为高级(第二轮)A、B、C、D 四步,即 A(airway)——人工气道、B(breathing)——机械通气、C(circulation)——建立静脉输液通道使用药物治疗、D(differential diagnosis)——诊断心脏骤停的可能原因。

(一) 呼吸道管理

可采用口咽气道、鼻咽气道以及其他可选择的辅助气道维持呼吸道通畅。

1. 口咽气道 口咽气道主要应用于浅昏迷而不需要气管插管的患者,但应注意其在口腔中的位置,因为不正确的操作会将舌推至下咽部而引起呼吸道梗阻。清醒患者用口咽气道可引起恶心、呕吐,甚至喉痉挛。

2. 鼻咽气道 鼻咽气道在牙关紧闭、咬伤、妨碍口咽气道置入的颌面部创伤时是很有用的。对疑有颅骨骨折的患者使用鼻咽气道要谨慎。对浅昏迷患者,鼻咽气道比口咽气道的耐受性更好。但鼻咽气道置入可引起鼻黏膜的损伤而致出血,如果导管过长,可刺激声门反射引起喉痉挛、恶心及呕吐,操作中应尽量注意避免损伤。

3. 可选择的辅助气道 对有些患者不宜行气管插管或急救人员经验太少时,可选择气道导管盲法插入气道。气道导管盲法包括食道气管导管(esophageal tracheal catheter,ETC)、喉罩气道(laryngeal mask airway,LMA)等。

(1) ETC:ETC 有两个腔及气囊,用盲法将其置入声门,确定远端开口的位置,患者即可通过近端开口通气。其构造是一个腔在下咽部侧孔进行通气,远端为封闭的盲端,另一个腔的远端开口类似气管导管。当咽部的气囊在舌与软腭间膨起,ETC 滑入预定位置,从舌咽部进入下咽部。因为导管的硬度、弧度、形状以及咽部的结构,导管一般首先进入食道。当导管上的刻度位于牙齿之间时插管完成,然后使咽部与远端的球囊膨胀,使其位于在口咽部上面和食管下面的球囊之间。与气管插管相比,使用 ETC 同样具有隔离气道、降低误吸及更可靠的通气等优点,而学习和掌握置管技巧较气管插管容易。ETC 致命的并发症是其在食管或气管的远端腔的位置不正确,另外可能发生的并发症是食管损伤。

(2) LMA:喉罩是由一根通气导管和远端一个卵圆形可充气罩组成的,LMA 被置入咽部,在远端开口进入下咽部感觉有阻力时,向罩内注入适量空气,密封喉部,即可进行通气。与面罩相比,喉罩通气更安全可靠,误吸、反流发生率低。与气管插管相比,LMA 同样可提供通气,且置放更为简单。对于可能存在颈部损伤或为进行气管插管所必需的位置达不到时,LMA 可能具有更大的优势。但因为置管与通气没有保证,部分患者即使置入 LMA,也不能通过 LMA 通气。

4. 气管插管 有条件时,应尽早做气管插管,因其能保持呼吸道通畅,防止肺部吸入异物和胃内容物,便于清除气道分泌物,并可与简易人工呼吸器、麻醉机或通气机相接以行机械人工呼吸。

5. 环甲膜穿刺 遇有插管困难而严重窒息的患者,可用 16 号粗针头刺入环甲膜,接上"T"形管输氧,可立即缓解严重缺氧情况,为下一步气管插管或气管造口术赢得时间,为完全复苏奠定基础。

6. 气管造口术 气管造口术可保持较长期的呼吸道通畅,易于清除气道分泌物,减少呼吸阻力和呼吸道解剖无效腔,主要用于心肺复苏后仍然长期昏迷患者。

(二)氧疗和人工通气

1. 简易呼吸器法 简易呼吸器由一个有弹性的皮囊、三通呼吸活门、衔接管和面罩组成。在皮囊后面空气入口处有单向活门,以确保皮囊舒张时空气能单向流入;其侧方有氧气入口,有氧气条件下可自此输氧 10~15 L/min,可使吸入氧气浓度增至 75% 以上。

2. 机械人工呼吸和机械人工循环 气管插管呼吸机加压给氧呼吸可减少呼吸道无效腔,保证足够供氧,呼吸参数易于控制,是最有效的人工呼吸,院内复苏应予以提倡使用。为了减少急救者的体力消耗,解决人力不足问题,应提供更适当的挤压频率、深度和时间的胸外机械按压装置。现有电动的、气动的和手动控制的胸外机械压胸器,有的更兼施机械人工呼吸,有利于长途转运中继续进行胸外心脏按压术。

(三)开胸心脏挤压

实验证实开胸心脏挤压心排出量高于胸外心脏按压约一倍,心脑灌注也高于后者。大量临床资料表明胸外心脏按压效果不满意,最终仅 10%~14% 完全康复,而开胸心脏挤压的长期存活率却高达 28%。因此,开胸心脏挤压术又重新受到重视。

1. 适应证 ①胸部创伤引起心脏骤停者,胸廓畸形或严重肺气肿、心包填塞者。②经常规胸外心脏按压 10~15 min(最多不超过 20 min)无效者。③动脉内测压条件下,胸外心脏按压时的舒张压小于 40 mmHg(5.332 kPa)。

2. 方法 采用左前外侧第 4 肋间切口,以右手进胸。进胸后,右手大鱼际肌和拇指置于心脏前面,另四根手指和手掌放在心脏后面,以 80 次/分的速度,有节律地挤压心脏。也可用

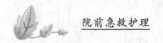

两手法,将两手分别置于左、右心室同时挤压。

(四)药物治疗

用于心肺复苏的药物变化较多,包括肾上腺素、利多卡因、阿托品、碳酸氢钠等。到目前为止,肾上腺素仍是首选药物。

1. 用药目的　①提高心脏按压效果,激发心脏复跳,增强心肌收缩力;②提高周围血管阻力,增加心肌血流灌注量和脑血流量;③纠正酸血症或电解质紊乱,使其他血管活性药物更能发挥效应;④降低除颤阈值,为除颤创造条件,同时防止室颤的发生。

2. 给药途径

(1)静脉给药:静脉给药为首选给药途径。心脏骤停前,如无静脉通道,应首选建立周围静脉(肘前或颈外静脉)通道,或经肘静脉插管到中心静脉。对已建立静脉通道者,优先选择中心静脉给药。建立静脉通道时不要中断 CPR。

(2)气管给药:如果在静脉通道建立之前已完成气管插管,某些药物可经气管插管或环甲膜穿刺注入气管,可迅速通过气管、支气管黏膜吸收而进入血循环。常用药物有肾上腺素、利多卡因、溴苄胺、阿托品、纳洛酮及安定等。其剂量应为静脉给药的 2～3 倍,至少用 10 mL 生理盐水或蒸馏水稀释后,以一根稍长细管自气管导管远端推注,并接正压通气,以便药物弥散到两侧支气管。其吸收速度与静脉注入相近,而维持作用时间为静脉给药的 2～5 倍。但药物可被气管内分泌物稀释或因气管黏膜血循环不足而吸收减慢,需用大剂量。因而,其可选择作为给药的第二途径。

(3)骨内给药:如果无法建立静脉通道,可选择骨内通道进行液体复苏、给药,其效果相当于中心静脉通道。

3. 常用药物

(1)肾上腺素:CPR 首选药物,能兴奋 α、β-肾上腺素受体。主要作用是可以升高主动脉压,提高心率,增加冠脉灌注压和脑血流量,使心室纤颤由细颤转化为粗颤,提高除颤的成功率。新的复苏指南介绍了三种剂量模式。①推荐常规用量 1 mg 周围静脉推注,随之 20 mL 生理盐水推注确保药物直达中心循环。推注速度为 3～5 分/次。在心脏骤停时肾上腺素 1 mg 加 0.9%生理盐水 250 mL,1～4 μg/min 持续静脉滴注。②大剂量递增法:每次 1 mg、3 mg、5 mg 递增至总量 15 mg,或 5 mg 起始量间隙使用至总量 15 mg 或 0.1 mg/kg。③环甲膜穿刺给药为静脉给药的 2～3 倍。对于非心脏骤停的患者,如心动过缓,在阿托品和经皮起搏无效时可考虑用肾上腺素。1 mg 肾上腺素加 5%葡萄糖溶液 500 mL 静脉滴注,初始剂量 1～10 μg/min,可达到有效的血流动力学效应。目前较一致的意见是大剂量肾上腺素虽可能增加自主循环的恢复,但不能增加出院存活率及神经系统、脑功能的恢复率,甚至大剂量的肾上腺素因增加心肌氧耗,影响心内外膜血流,导致心肌收缩带坏死,产生迟发性心律失常。肾上腺素的副作用:增加心肌代谢和氧耗;易引起高钾血症和代谢性酸中毒;注入心肌内导致心律失常;糖尿病、甲状腺功能亢进症(甲亢)、洋地黄中毒忌用。

(2)血管加压素:非肾上腺素能血管收缩药,也能引起冠脉和肾血管收缩,有利于恢复自主循环。CPR 时,可使用血管加压素 40 U 替代第一或者第二剂肾上腺素,经静脉或骨内给药。

(3)胺碘酮:用于治疗对 CPR、除颤和血管加压药物无反应的室颤或者无脉性室速,是一种可影响钠、钾和钙通道的合成药物,具有阻滞 α、β-肾上腺素受体的特性。胺碘酮用法是首次 300 mg,缓慢静脉注射。如无效,给予 150 mg 静脉推注或维持滴注。

(4)利多卡因:可选择性地作用于心肌传导纤维,提高心室肌在舒张时的电兴奋阈,缩短动作电位时程和有效不应期。但对心收缩力、房室传导、心排血量及收缩压几乎无影响。一般静脉给药后 1～2 min 起效,维持 10～20 min。初始剂量为 1.0～1.5 mg/kg,静脉注射,0.5～1 min 注完,如无效则每 5～10 min 注射一次,每次静脉注射 0.5～0.75 mg/kg。起效后可用 5% 的葡萄糖溶液 100 mL 加利多卡因 100 mg,1～4 mg/min 静脉滴注维持,但 1 h 内总剂量不可超过 300 mg。从周围静脉推注时应将其稀释成 20 mL,以保证药物能够到达心脏。利多卡因气管内给药吸收作用良好,剂量至少应是静脉内给药的 2～2.5 倍,并用 10 mL 生理盐水或蒸馏水稀释。

(5)阿托品:M 胆碱受体阻断剂,可干扰乙酰胆碱和拟胆碱药的作用,降低胃肠平滑肌的张力和蠕动。大剂量应用可抑制胃酸及消化酶,增加膀胱括约肌的活力,解除迷走神经对心脏的抑制,加快心率,解除小血管痉挛。总剂量 3 mg(约 0.04 mg/kg)的阿托品可完全阻滞迷走神经,逆转心脏骤停。在补充血容量的基础上,可改善微循环使回心血量增加,有效血容量增加,血压得以回升,尿量增加。首剂量为 1.0 mg,静脉注射,若疑为持续性心脏骤停,应在 3～5 min 内重复给药;如仍为缓慢性心律失常,可每间隔 3～5 min 静脉注射一次(0.5～1.0 mg),至总剂量。可静脉或气管内给药,应与肾上腺素同时或交替使用。

(6)碳酸氢钠:早期认为心脏骤停时由于严重酸中毒可以降低心肌收缩力、减轻儿茶酚胺的生理效应,所以心肺复苏时应常规使用碳酸氢钠纠正酸中毒。然而近年来人们认为心脏骤停早期酸中毒的原因是低血流和组织二氧化碳滞留,此时通过调整通气量就可纠正。当心脏骤停时间较长时才会出现乳酸增多的代谢性酸中毒。用碳酸氢钠并不能改善复苏效果,静脉注射碳酸氢钠可与 H^+ 起反应而释出二氧化碳,如果这时通气不足,释放出的二氧化碳就会在体内蓄积起来,并迅速穿透细胞膜,进入心肌细胞和脑细胞,加重细胞内酸中毒,影响其功能的恢复。碳酸氢钠还可以使血红蛋白氧离曲线左移,抑制氧的释出。使用剂量过大,可导致高钠血症、高渗状态、碱中毒及低钾血症等。因此,碳酸氢钠的选择应用需严格掌握时机与剂量。在用药过程中密切观察患者酸碱状态,避免由于用药不当造成碱中毒,诱发低钾血症。

三、延续生命支持

延续生命支持(prolonged life support,PLS)又称持续生命支持,此阶段的重点是脑保护、脑复苏及复苏后疾病的防治,即除了积极进行脑复苏外,还应严密监测心、肺、肝、肾、凝血及消化器官的功能,一旦发现异常立即采取有针对性的治疗,从而提高患者在复苏成功后的生活质量。归纳为高级(第三轮)A、B、C、D 四步,即 A(airway)——保证气道通畅、B(breathing)——持续机械通气、C(circulation)——维持循环功能、D(differential diagnosis)——病因及并发症的诊断。

(一)脑完全性缺血缺氧的病理生理

心脏骤停时因缺血、缺氧最易受损的是中枢神经系统。复苏的成败在很大程度上与中枢神经系统功能能否恢复有密切关系。临床数据表明,心脏骤停患者恢复自主循环后 1/3 未能得到脑复苏而死亡,1/3 长期存活者可遗留运动、认知障碍,其中仅 1%～2% 能生活自理。近年来,对于心脏骤停后神经系统受损的严重性和正确的治疗方法已越来越引起临床专家的关注。一项临床统计资料值得重视,经"复苏存活"而住院、但最终死亡的患者,由于明显的神经系统损伤者占 59%。心脏骤停缺氧首当其冲是对脑的损害。脑组织耗氧量高,能量储存少,无氧代谢能力有限。因此,脑组织对缺氧很敏感,在正常体温下,心脏停搏 3～4 min 即可造成"不可逆转"的脑损伤。脑复苏是复苏的最终目的,直接关系到整个复苏的成败。现已证实,神经细胞的损害发生在心跳恢复后,即缺血后再灌注损害。近年来,对这种脑缺血后再灌注损害的机制进行了大量的研究,提出了诸多的学说,包括能量衰竭、离子内环境尤其是钙离子紊乱学说、花生四烯酸代谢异常学说、酸碱平衡紊乱学说、氧自由基学说、兴奋毒性学说、基因突变学说等。这些研究对提高脑复苏成功率具有指导意义。

缺氧对脑组织造成的损害:①脑血管自主调节功能丧失,脑血流量减少;②微血管管腔狭窄,微循环灌注受限;③脑细胞代谢紊乱、脑水肿;④二氧化碳蓄积,渗透压升高,加重脑水肿。有的学者将复苏后的脑损伤称为"复苏后综合征",大致可以分为三期:①充血期,这是最初很短暂的时期,灌流可以超过正常时期,但是分布不均匀。目前尚不清楚这些增加了的血流是否确切灌注了微循环。②低灌流期(无再灌流期),经过充血 15～30 min 后,开始发生细胞水肿,同时出现血凝块、红细胞凝集、血流成泥流状、血小板聚集。此外,还可能存在颅内压增高、脑血管收缩、毛细血管周围红细胞肿胀等。最终发生脑血管痉挛,此时脑血流显著淤滞。这一低灌流现象在脑组织各部的严重程度并不一致,一般可持续 18～24 h。③后期,低灌流期以后,经过救治,脑组织可能部分恢复功能,并逐渐完全恢复(这与抢救是否及时和所采取的措施是否得当有密切关系);或持续性低灌流,导致长时间或永久性昏迷,甚至脑死亡。

(二)脑复苏

1. 治疗措施

(1)维持血压:循环停止后,脑血流的自主调节功能丧失,而依赖于脑灌注压,故应维持血压于正常或稍高于正常水平,以恢复脑循环和改善周身组织灌注,同时应防止血压过高而加重脑水肿,防止血压过低而加重脑及其他脏器组织缺血、缺氧。

(2)呼吸管理:大脑缺氧是脑水肿的重要根源,又是阻碍恢复呼吸的重要因素。因此,在心脏骤停开始应及早加压给氧,以纠正低氧血症。应用呼吸机过度通气,使 $PaCO_2$ 降低,从而使脑小动脉平滑肌收缩,脑血容量缩减,有利于防止颅内压升高及"反跳"现象。一般采用中等程度控制过度换气。纠正低氧血症和过度换气对缺氧性损伤的恢复,保证脑组织充分供氧是非常必要的。

(3)降温:脑组织的代谢率决定脑局部血流的需求量。体温每升高 1 ℃,脑代谢率约增加8%,复苏后,体温升高可导致脑组织氧供需关系明显失衡,从而影响到脑的康复。相对而言,低温是降低大脑代谢率的一种有效方法,曾广泛应用于心血管外科手术中,但低温对心脏骤停复苏后的患者也可以产生明显副作用,包括可增加血液黏滞度、降低心排血量和增加感染的易感性。最近研究表明,轻度低温(34 ℃)对于减轻脑缺血损伤有很好的疗效,而且损害作用也较小。正常脑组织中,脑部温度每降低 1 ℃,大脑代谢率可降低 7%。

① 降温开始时间:产生脑细胞损害和脑水肿的关键性时刻,是循环停止后的最初 5 min。因此降温时间越早越好,争取在抢救开始后 5 min 内用冰帽降温。

② 降温深度：不论患者体温正常或升高，均应将体温（脏表或鼻腔温度）降至亚冬眠（35℃）或冬眠（32℃）水平。脑组织温度降至28℃，脑电活动明显呈保护性抑制状态，但体温降至28℃易诱发室颤等严重心律失常，所以宜采用头部重点降温法。降温可保护缺氧的脑组织，停止颅内充血（或出血）。脑部的温度每降低1℃，颅内压下降5.5%。脑水肿患者要求在30 min内将体温降至37℃以下，在数小时内达到预期降温目的。

③ 降温持续时间：持续时间根据病情决定，一般需2～3天，严重者可能要1周以上。为了防止复温后脑水肿反复和脑耗氧量增加而加重脑损害，故降温持续至中枢神经系统皮层功能开始恢复，即以听觉恢复为指标。然后逐步停止降温，让体温自动缓慢上升，绝不能复温过快，一般每24 h体温提升1～2℃为宜。

④ 降温方法：a. 物理降温：除在颈部两侧、前额、腋下（两侧）、腹股沟（两侧）应用冰袋降温外，还必须在头部放置冰帽。b. 药物降温：应用冬眠药物进行冬眠疗法。物理降温必须和药物降温同时进行，方能达到降温的目的和要求。

⑤ 护理要点：及早降温，平稳降温，深度降温，持续降温，缓慢升温。a. 及早降温：产生脑细胞损害和脑水肿的关键时刻是循环停止后的最初5 min，因此降温越早越好。在不影响CPR的情况下，应尽早采取有效的降温措施，争取在抢救开始后5 min内用冰帽头部降温。以最快的速度，力争在半小时内使体温降至37℃以下，于数小时内逐级降至要求的体温。b. 够温度：头部温度要求28℃，肛温要求32～34℃。c. 足够的低温时间：降温应持续到病情稳定、神经功能恢复、出现视觉反应为止。d. 降温过程要平稳：及时处理副作用，为防止寒战和控制抽搐，可用小量肌松剂或镇静剂。e. 逐渐升温：先自下而上撤冰袋，以保持每24 h体温上升1～2℃为宜。

（4）脑复苏药物的应用：

① 冬眠药物：主要目的在于消除低温引起的寒战，解除低温时的血管痉挛，改善循环血流灌注和辅助物理降温。可选用冬眠Ⅰ号（哌替啶100 mg、异丙嗪50 mg、氯丙嗪50 mg）或冬眠Ⅳ号（哌替啶100 mg、异丙嗪50 mg、乙酰丙嗪20 mg）分次肌内注射或静脉滴注。

② 脱水剂：为了防止脑水肿，在降温和维持血压平稳的基础上，宜及早应用脱水剂，通常选用呋塞米或20%甘露醇。20%甘露醇250 mL静脉注射或快速静脉滴注，30 min滴完；呋塞米20 mg静脉注射，视病情重复使用。也可选用20%甘露醇与50%葡萄糖溶液交替使用。

③ 激素的应用：肾上腺皮质激素除能保持毛细血管和血脑屏障的完整性，减轻脑水肿和降低颅内压外，还有改善循环功能，稳定溶酶体膜，防止细胞自溶和死亡的作用。最好选用作用强而水钠潴留作用较小的皮质激素制剂，地塞米松常为首选药物。

④ 促进脑细胞代谢药物的应用：ATP可供应脑细胞能量，恢复钠泵功能，有利于减轻脑水肿。葡萄糖为脑获得能量的主要来源。此外辅酶A、细胞色素C、多种维生素等与脑代谢有关的药物均可选用。

⑤ 巴比妥酸盐的应用：巴比妥是镇静、安眠、止痉的药物，对不全性缺血、缺氧的脑组织具有良好的保护作用。

⑥ 钙离子通道阻滞剂：由于脑缺血再灌注损害主要是由于细胞内钙离子增高触发一系列病理生理反应所致，所以应用钙离子通道阻滞剂可望明显减轻脑损害。这在大量动物实验中已得到证实，然而在心脏骤停复苏患者中应用钙离子通道阻滞剂利多氟嗪后并无显著效果。

⑦ 氧自由基清除剂与铁离子整合剂：由于氧自由基及其触发的生物膜脂质过氧化反应在缺血性脑损害中起重要作用，所以应用氧自由基清除剂与铁离子整合剂可抑制氧自由基的产生、扩散，中和氧自由基，阻止抑制脂质过氧化反应的进行，从而减轻缺血后脑损害。氧自由基清除剂包括酶类的超氧化物歧化酶、过氧化氢酶等以及非酶类的 α-维生素 E、维生素 C、还原型谷胱苷肽、辅酶 Q_{10}、甘露醇等；铁离子整合剂包括去铁胺等。这些药物在动物实验中已证实对脑缺血有保护或治疗作用，但在临床上的应用效果尚不肯定。

⑧ 兴奋性氨基酸受体拮抗剂：近年来的研究显示，缺血性脑损伤与脑细胞外兴奋性氨基酸水平升高、细胞膜上的兴奋性氨基酸受体兴奋增强有关。应用兴奋性氨基酸受体拮抗剂能明显减轻缺血引起的脑损害，为临床治疗缺血性脑损害提供了重要途径。这类药物包括竞争性 NMDA 受体拮抗剂如 CPP、非竞争性 NMDA 受体拮抗剂如 MK-801 以及 AMPA 受体拮抗剂如 NBQX 等。但是，这类药物应用到临床尚有诸多问题有待解决。

（5）高压氧的应用：高压氧（hyperbaric oxygen，HBO）能快速、大幅度地提高组织氧含量和储备，增加血氧弥散量及有效弥散距离。显然 HBO 对纠正细胞缺氧，尤其是脑水肿条件下的细胞缺氧，其效果确实显著。近年来从分子生物学角度证实，HBO 能提高缺氧细胞线粒体和细胞器中酶合成功能，增强细胞功能与活力，因而具有脑缺氧时生物能、生命合成和解毒的合适调节作用。正因其能迅速纠正组织缺氧，从而抓住了脑复苏的关键。同时在无灌流阶段，脑内部分区域会出现"低氧少血"状态，尤以在脑水肿情况下更为严重；而 HBO 的"压力效应"有利于侧支循环的开放与重建。若配合药物的应用，对防止无灌注及低灌注有利，可减轻脑的继发性损害。在复苏后期，由于 HBO 具有增强组织活力及生命合成功能，促进侧支循环形成和重建，对神经细胞的恢复及脑循环的重建有治疗作用。

① 应用时间：心跳停止时间越短及开展 HBO 治疗越早，效果越好。

② 应用要求：心肺脑复苏患者心脏复跳后，只要心率＞60 次/分，血压用升压药能维持，即使呼吸未恢复，也应及时进行 HBO 治疗。最好在 24 h 内进行，即在脑水肿及感染高峰出现前进行，可减轻神经损伤，且有利于受损神经细胞的恢复。

③ 综合治疗：HBO 在复苏中能起到其他任何治疗不能代替的重要作用，但不是唯一治疗，应该强调以 HBO 为重点的综合治疗。

2. 转归　脑缺血后的恢复进程，基本按照解剖水平自下而上恢复，首先复苏的是延髓，恢复自主呼吸，自主呼吸恢复所需的时间可反映出脑缺血、缺氧的严重程度。自主呼吸多在心搏恢复后 1 h 内出现，继之瞳孔对光反射恢复，提示中脑开始有功能，接着是咳嗽、吞咽、角膜和痛觉反射恢复，随之出现四肢屈伸活动和听觉。听觉的出现是脑皮质功能恢复的信号，呼唤反应的出现意味着患者行将清醒。最后是共济和视觉功能的恢复。不同程度的脑缺血、缺氧，经复苏处理后可能有以下四种转归。

（1）完全恢复。

（2）恢复意识，遗有智力减退、精神异常或肢体功能障碍等。

（3）去大脑皮质综合征，即患者无意识活动，但保留着呼吸和脑干功能。眼睑开闭自由，眼球无目的地转动或转向一侧，有吞咽、咳嗽、角膜和瞳孔对光反射，时有咀嚼、吮吸动作，肢体对疼痛能回避。肌张力增高，饮食靠鼻饲，大小便失禁。多数患者将停留在"植物性状态"。

（4）脑死亡，包括脑干在内的全部脑组织的不可逆损害。对脑死亡的诊断涉及体征、脑电图、脑循环和脑代谢等方面,主要包括:①持续深昏迷,对外部刺激全无反应;②无自主呼吸;③无自主运动,肌肉无张力;④脑干功能和脑干反射大部分或全部丧失,体温调节紊乱;⑤脑电图呈等电位;⑥排除抑制脑功能的其他可能因素,如低温、严重代谢和内分泌紊乱、肌松药和其他药物的作用等。一般需观察 24~48 h 方能做出结论。

(三) 维持循环功能

心搏恢复后,往往伴有血压不稳定或低血压状态,为判定有无低血容量及掌握好输液量和速度,宜行中心静脉压(CVP)监测,可将 CVP、动脉压和尿量三者结合起来分析以指导输液治疗。动脉压低、CVP 高、尿少,提示心肌收缩乏力,以增加心肌收缩力为主。如心率慢(<60次/分),可滴注异丙肾上腺素或肾上腺素(1~2 mg,溶于 500 mL 液体内);如心率快(>120次/分)可静脉注射西地兰 0.2~0.4 mg。维持血压通常以多巴胺常用,将 20~40 mg 多巴胺溶于 5% 葡萄糖溶液 200 mL 中滴注。如体内液体相对过多,在给予强心药的同时,可适当给予呋塞米 20~40 mg 静脉注射,以促进液体排出,减轻心脏负荷。

(四) 维持呼吸功能

心搏恢复后,自主呼吸未必恢复,或即使恢复但不正常,故仍需加强呼吸管理,继续进行有效的人工通气,及时行血气监测,促进自主呼吸尽快恢复正常。自主呼吸出现的早晚提示脑功能的损害程度,若长时间不恢复,应设法查出危及生命的潜在因素。给予相应的治疗,如解除脑水肿、改善脑缺氧等。注意防治肺部并发症,如肺炎、肺水肿导致的急性呼吸衰竭。除了加强抗炎治疗外,应用机械通气。对通气参数和通气模式要恰当选择,在氧合良好的前提下,使平均气道压尽可能的低,以免阻碍静脉回流,加重脑水肿或因胸膜腔内压增高而导致的心排血量减少等不良影响。

(五) 纠正酸中毒

心脏停搏时间长的患者,在复苏后随着微循环改善,组织内堆积的酸性代谢产物可能不断被带入血液,造成代谢性酸中毒,或由于较长时间的低血压和缺氧,代谢性酸中毒仍继续发展。应根据动脉血气、酸碱分析酌情决定碳酸氢钠的用量。一般如能很好地保护肾功能和心、肺功能,酸碱失衡不难纠正,故重点还在维持循环和呼吸功能。

(六) 防治肾功能衰竭

每一复苏患者应留置导尿管,监测每小时尿量,定时检查血、尿尿素氮和肌酐浓度,血、尿电解质浓度,鉴别尿少是因为肾前性、肾后性或肾性功能衰竭所致,并依此给予相应的治疗。更重要的是心跳恢复后,必须及时稳定循环、呼吸功能,纠正缺氧和酸中毒,从而预防肾功能衰竭的发生。

(七) 积极治疗原发病

如外伤患者需清创、止血、扩容,中毒患者应用解毒剂等。

小 结

本章介绍了心脏骤停的病因、类型、临床表现，以及心肺脑复苏的基础生命支持、进一步生命支持和延续生命支持的基本内容和程序，重点强调基础生命支持的重要性。早期高质量的心肺复苏是提高患者生命质量的关键。

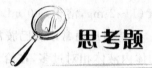

1. 如何判断心脏骤停？
2. 基础生命支持的具体操作步骤有哪些？
3. 心肺复苏的效果判断包括哪些？

（徐红菊）

第五章 休 克

休克（shock）是由各种致病因素引起，以有效循环血容量锐减、组织灌注不足、细胞代谢紊乱和器官功能受损为主要病理生理改变的临床综合征。休克是一个序贯性事件，是一个从亚临床阶段的组织灌注不足向多器官功能障碍综合征发展的连续过程。因此，应根据休克不同阶段的特点采取相应的救护措施。

第一节 概 述

一、病因

1. 失血　如急性大量出血，严重失水、血浆等，使有效血容量急剧减少。

2. 创伤　由严重的创伤、骨折等所引起内脏、肌肉和中枢神经系统的损伤，同时可伴有失血的因素存在。

3. 感染　由细菌、病毒、真菌、立克次体、衣原体、原虫等微生物严重感染所致，多由革兰阴性菌的内毒素所致。

4. 过敏　由抗原与致敏机体的相应抗体发生Ⅰ型变态反应所致，或某些药物（常见如青霉素等）、生物制品引起过敏反应，使血管扩张、血管通透性增加、循环血容量迅速减少所致。

5. 心源性因素　各种原因引起的心排血量急剧降低所致，常继发于急性心肌梗死、严重的心律失常、心肌炎、心肌病、风湿性心脏病、先天性心脏病等心脏疾病。

6. 内分泌性因素　由某些内分泌紊乱引起的疾病，在一定条件下可发生休克，如嗜铬细胞瘤、黏液性水肿、脑垂体前叶功能低下引起的循环衰竭性休克等。

7. 神经源性因素　剧痛、脑脊髓损伤、麻醉意外等可引起血管紧张度的突然丧失，造成反射性周围血管扩张，有效血容量减少。

二、分类

（一）按病因分类

可分为低血容量性休克、感染性休克、心源性休克、神经性休克和过敏性休克等。

（二）按病理生理学分类

1. 低血容量性休克　基本机制为循环血容量减少。外源性因素包括失血、烧伤或感染所致的血容量丢失，呕吐、腹泻、脱水、利尿等原因所造成的水或电解质丢失。内源性因素主要为血管通透性增高，可由感染、过敏和一些内分泌功能紊乱引起。

2. 心源性休克　基本机制为心泵功能衰竭。病因主要为急性心肌梗死、急性二尖瓣关闭不全、室间隔破裂、心力衰竭、心律失常等。

3. 分布性休克　基本机制为血管收缩舒张调节功能异常。一部分表现为体循环阻力正常或增高,主要是由于容量血管扩张、循环血量不足所致。常见原因为神经节阻断、脊髓休克等神经损害或麻醉药物过量。另一部分是以体循环阻力降低为主要表现,导致血液重新分布,主要是感染因素所致,即感染性休克。

4. 梗阻性休克　基本机制为血流的主要通道受阻,如腔静脉梗阻、心包填塞、肺动脉栓塞及主动脉夹层动脉瘤等。

（三）按休克时血流动力学特点分类

1. 低动力型休克　低动力型休克又称低排高阻型休克或冷休克,其血流动力学特征是心排血量降低、总外周阻力增高。本型休克在临床上最为常见,低血容量性、创伤性、心源性和大部分感染性休克病例均属于此类。

2. 高动力型休克　高动力型休克又称高排低阻型休克或暖休克,血流动力学特征是心排血量增高、总外周阻力降低。常见于革兰阳性球菌感染性休克。两型的发病机制不同,治疗和预后亦不同,故应注意予以鉴别。

三、病理生理

休克发生、发展的病理生理基础是循环血量减少、组织灌注不足,以及产生微循环障碍、代谢改变及继发性器官损害,按微循环的改变可将休克人为划分为三个时期(图 5-1)。

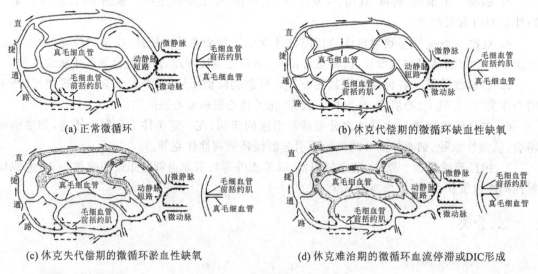

(a) 正常微循环　　　　　　　　　　　　(b) 休克代偿期的微循环缺血性缺氧

(c) 休克失代偿期的微循环淤血性缺氧　　　(d) 休克难治期的微循环血流停滞或DIC形成

图 5-1　休克微循环示意图

1. 微循环的改变

（1）微循环收缩期(缺血期):休克早期,由于循环血量减少,血压下降刺激主动脉弓和颈动脉窦的压力感受器引起加压反射,同时交感-肾上腺轴兴奋释放大量儿茶酚胺类物质,肾素-血管紧张素分泌增加,引起心跳加快、心排血量增加;内脏血管平滑肌及毛细血管前括约肌受儿茶酚胺等物质的影响发生收缩,使得外周循环血量减少、回心血量增加,以保证心、脑等重要器官的血供。因流经微循环的血量减少,使组织处于低灌注、缺氧状态。此期为休克的代偿期。若此阶段去除病因,迅速补充血容量,则休克容易得到纠正。

(2)微循环扩张期(淤血期):随着微循环血量的减少,组织灌注严重不足,细胞处于无氧代谢状况,乳酸类物质、组胺、缓激肽等堆积,使毛细血管前括约肌扩张,而后括约肌因敏感性降低仍处于收缩状态,使血液滞留在微循环内,进一步使回心血量减少。此期为休克的失代偿期。

(3)微循环衰竭期(弥散性血管内凝血期):病情继续进展,毛细血管通透性增加、血浆外渗、血液浓缩。淤滞在微循环内的黏稠血液在酸性条件下处于高凝状态,红细胞和血小板凝集在血管内形成微血栓,引发弥散性血管内凝血(DIC),并继发严重的出血倾向,引起广泛的组织损害及多器官功能受损。此期为休克晚期。

2. 代谢变化 组织灌注不足和细胞缺氧使葡萄糖以无氧酵解为主,产生的三磷酸腺苷(ATP)减少,而丙酮酸和乳酸堆积,发生酸中毒。儿茶酚胺和肾上腺皮质激素升高,抑制蛋白质合成、促进蛋白质分解,促进糖异生、抑制糖酵解,导致血糖浓度升高。

3. 脏器的继发损害

(1)心:冠状动脉的血流减少,心肌因缺血、缺氧功能受损。当心肌的微循环内有血栓形成时,可引起心肌的局灶性坏死和心功能不全。

(2)肺:缺血、缺氧使肺毛细血管内皮细胞和肺泡上皮损害,肺表面活性物质减少,肺泡萎缩、水肿出现氧弥散功能障碍,通气与血流比值失调,患者出现呼吸困难和缺氧,严重时发生急性呼吸窘迫综合征(ARDS)。

(3)脑:脑血流量和灌注压的下降导致脑缺血、缺氧,CO_2潴留和酸中毒,引起脑血管通透性增加,出现脑水肿和颅内压增高,出现神经系统功能紊乱及意识障碍。

(4)肾:肾血流量减少,肾小球滤过率降低出现少尿,休克时肾血流重新分布,皮质血流量较少,随着缺血时间延长,出现肾小管坏死而发生急性肾功能衰竭。

(5)肝:肝缺血、缺氧破坏了肝脏的合成和代谢功能,同时,肝脏的解毒功能降低引起内毒素血症,进一步加重肝的代谢紊乱和酸中毒。肝缺血使肝小叶中央出血、肝细胞坏死,出现肝功能障碍,严重时可致肝性脑病和肝功能衰竭。

(6)胃肠道:缺血、缺氧使肠黏膜上皮的屏障功能受损,肠道内的细菌和毒素侵入血液,形成肠源性感染或毒血症。此外,黏膜屏障损伤可引起应激性溃疡。

第二节 病情评估

一、资料收集

(一)健康史

了解引起休克的各种原因。

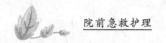

（二）临床观察

关键是早期发现休克，对严重损伤、大量出血、重度感染、过敏患者和有心脏病史等有可能发生休克者，临床应重点监测以下内容。

1. 精神状态 精神状态是脑组织血液灌注和全身循环情况的反映。休克早期，脑组织的血液灌注量并没有明显减少，缺氧还不十分严重，神经系统处于兴奋状态，患者表现为烦躁不安、焦虑或激动。当休克进一步加重时，神经系统反应性降低，患者表现为表情淡漠、反应迟钝、意识障碍甚至昏迷。

2. 皮肤黏膜 皮肤黏膜是体表灌注情况的标志。应注意患者面颊部、口唇和甲床的颜色、温度和湿度。休克患者的皮肤和黏膜常呈苍白颜色，温度降低；重度休克时，皮肤出现发绀，四肢厥冷。还可进行皮肤毛细血管苍白试验，即在前额、耳缘或胸骨柄部的皮肤，用一手指轻压 2～3 s，移去后观察皮肤由苍白逐渐恢复的时间。正常人于 5 s 内苍白即消失而呈红润。休克时若转白反应不很明显，则可能是皮层下小血管收缩的表现；若苍白恢复时间显著延长，则是休克的表现。

3. 脉搏 休克早期脉搏变弱、变快，常超过 120 次/分，其变化多出现在血压下降之前，故常作为判断休克的体征之一。休克晚期心功能障碍时，脉搏可变为慢而细。除观察脉率外，脉搏是否有力也很重要，有时血压较低，但脉搏可触及，说明微循环灌注尚可或休克好转。脉搏不整齐，通常表示有心肌损害。

4. 血压 血压是休克最重要、最基本的监测手段，包括无创和有创两种方法。但它并不是反映休克程度最敏感的指标，应兼顾其他指标综合、连续地分析判断。通常认为收缩压＜90 mmHg、脉压＜30 mmHg 是休克存在的表现；血压回升、脉压增大则提示休克好转。

5. 尿量 尿量是反映肾功能血液灌注的指标。尿少通常是早期休克和休克复苏不完全的表现。尿量少于 17 mL/h 应警惕发生急性肾功能衰竭的可能。当尿量维持在 30 mL/h 以上时，一般说明休克已纠正。

6. 呼吸 休克早期，呼吸浅而快，多有代偿性过度通气。出现代偿性呼吸性酸中毒时，呼吸深而快。严重的代谢性酸中毒时，呼吸深而慢。休克晚期发生心功能衰竭时，可出现呼吸困难或潮式呼吸。

7. 体温 感染性休克时可出现寒战、高温、多汗。皮肤温度也可反映外周循环血液灌注情况。有条件时可监测中心温度和外周温度差，正常情况下相差 0.5～1 ℃，如相差大于 2 ℃提示外周循环收缩，皮肤循环血流灌注不足。

（三）辅助检查

1. 实验室检查

（1）血液检查：红细胞计数、血细胞比容与血红蛋白值增高表示血液浓缩，但失血性休克时则降低；休克晚期血小板计数下降，出、凝血时间延长。

（2）尿液检查：尿量减少、尿比重增高表示血容量减少；尿渗透压降低，尿、血渗透压比值降低；发生急性肾功能衰竭时，尿比重由初期的偏高转为低而固定。

（3）血生化检查：休克晚期尿素氮升高，甚至出现高胆红素血症，提示肝、肾功能受损；动脉血乳酸盐测定值升高；电解质测定中，血钠浓度多偏低，血钾浓度高低不一。

（4）动脉血气分析：主要表现为动脉血 pH 值和氧分压（PaO_2）降低，二氧化碳分压（$PaCO_2$）明显升高。

（5）DIC 的检测指标：血小板计数$<80\times10^9/L$，凝血酶原时间较对照组延长 3 s 以上，纤维蛋白原低于 1.5 g/L 或进行性降低，血浆鱼精蛋白副凝试验阳性，血涂片中破碎细胞超过 2% 等，结合临床症状可确诊 DIC。

2. 影像学检查 创伤引起的休克，应进行相应部位的影像学检查，排除骨骼、内脏或颅脑的损伤。

3. 血流动力学监测

（1）中心静脉压（CVP）：CVP 代表右心房或胸腔段腔静脉内压力的变化，反映全身血容量与右心功能的关系，正常值 $5\sim10$ cmH_2O。CVP 降低表示血容量不足，CVP 增高表示心功能不全，当 CVP>20 cmH_2O 时表示存在充血性心力衰竭。

（2）肺毛细血管楔压（PCWP）：PCWP 是反映肺静脉、左心房和左心室功能的指标，正常值 $6\sim15$ mmHg。PCWP 增高表示肺循环阻力增高，PCWP 降低表示血容量不足。

（3）心排血量（CO）和心脏指数（CI）：成人 CO 正常值为 $4\sim6$ L/min，CI 正常值为 $2.5\sim3.5$ L/(min·m²)。休克时，CO 降低，但有些感染性休克时可增高。

（4）休克指数：常用脉率与收缩压（mmHg）计算休克指数，用于判断是否存在休克及其轻重程度。休克指数为 0.5 多提示无休克；休克指数$>1.0\sim1.5$ 提示有休克；休克指数>2.0 为严重休克。

二、病情判断

（一）休克分期的判断

1. 休克代偿期 主要表现为：①口渴，面色苍白，皮肤厥冷，口唇或四肢末梢轻度发绀；②神志清楚，伴有轻度兴奋、烦躁不安；③血压正常，脉压差较小，脉快、弱；④呼吸深而快；⑤尿量较少；⑥眼底动脉痉挛。

2. 休克抑制期 主要表现为：①全身皮肤、黏膜发绀，四肢厥冷，冷汗淋漓；②神志淡漠或昏迷；③体温不升；④脉细弱，血压低或测不到，心音呈单音；⑤呼吸衰竭；⑥无尿；⑦全身有出血倾向；⑧眼底视网膜出血或水肿。

（二）休克程度的判断

在确定患者是否处于休克状态的同时，还必须鉴别休克的严重程度。临床上常将休克分为轻、中和重三度，详见表 5-1。

表 5-1 休克程度的判断

临床表现	轻度休克	中度休克	重度休克
神志	清楚，精神紧张	表情淡漠	意识模糊，甚至昏迷
口渴	口渴	很口渴	非常口渴，但无主诉
皮肤色泽	开始苍白	苍白	显著苍白，肢端青紫

临床表现	轻度休克	中度休克	重度休克
皮肤温度	正常,发凉	发冷	冰冷
脉搏	>100 次/分,有力	100~120 次/分	速而减弱,或摸不清
血压	正常或稍低	平均动脉压下降	平均动脉压<50 mmHg
周围循环	正常	毛细血管充盈迟缓	毛细血管充盈非常迟缓
尿量	略减少	尿少	尿少或无尿
失血量	<800 mL	800~1600 mL	>1600 mL

(三)病因鉴别

有明确失血失液、呕吐、腹泻史,或有急腹症且血红蛋白进行性下降或合并休克者应考虑低血容量性休克;如有喉头水肿、哮鸣音以及用药或虫咬史,应高度怀疑过敏性休克;有颈静脉怒张、心音低、肝大者应考虑心源性休克;有颈椎损伤、四肢瘫痪,应考虑神经源性休克。四种常见休克的临床鉴别见表 5-2。

表 5-2　四种常见休克的鉴别

	低血容量性休克	感染性休克	心源性休克	神经源性休克
皮肤颜色和温度	苍白、发凉	有时红、暖	苍白、发凉	红润、温暖
外周静脉充盈度	萎缩	不定	收缩、萎缩	充盈良好
血压	↓	↓	↓	↓
脉率	↑	↑	↑或↓	正常或↓
尿量	↓	↓	↓	正常或↓
CVP	↓	↑或↓	↑	正常
PaO$_2$	初期↑,晚期↓	↓	↓	正常
PaCO$_2$	↓	↑或↓	初期↓	正常或↓
pH	↓	↓	↓	不定
血细胞比容	↑或↓	正常	正常	正常

注:↓示降低、减慢或减少;↑示升高或加快。

(四)高动力型休克与低动力型休克鉴别

高动力型休克(高排低阻型)患者外周血管扩张、阻力降低,心排血量正常或增高。患者神志清醒,皮肤潮红,毛细血管充盈时间短,脉压>30 mmHg,尿量>30 mL/h,皮肤比较温暖干燥,又称暖休克。低动力型休克(低排高阻型)患者外周血管收缩,微循环淤滞,患者神志淡漠,皮肤苍白或发绀,毛细血管充盈时间延长,尿量<25 mL/h,皮肤湿冷,又称冷休克。冷休克较多见,革兰阳性菌感染引起的早期休克多为暖休克。

第三节　救治与护理

一、救治原则

治疗原则:去除病因;尽快补充血容量;增强心功能,改善微循环;恢复正常代谢,防止发生多器官功能障碍综合征。主要治疗措施包括以下几点。

(一)急救

采用抗休克体位,即头和躯干抬高 20°～30°,下肢抬高 15°～20°。大出血的止血方法有加压包扎,上止血带、血管钳等,必要时使用抗休克裤。保持呼吸道通畅,早期鼻导管或面罩给氧,对于严重呼吸困难者,可行气管插管或气管切开。同时注意保暖。

(二)补充血容量

及时、快速、足量地补充血容量是纠正休克引起的组织低灌注和缺氧的关键。根据监测指标指导补液,扩容液体有晶体液和胶体液,一般先输入晶体液,后输入胶体液。

(三)积极处理原发病

外科疾病引起的休克,如内脏大出血、消化道穿孔等,多须采用手术处理原发病。原则上应在迅速扩容、血压正常并稳定后再手术。但在危重情况下,应在积极抗休克的同时及早手术,以免延误抢救时机。

(四)纠正酸碱失衡

休克时应积极防治因机体代谢紊乱引起的以代谢性酸中毒为主的酸碱失衡。休克早期因过度换气,可暂时出现低碳酸血症、呼吸性碱中毒,不需特殊处理。

(五)血管活性药物的应用

补充血容量后未能恢复血流动力学的稳定是使用血管活性药物的指征。血管活性药物包括血管收缩剂、血管扩张剂和强心剂。

1. 血管收缩剂　血管收缩剂可使小动脉收缩以升高血压,但组织缺血、缺氧更为严重,因此仅限于严重低血压(<50 mmHg)和血管源性休克的患者。常用的血管收缩剂包括肾上腺素、间羟胺、多巴酚丁胺等。

2. 血管扩张剂　血管扩张剂可使痉挛的动、静脉舒张以改善微循环灌流。其应用的指征是血容量已基本补足,CVP、血压虽维持在正常范围,但仍存在四肢冰冷、皮肤苍白、尿少、血乳酸盐升高等外周阻力增高的症状。常用的血管扩张剂如酚妥拉明、硝普钠、硝酸甘油等。

3. 强心剂　强心剂可以增强心肌的收缩力,增加心排血量,并降低肺毛细血管压。当血容量已补足时,可在动脉压较低、CVP>15 cmH$_2$O 时使用。常用的药物有兴奋 α 受体和 β 受体的多巴胺和多巴酚丁胺等,还有强心苷,如毛花苷丙(西地兰)等。临床上常与缩血管和扩血管药物联合应用。

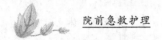

（六）改善微循环

早期使用抗血小板黏附和聚集的阿司匹林、双嘧达莫和低分子右旋糖酐等。已发生 DIC 者,可用肝素抗凝,一般 1.0 mg/kg,每 6 h 一次。DIC 后期,使用抗纤溶药如氨甲苯酸、氨基己酸等。

（七）皮质类固醇的应用

皮质类固醇可用于感染性休克和其他较严重的休克。皮质类固醇可以扩张血管,降低外周阻力,改善微循环;保护细胞内溶酶体;增强心肌收缩力;促进糖异生,减轻酸中毒;增强线粒体功能和防止白细胞凝集等。一般应短期大剂量静脉滴注,即冲击治疗。

（八）各型休克的处理要点

1. 低血容量性休克　及时补充血容量、积极处理原发病和制止继续失血、失液是治疗的关键。但补充血容量并不需要全部补充血液,而应及时增加静脉回流,可首先静脉快速输入平衡盐溶液和胶体液,同时应积极治疗原发病。

2. 过敏性休克　立即以 0.1% 肾上腺素 0.5～1.0 mL 皮下注射。根据情况,可在 5～10 h 重复给药。必要时可用 0.1% 肾上腺素 0.1～0.2 mL 以生理盐水稀释到 5～10 mL 静脉注射。迅速开放静脉进行扩容,注意补充胶体液。静脉滴注去甲肾上腺素可提高血压,应使收缩压保持在 80 mmHg 以上。可给予肾上腺皮质激素,如地塞米松 10～20 mg,静脉滴注。应用抗过敏药物,如苯海拉明 50～100 mg,异丙嗪 12.5～25 mg,氯苯那敏 5～20 mg,肌内注射。保持呼吸道通畅,必要时行气管插管机械辅助患者吸氧。心脏骤停者,立即行心肺复苏。

3. 感染性休克　原则是休克未纠正前,着重治疗休克,同时治疗感染;休克纠正后,着重治疗感染。控制感染的主要措施是应用抗菌药和处理原发病灶。对病原菌不明的患者,可根据临床判断最可能的致病菌种应用抗菌药,或选用广谱抗菌药。已知致病菌时,可选用敏感抗菌药。同时纠正酸碱失衡,可短期、大量使用肾上腺皮质激素。

4. 心源性休克　治疗目的是重建冠状动脉血液,恢复梗死区心肌血氧供给,减轻受累心肌负荷。主要救治措施包括给氧、补充血容量、纠正酸中毒,合理应用血管活性药物、强心药和利尿剂,运用机械辅助循环及在此基础上施行冠状动脉血运重建术,包括早期溶栓、经皮腔内冠状动脉成形术和冠状动脉旁路移植术。

5. 神经源性休克　治疗原则是根据不同的临床表现进行相应的处理。首先纠正休克,再仔细询问病史,查清病因进行治疗。发现患者突然倒地,判断为休克者应立即使用升压药。了解有无颅脑和脊髓外伤史,使精神紧张者保持安静,必要时给予安定、多塞平、巴比妥类镇静药。对功能性神经源性休克经常发作者,可给予神经营养药,如谷氨酸、γ-氨酪酸、能量合剂、维生素及胞磷胆碱和脑活素等,也可给予神经调节药谷维素。

二、护理要点

（一）维持生命体征平稳,密切监测病情

1. 观察生命体征、神志、尿量等的变化　病情危重时每 15 min 记录 1 次,待病情稳定后,每 0.5～1 h 记录 1 次。监测血流动力学变化,每 4～6 h 监测 1 次,及时了解呼吸功能及血气

分析结果。

2. 监测重要生命器官的功能　注意观察出血现象,一旦皮肤黏膜有出血点或凝血异常,如采血标本长时间不凝固,或凝固时间明显延长,抽血过程中血液迅速凝固于注射器或针头内,或者静脉滴注过程中针头频繁堵塞,要考虑到 DIC 发生的可能。快速补液时应注意有无肺水肿及心力衰竭的表现,如咳嗽、咯粉红色泡沫样痰等。如发现重要器官的损害,应及时处理。

(二) 迅速补充血容量,恢复有效循环血量

1. 建立静脉通道　迅速建立 2 条以上的静脉输液通道。如周围血管萎陷和肥胖患者静脉穿刺困难时,应选择中心静脉穿刺置管,同时监测 CVP。

2. 合理补液　根据患者的失血和失液量、血压、CVP 等监测指标,以及心、肾等器官的功能,调整输液量和输液速度。当血压和 CVP 较低时,应快速补液;当 CVP>15 cmH$_2$O 时限制补液量。

3. 观察病情变化　密切监测呼吸、脉搏、体温、血压及 CVP 的变化。观察患者的意识表情、皮肤及口唇的色泽。当患者从烦躁转为平静,口唇色泽红润,血压升高、尿量增多时,提示休克好转。

4. 准确记录出入液量　应有专人对液体的种类、数量及出入时间做记录。详细记录 24 h 的出入液量,作为进一步治疗的依据。

(三) 改善组织灌注

(1) 取休克体位,以增加回心血量,保证重要器官的供血。

(2) 使用抗休克裤:抗休克裤常用于出血患者的紧急处理。抗休克裤充气后在腹部和腿部加压,使血液回流到心脏,同时可控制腹部和下肢的出血。休克纠正后,由腹部开始缓慢地放气,每 15 min 测一次血压,防止放气太快加重休克。

(3) 用药护理:血管活性药物的使用从低浓度、慢速开始,同时用心电监护仪监测血压,开始每 5~10 min 测一次,当血压维持在 90/60 mmHg 左右时 15~30 min 测一次,并根据血压测定值调整药物浓度和滴速。缩血管药液应深部注射,严防外渗致皮下坏死。血压平稳后,血管活性药物应逐渐减量,避免突然停药引起不良反应。对于心功能不全的患者,用强心剂时应密切观察患者的心率及药物的不良反应。

(4) 维持有效的气体交换:吸氧可提高肺静脉血氧浓度。鼻导管给氧时,氧的浓度为40%~50%,氧流量为 6~8 L/min。严重呼吸困难者,可行气管插管或气管切开,并尽早使用呼吸机辅助呼吸。及时清理呼吸道分泌物,及时吸痰,保持呼吸道通畅,如病情允许,鼓励患者深呼吸和有效地咳嗽。监测呼吸功能,观察呼吸形态,发现患者出现呼吸衰竭时立即报告医生,并做好抢救准备。昏迷患者的头应偏向一侧或置入口咽通气道,避免发生误吸或窒息。

(四) 观察和防治感染

休克时患者的免疫力降低,容易继发感染,应加以预防。严格执行无菌技术操作规则;合理应用抗菌药物;避免误吸引起肺部感染;加强留置导尿管的护理,防止泌尿系统的感染;加强创面或伤口护理,使其保持清洁和干燥。

(五) 维持正常体温

密切观察体温的变化,每 4 h 测一次体温。体温较低时应加盖棉被或室内升温保暖,切忌体表加温(如热水袋、电热毯等),避免烫伤或因皮肤血管扩张加重休克。对于高热休克的患者应用物理降温,定时通风,及时更换浸湿的衣物和被单,做好皮肤护理,必要时使用药物降温。库存血必须复温后再输入。

(六)预防皮肤受损和意外受伤

如果病情允许,为患者每 2 h 翻身一次,按摩受压部位的皮肤,预防压疮形成。适当约束烦躁不安的患者,防止发生意外伤害。

(七)心理护理

休克原发病的强烈刺激,加上抢救措施紧急、仪器设备繁多、医务人员紧张的工作,常使患者感到自己病情危重而面临死亡,出现恐惧、焦虑、紧张等情绪。若其家属的心理承受能力和应变能力也不足,可严重影响与抢救工作的配合。因此应注意做好以下护理:①保持安静、整洁和舒适的病室环境,保证患者休息;②护士应进行有预见性的护理,主动配合抢救;③保持镇静,做到忙而不乱、快而有序地工作,稳定患者和家属的情绪;④及时做好安慰和解释工作,指导患者和家属配合抢救,树立战胜疾病的信心。

小 结

本章从休克的病因与分类、病理生理与临床特点、病情评估及急救护理方面详细地介绍了休克的相关知识,并注重培养急救人员的评判性思维和临床判断能力,使急救护理人员在救治休克中发挥积极的作用。

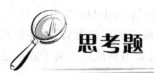

思考题

1. 简述休克的分型及各型救治原则。
2. 简述冷休克与暖休克的区别。
3. 简述休克的护理要点。

(李慧丽)

第六章　常见急症

第一节　急性意识障碍

一、昏迷

意识障碍(disturbance of consciousness)是指人对周围环境和自身状态的识别和觉察能力出现障碍。多由于高级神经中枢功能活动(意识、感觉和运动)受损伤引起,可表现为嗜睡、意识模糊和昏睡,严重者为昏迷。

（一）病情评估

1. 资料收集

（1）环境与现场特点:现场有无呕吐物、大小便排泄物,周围有无药品包装物,周围通风状况,温度和湿度情况,有无明显异样气味等。

（2）起病情况与患病时间:何时发病,发病前后情况,有无诱因和原因,是骤然发生还是缓慢起病。

（3）主要症状及进展特点:是否意识障碍,患者能否唤醒,能否正确回答和做出各种反应,是进行性加剧还是突然加重。突然发生、进行性加剧、持续性昏迷常见于急性出血性脑血管病、急性感染中毒、严重颅脑损伤等,缓慢起病、逐渐加重的昏迷多为颅内占位性病变、代谢性脑病等。

（4）伴随症状或体征:昏迷伴有肢体瘫痪、瞳孔不等大及病理反射阳性,多为脑血管疾病、颅内血肿等;伴发热者若先发热后有意识障碍可见于重症感染性疾病,先有意识障碍后有发热见于脑出血、蛛网膜下腔出血、巴比妥类药物中毒;伴呼吸浅慢是呼吸中枢受抑制的表现,可见于吗啡、巴比妥类、有机磷农药等中毒;伴瞳孔散大,见于颅内高压、脑疝晚期或阿托品类中毒;伴有瞳孔缩小,见于有机磷农药中毒、脑干出血、巴比妥类药物及吗啡、海洛因等中毒;伴心动过缓可见于颅内高压、房室传导阻滞以及吗啡、毒蕈类中毒;伴高血压可见于高血压脑病、脑血管意外、肾炎尿毒症期;伴低血压见于各种原因引起的休克;伴脑膜刺激征,可见于脑膜炎、蛛网膜下腔出血;伴皮肤黏膜出血,若有出血点、淤斑和紫癜可见于严重感染和出血性疾病,口唇呈樱桃红色提示一氧化碳中毒;伴有口腔异味,如糖尿病酮症酸中毒有烂苹果味,尿毒症有尿味,肝昏迷有肝臭味,有机磷农药中毒有大蒜味,酒精中毒有酒味。

（5）诊疗经过:起病后有无诊治及结果。

（6）昏迷的身心反应:有无肢体湿冷、面色苍白、烦躁不安等。

(7) 既往健康状况：有无高血压、冠心病、糖尿病、肝硬化、外伤、中毒等病史。

2. 病情观察

(1) 生命体征等的观察：包括体温、脉搏、呼吸、血压、瞳孔、神志、皮肤、尿量以及心肺听诊、脑膜刺激征、肌力、肌张力、病理反射等。

(2) 其他检查：心电图、血氧饱和度、血糖测定。

(3) 昏迷严重程度的评估：格拉斯哥昏迷指数评分（GCS）是以睁眼（觉醒水平）、言语（意识内容）和运动反应（病损平面）三项指标的 15 项检查结果来判断患者昏迷和意识障碍的程度，见表 6-1。以上三项检查共计 15 分。正常：15 分。轻度昏迷：14～12 分。中度昏迷：11～9 分。重度昏迷：8 分以下。凡积分低于 8 分者，预后不良；4～7 分者预后极差；小于 3 分者多不能生存。即 GCS 分值越低，脑损害的程度越重，预后也越差。

表 6-1 格拉斯哥昏迷指数评分法

项目	评分	项目	评分
睁眼反应		运动反应	
自发睁眼	4	按吩咐动作	6
语言吩咐睁眼	3	对疼痛刺激定位反应	5
疼痛刺激睁眼	2	对疼痛刺激屈曲反应	4
无睁眼	1	异常屈曲（去皮层状态）	3
言语反应		异常伸展（去脑状态）	2
正常交谈	5	无反应	1
言语错乱	4		
只能说出（不适当）单词	3		
只能发音	2		
无发音	1		

（二）救治方法

1. 救治原则　面临昏迷患者时必须迅速、正确地作出判断，抓住主要矛盾进行抢救和处理。病史采集和简单查体后依次就以下问题分析和判断：①是不是昏迷？②昏迷的程度如何？③引起昏迷的原因可能是什么？引起昏迷的病因多种，主要见于脑功能失调和全身性疾病及局灶性病变，见表 6-2。首要处理原则是稳定患者（气道、呼吸、循环），严密观察，尽快转运。

表 6-2 昏迷的病因

分　类	病　因
不伴有局灶/偏侧神经 系统体征的昏迷	缺氧/低灌注
	代谢性：低/高血糖、酸/碱中毒、低/高钠血症、高钙血症、肝或肾功能衰竭
	中毒性：酒精、安眠药、苯二氮䓬类、三环类、精神抑制药、巴比妥类、一氧化碳、有机磷农药
	内分泌：甲状腺功能低下
	低热或高热
	癫痫
	高血压脑病

续表

分　类	病　因
伴有局灶/偏侧神经系统体征的昏迷（由于脑干或大脑功能障碍）	血管性:脑出血或脑梗死
	小脑幕或幕下的占位:肿瘤、血肿、脓肿,直接位于脑干内或通过脑移位压迫脑干致昏迷
伴有脑膜征的昏迷	脑膜炎、脑炎
	蛛网膜下腔出血

2. 具体急救护理措施

（1）保持呼吸道通畅:昏迷患者院前最常见、最危险的并发症是窒息。使患者取侧卧位,清除呼吸道分泌物、异物或呕吐物,吸氧,维持通气功能,必要时面罩给氧或气管插管给氧。

（2）维持循环功能:开放静脉通道,低血压者应补充血容量,酌情选用升压药,纠正酸中毒。

（3）病因明确者给予针对性处理:有颅内压增高者,及早用20%甘露醇250 mL快速静脉滴注,或选用呋塞米（速尿）、地塞米松等;惊厥抽搐者选用苯巴比妥、地西泮肌内注射等;高热者物理降温;快速监测手指血糖水平,怀疑低血糖者立即给予50%葡萄糖溶液静脉推注;急性有机磷农药中毒给予解毒和复能剂;纳洛酮可使昏迷和呼吸抑制减轻,常规给予0.4～0.8 mg静脉推注,若无反应可间隔5 min重复用药。

（4）持续心电监护,减少搬动,留置导尿管。

（5）尽快送往医院,避免院外做过长时间的停留,转送途中行车平稳,密切观察病情变化。

（6）向家属交代病情,并通知欲到达的医院。

典型案例:女,28岁。30 min前被家人发现昏迷送来医院。

资料收集:30 min前被家人发现昏迷。家人代述,现场未发现药品包装物,无呕吐物及大小便失禁。既往健康,已婚已育。

病情评估:血压120/70 mmHg,脉搏78次/分,呼吸20次/分,体温36.8 ℃。神志浅昏迷,双侧瞳孔等大、直径0.1 cm,心脏查体(—),双肺可闻及湿啰音,腹部查体(—),四肢活动无障碍,病理征(—)。疼痛刺激睁眼,只能发音,疼痛刺激屈曲反应,格拉斯哥昏迷指数评分8分,生命体征基本稳定。考虑有意识障碍,暂无生命危险,无神经系统定位体征,考虑为不伴有局灶/偏侧神经系统体征的昏迷,瞳孔小,肺部有湿啰音,考虑有机磷农药中毒可能性大。

救治方法:取侧卧位,留置口咽通气道,吸氧,开放静脉通道,静脉滴注生理盐水500 mL,快速监测手指血糖为6.0 mmol/L,排除低血糖昏迷,持续心电监护,减少搬动,留置导尿管。告知其家属患者昏迷的原因,原因不明时需尽快送医院进一步检查治疗,同时通知急诊科抢救室备好洗胃机及洗胃液。10 min后送达医院查血胆碱酯酶活性50%,血氨20 mmol/L,结合瞳孔缩小、肺部湿啰音等表现,排除糖尿病、CO中毒、中枢神经系统疾病引起的昏迷,诊断急性有机磷农药中毒明确。给予排出毒物（洗胃、导尿）、特效解毒复能剂（阿托品、氯解磷定）治疗,保护重要脏器,对症、支持治疗后收住急诊ICU治疗,当日即清醒,5天后痊愈出院。

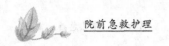

二、晕厥

晕厥(syncope)也称昏厥,是由于一过性广泛脑供血不足所致的短暂意识丧失状态,发作时患者因肌张力消失不能保持正常姿势而倒地。一般为突然发作,迅速恢复,很少有后遗症。以晕厥为主诉的患者就诊时常是晕厥发作过后,除非反复频繁发作,医生很难目睹患者晕厥发作的全过程。

(一)病情评估

1. 资料收集

(1)环境与现场特点:发病前状态或诱因,如有无体位改变(特别是由卧位、下蹲位、头低位及坐位突然改为立位)、头部突然转动、乏氏动作(Valsalva's act),有无胸腔压力增加、剧烈咳嗽、排尿、紧张或站立过久、受到开放或闭合性创伤、失血、献血或看到流血,是否服药(如氯丙嗪类)等。

(2)前驱症状:不同类型晕厥发作前可有各自不同的前驱症状,如头晕、耳鸣、黑蒙、心悸、面色苍白、胸痛、胸闷、出冷汗、乏力、呼吸困难、恶心、脉搏增快或减慢等。

(3)发作时情况:意识丧失持续时间,皮肤及口唇颜色,呼吸及脉搏情况,有无抽搐、牙关紧闭、口眼歪斜、流涎、大小便失禁、皱眉、斜视等。

(4)伴随症状或体征:发作伴明显的自主神经功能障碍(如面色苍白、出冷汗、恶心、乏力等)者多见于血管抑制性晕厥或低血糖性晕厥;伴面色苍白、发绀、呼吸困难者,见于急性左心衰竭;伴有心率和心律明显改变者,见于心源性晕厥;伴有抽搐者,见于中枢神经系统疾病、心源性晕厥;伴有头痛、呕吐、视听障碍者,提示中枢神经系统疾病;伴有呼吸深快、手足发麻、抽搐者,见于过度换气综合征、癔症等。

(5)发作后情况:意识是否迅速恢复,有无出汗、面色苍白、口唇青紫、胸闷、呼吸困难、乏力、心绞痛、恶心呕吐、头痛头晕、视力模糊、肢体活动障碍等。

(6)既往病史:有无类似发作史,有无心脏病、高血压、脑血管病、癫痫、贫血、糖尿病史等。

2. 病情观察

(1)检查:现场对晕厥的体检项目主要有血压、脉搏、心率、心律、心界、瓣膜杂音及神经系统检查、血氧饱和度检查、快速手指血糖、心电图检查等。

(2)晕厥严重程度的评估:符合下列高危标准,提示病情危重。

① 严重的结构性心脏病或冠心病。

② 临床表现或心电图提示心律失常性晕厥。

③ 有猝死家族史。

④ 严重并存疾病,如严重贫血、电解质紊乱。

(二)救治方法

1. 救治原则 使患者平卧,严密监测,对症治疗,尽早明确原因,尽快转诊。

晕厥患者的潜在危险性包括了从最轻的自主神经功能失调到最重的心律失常乃至猝死,院前急救时的首要任务是对导致患者晕厥的发生原因和危险性进行判断,然后才能酌情采取相应的急救措施并决定是否将其送医院或原地休养观察。原发疾病的判断对晕厥的现场急救起着至关重要的作用。

2. 具体急救护理措施

（1）使患者平卧或取头低足高位,维持30 min左右,过早起立容易导致复发,松解衣扣。

（2）血压低时,可皮下注射肾上腺素0.25～0.5 mg或麻黄碱25 mg。若心率缓慢持续时间长,可肌内注射阿托品0.5 mg。

（3）当患者出现全身不适、视力模糊、耳鸣、脸色苍白、出冷汗时,预示即将发生晕厥,立即让患者蹲下,再使其躺倒,以防跌撞造成外伤,甚至可终止发作。

（4）可给予吸氧,建立静脉通道,患者意识恢复后,可给予少量饮食和水。

（5）常见晕厥的危险性评估和院前急救原则如下。

心源性晕厥具有较大的危险性,可直接威胁患者生命,发现和排除心源性晕厥是急救医生现场急救的首要任务。应该尽快就地查明导致心源性晕厥的原发疾病并对患者进行紧急对因治疗,如纠正心律失常、改善心肌供血等,然后在心电监护下将患者送医院进一步诊治。如无心电监护除颤设备,应呼叫有该设备的专业急救机构,切不可在无心电监护除颤设施的条件下贸然送患者去医院。

脑源性晕厥患者的即刻危险性相对较小,但急救者必须意识到晕厥的发生说明患者的脑部血运情况较差,特别要注意频繁发作常常是急性脑血管病(特别是脑梗死)的先兆。因此应向患者说明情况,建议其去医院进一步诊治。

低血糖晕厥的危险性相对较小,但患者急需补充糖分。在诊断明确的前提下,如果未合并其他情况,补充糖分后患者一般情况下不必去医院。但注意由于优降糖造成的低血糖反应时间较长,且容易反复发作,故应嘱患者严密观察病情,随时监测血糖浓度,必要时重复补糖。

反射性晕厥患者的预后最好,危险性也最小,患者常常不需要立即去医院,但该病临床诊断较难,院前急救时不要轻易下此结论。要注意患者整体情况的评估,对高龄、体质较差、患有严重的慢性疾病以及经常发作的患者等,仍然需要建议他们去医院进一步检查和治疗。

典型案例: 患者,男,49岁,因突然晕厥5 min于2009年3月14日02:00呼叫急诊科院内出诊急救。

资料收集: 该该者为心内科一住院患者家属,近日留院陪护患者十分疲劳,3月14日夜晚12:00仍未休息,在病室内突然昏倒、神志不清,当时值班医生正好发现,见患者脸色发绀,口唇出血,右侧肢体及右口角抽搐(倒地时左侧卧位),发作时无呕吐及口吐白沫,无大小便失禁。约5 min后症状逐渐缓解,当时扪及脉搏弱而缓慢,测血压为105/70 mmHg,约20 min后做心电图呈不完全性右束支传导阻滞,测末梢血糖浓度为5.4 mmol/L。患者清醒后自觉全身乏力,无头昏、头痛、心悸、胸闷等症状。2000年患者因身体不适做心电监护示不完全性右束支传导阻滞、频发室性期前收缩、短阵发性室性心动过速。2004年也因疲劳在工作时晕厥在地,当时有颜面发绀,咬破舌头,但无抽搐,经抢救2 min后清醒。当时住院检查发现心电图示不完全性右束支传导阻滞;动态脑电图示θ波活动增多,为轻度异常脑电图;其余检查结果均未见异常,未明确诊断。既往史:无脑外伤史,无药物及食物过敏史,家庭中无类似病史。

病情评估: T 36.5 ℃,P 75次/分,R 20次/分,BP 120/70 mmHg。发育正常,神志清楚,精神差,双侧瞳孔等大等圆,对光反射存在,舌体表浅挫裂伤,双肺呼吸音清,未闻及干、湿啰音,心率75次/分,律齐,未闻及杂音,腹平软,无压痛及反跳痛,双下肢无水肿,生理反射存在,病理反射未引出。血糖浓度 6.0 mmol/L，心电监护提示偶发室性期前收缩，完全性右束支传导阻滞，SpO_2 98%。晕厥原因待查：心源性或脑源性。心源性晕厥常继发于严重的室性异常心律或其他严重的心脏病，既往及本次发作后心电图均无严重异常（三度房室传导阻滞、心脏短暂骤停、严重的室性心律失常），不支持患者是因心脏问题引起的晕厥及阿-斯综合征。患者两次晕厥发作均表现有抽搐的症状，考虑癫痫可能性大。脑源性晕厥患者的即刻危险性相对较小。

救治方法：嘱患者平卧休息，吸氧，建立静脉通道，静脉滴注 5% 葡萄糖盐水 500 mL，给予能量合剂、维生素 C 等对症治疗。留院行头颅 CT 及 24 h 脑电图检查。

三、抽搐

抽搐（tic）是指全身或局部成群骨骼肌非自主地抽动或强烈收缩，常可引起关节运动和强直。当肌群收缩表现为强直性和阵挛性时，称为惊厥。惊厥表现的抽搐一般为全身性、对称性，伴有或不伴有意识丧失。

（一）病情评估

1. 资料收集

（1）环境与现场特点：患者的体位、意识，患者有无呕吐及大小便失禁，有无外伤出血等。

（2）起病情况与患病时间：何时发病，发作的诱因，是全身性抽搐还是局限性抽搐。

（3）主要症状及进展特点：抽搐持续时间，发作时面色，意识有无丧失，呼吸有无暂停或节律变化，有无大小便失禁，有无口吐白沫，有无舌咬伤等。

（4）伴随症状或体征：伴发热多见于小儿的急性感染，也可见于胃肠功能紊乱、重度失水等；伴血压升高，可见于高血压、肾炎、子痫、铅中毒等；伴脑膜刺激征，可见于脑膜炎、脑膜脑炎、蛛网膜下腔出血等；伴瞳孔扩大与舌咬伤，可见于癫痫大发作；发作前有剧烈头痛，可见于高血压、急性感染、蛛网膜下腔出血、颅脑损伤、颅内占位等；伴意识丧失，见于癫痫大发作、重症颅脑疾病等。

（5）诊疗经过：起病后有无诊治及其效果。

（6）抽搐的身心反应：发病后有无头晕、心慌、恶心、呕吐、面色苍白、疲惫无力。

（7）既往健康状况：有无脑部疾病、全身性疾病、癔症、毒物接触、外伤等病史；既往有无相同发作和家族史；患者是否为孕妇；患者年龄，若为幼儿应询问分娩史、生长发育异常史及高热惊厥史。

2. 病情观察

（1）生命体征等的观察：包括体温、脉搏、呼吸、血压、瞳孔、神志、皮肤、尿量等，以及心肺听诊和腹部触诊、脑膜刺激征、肌力、肌张力、病理反射等。

（2）抽搐严重程度的评估：强直-阵挛性抽搐发作或抽搐持续状态，可引起脑水肿和心脏负荷加重等并发症，导致多器官功能衰竭而死亡。

（二）救治方法

1. 救治原则　快速控制抽搐发作，针对病因治疗，积极防治并发症。

2. 具体急救护理措施

（1）抽搐发作时的处理：保持呼吸道通畅，吸痰，吸氧，建立静脉通道，必要时气管插管，持续心电监护，尽快送往医院。选用速效抗惊厥药物快速控制抽搐发作：安定 10～20 mg 缓慢静脉推注，或苯巴比妥钠 0.1～0.2 g 肌内注射，或水合氯醛 10～20 mL 保留灌肠，或 25％硫酸镁溶液 5～10 mL 肌内注射，主要用于高血压脑病、破伤风和子痫的抗惊厥治疗。

（2）针对病因治疗：若为高热惊厥应降温、退热；脑水肿引起者应用甘露醇脱水；低血糖发作滴注高渗葡萄糖溶液等。

（3）积极防治并发症：注意维持呼吸、循环、体温及水、电解质平衡，保证供氧，供给充足热量，避免缺氧及缺血性脑损害，适当选用抗菌药物预防感染等。

典型案例：患儿，2 岁，因发热 2 天，抽搐 1 h 呼叫"120"出诊。

资料收集：2 天前开始间断发热，体温最高 38.8 ℃，伴鼻塞流涕，精神、食欲差。1 h 前开始抽搐，表现为四肢抽动、双眼凝视、呼之不应。在当地医院给予地塞米松、安乃近、非那根、头孢噻肟钠等药物，患儿抽搐持续约 1 h 稍有缓解，但神志仍未转清。既往有 2 次热性惊厥史，均持续不超过 1 min。患儿为足月顺产儿，发育与同龄儿童相比无差异。

病情评估：T 38.3 ℃，R 28 次/分，HR 120 次/分，神志不清；双侧瞳孔等大等圆，直径约 3 mm，对光反射迟钝；牙关紧闭，心肺（一），腹稍胀，肝脾不大，四肢肌张力增高，颈软，克氏征、布氏征均为阴性，双侧巴氏征阳性。患儿抽搐时间长，间歇期神志不清，考虑为抽搐持续状态，有发生脑水肿加重、呼吸道梗阻引起窒息、缺氧、心脏骤停等的可能。

救治方法：患儿平卧，头偏向一侧，清除口咽分泌物，留置口咽通气道，建立静脉通道，静脉注射安定 3 mg，10％水合氯醛 5 mL 保留灌肠，20％甘露醇 50 mL 静脉滴注后很快缓解，未再发抽搐，1 min 后顺利到达医院。

四、急性脑血管病

急性脑血管病（acute cerebralvascular disease，ACVD）是一组突然起病的脑部血液循环障碍性疾病，表现为局灶性神经功能缺失，甚至伴发意识障碍，又称为脑血管意外、脑卒中和中风。一般分为：①出血性脑血管病，又称出血性脑卒中，包括脑出血和蛛网膜下腔出血。②缺血性脑血管病，又称缺血性脑卒中，包括短暂性脑缺血发作（TIA）、脑血栓形成和脑栓塞所致的脑梗死和由脑深支小动脉闭塞所致的微梗死，即腔隙性脑梗死。③混合性中风。

（一）病情评估

1. 资料收集

（1）环境与现场特点：患者的体位、意识，现场有无呕吐物，有无大小便或排泄物。

（2）起病情况与患病时间：活动状态突然起病还是安静休息时缓慢起病，何时起病，有无头痛、头晕、肢体麻木、无力、呕吐等前驱症状。

（3）主要症状及进展特点：多数患者以突然头痛为首发症状，继而呕吐、瘫痪、意识障碍等。

（4）伴随症状或体征：若患者突然出现以下症状时应考虑脑卒中的可能。①一侧肢体（伴或不伴面部）无力或麻木；②一侧面部麻木或口角歪斜；③说话不清或理解语言困难；④双眼向一侧凝视;⑤一侧或双眼视力丧失或模糊;⑥眩晕伴呕吐;⑦既往少见的严重头痛、呕吐;⑧意识障碍或抽搐。

（5）诊疗经过:起病后有无诊治及其效果。

（6）脑卒中的身心反应:部分患者发病前有无头晕、肢体麻木、无力、呕吐等前驱症状。

（7）既往健康状况:既往有无高血压、心脏瓣膜病和长期脑动脉硬化症状或短暂性脑缺血发作史,有无头痛发作史,有无颅脑损伤、手术、导管植入或穿刺损伤史,是否肥胖,有无长期口服避孕药、吸烟,有无糖尿病、高脂血症、血液病、结缔组织病等病史。

2. 病情观察

（1）生命体征等的观察:包括体温、脉搏、呼吸、血压、瞳孔、神志、皮肤、尿量等,以及心肺、脑膜刺激征、肌力、肌张力、病理反射等检查。

（2）脑卒中的院前鉴别要点见表6-3。

表6-3　脑卒中的院前鉴别要点

	缺血性脑卒中		出血性脑卒中	
	脑血栓形成	脑栓塞	脑出血	蛛网膜下腔出血
发病年龄	多在60岁以上	青壮年多见	55~66岁多见	各年龄组均可见
常见病因	动脉粥样硬化	风湿性心脏病	高血压及动脉硬化	动脉瘤、血管畸形
起病时状态	多在安静时	不定	多在活动时	多在活动时
起病缓急	较缓（天）	最急(s)	急(h)	急(min)
昏迷	较轻	少、短暂	深而持续	少、短暂
头痛	无	少有	有	剧烈
呕吐	少见	少见	多见	多见
血压	正常或偏高	多正常	明显增高	正常或增高
偏瘫	多见	多见	多见	无
颈强直	无	无	多见	多明显

（3）常用院前脑卒中筛检表见表6-4、表6-5。

表6-4　洛杉矶院前卒中筛查量表(Los Angeles Pre-hospital Stroke Screen,LAPSS)

筛 检 标 准			
（1）年龄大于45岁	□是	□不详	□否
（2）无癫痫发作史	□是	□不详	□否
（3）症状持续时间小于24 h	□是	□不详	□否
（4）患者无卧床或乘轮椅限制	□是	□不详	□否
（5）血糖在60~400 mg/L之间	□是		□否
（6）查体:观察明确的不对称体征			

筛 检 标 准			
	正常	右侧	左侧
面部表情(示齿)	□	□低垂	□低垂
握拳	□	□力弱	□力弱
		□不能	□不能
上肢力量	□	□摇摆	□摇摆
		□坠落	□坠落

(7) 项目(1)~(6)全部为是(或不详),则符合 LAPSS 筛检标准

(8) 如果符合 LAPSS 筛检标准,立即电话通知接诊医院,否则继续选择适当的治疗协议

表 6-5　辛辛那提院前卒中筛检表(Cincinnati Pre-hospital Stroke Scale,CPSS)

检查项目	正常	异常
面肌运动(令患者示齿或微笑)	两侧面部运动对称	一侧不动或两侧不对称
上肢运动(令患者闭眼,双上肢抬高 10 s)	双上肢运动一致或无移动	一侧不动或很快下落
言语(令患者说:辛辛那提的天空是蓝色的)	言语正常	用词错误、发音含糊或不能讲

(二)救治方法

1. 救治原则　迅速识别疑似脑卒中患者,适当对症处理并及时转送至有条件的医院(有急诊 CT、神经专业人员)。

2. 具体急救护理措施

(1) 保持安静,急性期避免过多的搬动、长途颠簸转运和非急需的检查,防止头部震动。

(2) 评估气道和呼吸:保持呼吸道通畅,松解衣领和紧身内衣,若有义齿应取出。昏迷患者须取侧卧位或头部侧转,以利于口腔分泌物流出。切忌仰卧位,以免舌根后坠而堵塞气道。对意识障碍、呼吸不畅者尽早留置口咽通气道或进行气管插管。

(3) 严密监测意识、瞳孔、生命体征等的变化,建立静脉通道,避免非低血糖患者输含糖液体,避免大量静脉输液。吸氧,持续心电监护。

(4) 评估循环,控制血压:脑卒中急性期可能出现反应性高血压,不宜使用降压药,除非血压高于 200/120 mmHg。清醒患者可选用心痛定 5~10 mg 含服,昏迷患者可在建立静脉通道后用硝酸甘油 5 mg 加入 0.9% 生理盐水中缓慢静脉滴注,使用时严密监测血压,调控在临界高血压范围内,不宜降至正常血压水平以下。若血压低于正常值,可适当选用缓和的升压药,维持血压在 160/100 mmHg 左右。

(5) 降低颅内压、控制抽搐:急性期伴脑水肿者可用 20% 甘露醇静脉滴注,或呋塞米、地塞米松静脉滴注,以上药物可配合使用。应用甘露醇等渗透性脱水剂的过程中,其用量及药液滴速应视心功能而定。

(6) 及时转送:应优先处理和转运有症状和体征的急性缺血性脑卒中患者,以便在发病后 6 h 内行溶栓治疗。

（7）急性脑卒中的病因鉴别往往需要 CT 确定，院前不宜贸然使用止血药或溶栓抗凝药。

（8）评估有无低血糖：快速监测手指血糖，排除低血糖或高血糖昏迷，避免非低血糖患者输含糖液体。

（9）尽可能采集血液标本，以便血液分析、生化和凝血功能检查能在到达医院时立即进行，提前通知医院急诊室做好准备及时抢救。

五、低血糖

低血糖症（hypoglycemia）是由多种病因引起的血葡萄糖（简称血糖）浓度过低所致的一组临床综合征。一般以成人血浆葡萄糖浓度（葡萄糖氧化酶法测定）<2.8 mmol/L，或全血葡萄糖浓度<2.5 mmol/L 为低血糖。儿童低血糖诊断标准比成人值低 1.11 mmol/L，但是否出现临床症状，个体差异较大。

（一）病情评估

1. 资料收集

（1）起病情况与发病时间：询问患者发病前是否存在进食量少、长期饥饿、过度控制饮食或长期腹泻的情况；之前是否剧烈活动、长期发热或者反复透析；是否为糖尿病患者，经过胰岛素治疗后未进食；是否为甲亢患者，有无服用抗甲状腺药物；有无大量饮酒；发病的时间是否发生在清晨，有无时间规律；是否服用药物。

（2）主要症状及发展特点：有无手抖、无力、眩晕、心悸、饥饿感；有无意识混乱、行为异常（可误认为酒醉）、视力障碍、木僵、昏迷和癫痫；有无体温降低；症状是否呈现出由轻到重的进行性发展。

（3）伴随症状或体征：有无皮肤苍白；有无体温降低；有无心动过速；有无肢体无力；有无腹痛、腹泻。

（4）诊疗经过：发病后有无进食；有无就诊及其效果。

（5）既往健康状况：既往有无类似发作；有无糖尿病、胰腺炎、慢性肝炎、重度脂肪肝、慢性肠炎、恶性肿瘤或酗酒成瘾等。

2. 病情观察

（1）观察内容：包括体温、脉搏、呼吸、血压、瞳孔、神志、皮肤和尿量。体温可呈轻度降低，但一般不会低于 35 ℃。轻者可出现头晕、心慌、精神萎靡、四肢湿冷、皮肤和口唇发白、手抖、饥饿感等临床表现。若血糖过低时可能出现意识混乱、行为异常（可误认为酒醉）、视力障碍、木僵、昏迷和癫痫等神经精神症状。重者可能出现生命体征的变化。

（2）快速进行血糖检测。

（二）救治及预防方法

1. 救治原则 及时纠正低血糖症，同时针对病因诊断和治疗，阻止脑组织损伤，必要时快速、安全转院治疗。

2. 一般急救护理措施

（1）通常急性肾上腺素能症状和早期中枢神经系统症状给予静脉注射葡萄糖，或口服葡萄糖、含葡萄糖食物时能够缓解。

（2）建议立即饮用 1 杯果汁或加 3 匙糖的糖水。

（3）建议胰岛素治疗患者随时携带糖果或葡萄糖片，发生手抖、无力、眩晕、心悸、饥饿感等症状时，立即进食。

（4）指导使用胰岛素的糖尿病患者按时进食，生活规律，不可随便增加药量，每次用胰岛素均应仔细核对剂量，运动量恒定，且能够常测血糖，随身带糖果以备用。

3. 特殊救治　经上述处理血糖仍不能上升或神志仍不清者进行以下特殊救治。

（1）必要时可用氢化可的松 100 mg 加入葡萄糖溶液静脉滴注，每天总量 200～400 mL。

（2）胰高血糖素 0.5～1 mg 皮下、肌内或静脉注射，一般 20 min 生效，维持 1～1.5 h。

（3）血糖恢复后，患者神志仍未恢复超过 30 min 考虑为糖尿病后昏迷，必须按照低血糖症合并脑水肿进行综合性急救处理。给予静脉注射 20％甘露醇 250 mL 和糖皮质激素（如地塞米松 10 mg），并维持血糖在正常范围内。

4. 病因治疗　及时送诊，查明诱发低血糖的病因，针对病因进行进一步治疗。

典型案例：患者，男，42 岁。因反复出现心悸、手抖、乏力 1 h 呼叫"120"出诊。

资料收集：1 周前患者因反复出现易饥、心慌、手抖在当地医院就诊，按甲亢予以甲巯咪唑治疗 1 周，后出现全身皮肤瘙痒。当地医院考虑甲巯咪唑过敏，停用甲巯咪唑并行抗过敏治疗，22:00 时全身出冷汗、心慌，考虑为甲亢症状，未予重视，随后出现呼之不应，意识丧失，为进一步治疗送入我院。急查血糖 1.6 mmol/L，测血压 130/85 mmHg，心率 76 次/分，皮肤苍白，心、肺、腹检查未见明显异常。

病情评估：患者多次出现易饥、心慌、手抖症状，结合血糖检查结果，考虑低血糖症诊断明确。

救治方法：指导患者立即进食饼干 100 g，并静脉推注 50％葡萄糖注射液 40 mL，患者症状消失。入院后仍有低血糖反应反复发作，遂进一步寻找出现低血糖的原因，在发作时同步测血糖、血浆胰岛素、皮质醇及胰岛素自身抗体 3 次，发现胰岛素抗体水平增高，遂诊断为自身免疫性低血糖症。考虑与甲巯咪唑使用有关，停用甲巯咪唑，给予小剂量激素治疗后，患者未再出现低血糖症状，办理出院。

六、高血糖

高血糖引起意识障碍最常见的原因是酮症酸中毒（ketoacidosis）和高血糖高渗状态（hyperglycemic hyperosmolar status，HHS）。其中，酮症酸中毒是一种致命的糖尿病急性并发症。糖尿病患者体内胰岛素严重缺乏、糖代谢异常或含糖食物摄入过少时，机体就不得不通过分解脂肪获取能量，此时尿液和血液中出现酮体。大量酮体的产生和聚积，可使机体发生酸中毒，导致各种代谢紊乱，从而出现一系列的临床症状，严重者可出现酮症酸中毒昏迷甚至死亡。酮症酸中毒常见于 1 型糖尿病患者，2 型糖尿病患者在应激、感染、中断治疗等诱因下也可发生。高血糖高渗状态是一种常发生于老年 2 型糖尿病患者的急性并发症，在 1 型糖尿病患者身上比较少见，临床表现与酮症酸中毒相似，只是尿中少有或没有酮体，少有酸中毒。由于血糖和血渗透压很高，患者很容易发生昏迷，一旦发病，死亡率也远比酮症酸中毒昏迷高。

（一）病情评估

1. 资料收集

（1）起病情况、诱因与患病时间：患者是否为糖尿病患者；何时起病；病情的进展速度如何；发病前是否合并有肺炎、急慢性支气管炎、肺结核等呼吸系统疾病；发病前是否合并急慢性尿路感染、神经源性膀胱、肾盂肾炎等泌尿系统疾病；发病前是否合并急慢性胰腺炎、胃肠炎、胆囊炎等消化系统疾病；发病前是否合并疖肿、丹毒、蜂窝织炎以及足坏疽等皮肤感染性疾病；发病前是否停用降糖药物或者胰岛素；发病前是否饮食控制不严格，过食碳水化合物和脂肪；是否酗酒；是否饮水过少；是否遭受外伤、烧伤，接受手术，患有急性心肌梗死或处于急性脑血管病应激状态；是否服用糖皮质激素等诱发高血糖的药物。

（2）主要症状、伴随症状及病情进展特点：是否出现多尿、明显多饮、乏力、肌肉酸痛、恶心、呕吐、食欲减退、头昏、头痛、烦躁，进而出现反应迟钝、表情淡漠、嗜睡和昏迷；是否出现皮肤弹性减退、舌面干燥、眼眶下陷等脱水症；是否出现心率加快、血压下降、心音低弱、脉搏细速、四肢发凉、体温下降、呼吸深大等临床表现；是否出现意识障碍进行性加重；是否合并腹痛、胸闷、心前区不适。

（3）诊疗经过：出现临床症状后，有无进行特殊处理；有无饮水、进食；有无补液、给予胰岛素治疗。若给予相应治疗，效果如何。

（4）既往健康状况：既往有无类似发作；有无糖尿病、高血压、冠心病、胰腺炎等疾病。

2. 病情观察

（1）主要观察内容：包括体温、脉搏、呼吸、血压、瞳孔、神志、皮肤和尿量。部分患者可出现高热、寒战等表现；少数患者表现为腹痛，酷似急腹症，易误诊，应予以注意；部分患者可能合并急性心肌梗死、肺部感染等危重情况，需排查。糖尿病酮症酸中毒发生意识障碍前数天有多尿、烦渴多饮和乏力，随后出现食欲减退、恶心、呕吐，常伴头痛、嗜睡、烦躁、呼吸深快，呼气中有烂苹果味（丙酮）是其典型发作时的特点。高血糖高渗状态发生前意识障碍多呈进行性加重，病情进展往往较糖尿病酮症酸中毒快。有条件者行快速手指血糖检测、血气分析和血清电解质检查，有助于快速明确诊断。

（2）糖尿病酮症酸中毒与高血糖高渗状态的鉴别见表6-6。

表6-6　糖尿病酮症酸中毒与高血糖高渗状态的鉴别

临床特点	糖尿病酮症酸中毒	高血糖高渗状态
糖尿病类型	胰岛素依赖型糖尿病	非胰岛素依赖型糖尿病
诱因	中断胰岛素治疗、胰岛素用量不足	使用利尿剂、皮质激素药物，饮水不足，进食过多的糖
血糖	常大于40 mmol/L 或稍高	常小于40 mmol/L，可达66.6 mmol/L
血酮	明显增高	轻度增高或正常
血渗透压	正常（280～300 mmol/L）	升高（≥320 mmol/L）
尿酮体	强阳性	弱阳性或阴性
血钠	正常或较低	升高或正常

（二）救治方法

1. 救治原则 立即用胰岛素纠正代谢紊乱，输液补充血容量，纠正电解质紊乱，消除诱因。

2. 具体急救护理措施

（1）补液：补液总量约为体重的10%，如无心力衰竭，前2 h输入1000～2000 mL，先快后慢，前24 h总输液量为4000～5000 mL。先输生理盐水，血糖降至13.9 mmol/L后改用5%葡萄糖注射液，可同时胃肠补液，占总量的1/3～1/2。

（2）胰岛素治疗：小剂量胰岛素（0.1 U/(kg·h)）静脉滴注，血糖下降速度为3.9～6.1 mmol/(L·h)。治疗2 h后血糖无明显下降（下降速度<2.8 mmol/(L·h)），胰岛素加量（翻倍），尿酮体消失后改为皮下注射。血糖低于13.9 mmol/L时，要给5%葡萄糖溶液或5%葡萄糖盐水＋正规胰岛素（RI），按RI与糖1 U：（2～4）g的比例，将血糖控制在11 mmol/L，直到尿酮体转阴。

（3）补钾治疗：若治疗前为低钾血症则迅速开始静脉补钾；若治疗前血钾水平正常，且尿量>40 mL/h，亦须补钾；若尿量<40 mL/h，则暂不补钾；酮症酸中毒纠正后口服补钾数天。

（4）补碱：当血pH<7.1或二氧化碳结合力（CO_2CP）<10 mmol/L时，用5%碳酸氢钠溶液补碱；当血pH>7.2或CO_2CP>13.5 mmol/L时停止补碱。

（5）消除各种诱因，积极治疗各种合并症：如休克、严重感染、心肌梗死、心力衰竭、心律失常、肾功能衰竭、脑水肿等。

（6）高血糖高渗状态的处理要点：最重要的就是补液，低渗溶液虽能迅速降低血浆渗透压，但血浆渗透压下降过快可能诱发脑水肿，并有可能出现溶血反应，故主张先输等渗氯化钠溶液，即生理盐水1000～2000 mL，之后可根据血钠和血浆渗透压测定结果再作决定。如治疗前已出现休克，宜首先输生理盐水和胶体溶液，尽快纠正休克。在输注生理盐水后，血浆渗透压>350 mOsm/L，血钠>155 mmol/L，可考虑输注0.45%氯化钠低渗溶液，不宜过多过快，间断使用，总量不超过1000 mL。当血浆渗透压降至330 mOsm/L时，再改输等渗溶液。补液速度应先快后慢，前4 h补液量约占失水量的1/3，一般要求前2 h输1000～2000 mL，前12 h输总量的1/2加上当天尿量，其余在24 h内输入。

胰岛素的用法及补钾原则同糖尿病酮症酸中毒相似，即小剂量胰岛素疗法，所需胰岛素量比糖尿病酮症酸中毒少。高血糖是维护患者血量的重要因素，如血糖迅速降低而液体补充不足时，将导致血容量和血压进一步下降。降糖速度太快又可使血管内渗透压下降过快，形成脑水肿。

典型案例：患者，李某，男，32岁，因四肢乏力1周，气促、腹痛1天呼叫"120"。

资料收集：1周前无明显诱因下出现四肢乏力，稍有头晕，无头痛。1天前开始气促、腹痛，来我院急诊就诊。症见胸闷、气促、头晕、头痛、腹痛，以上腹痛为主，口干口苦。T 36 ℃，P 95次/分，R 24次/分，BP 140/100 mmHg。体形肥胖，双肺呼吸音粗，可闻及湿啰音。HR 95次/分，律齐，未闻及病理性杂音。腹部膨隆，全腹部压痛，上腹部压痛明显，无反跳痛，双下肢无明显水肿。既往有糖尿病病史，未正规治疗，当地医院检查，血分析：WBC $13.15×10^9$/L，NE 86.7%，RBC $5.82×10^{12}$/L，HGB 174 g/L。血生化：K 5.92 mmol/L，Na 127.8 mmol/L，

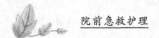

Cl 92.5 mmol/L,pH 7.28,CO_2CP 7.0 mmol/L,AG 24.7 mmol/L,BUN 10.09 mmol/L,CREA 151 μmol/L,GLU 45.0 mmol/L,OSM 234 mOsm/L,β-羟基丁酸 11.0 mmol/L,AMS 693 U/L。尿常规:GLU++++,酮体+。颅脑 CT:平扫未见明显异常。胸片:心、肺、膈未有明显异常。

病情评估:患者既往有糖尿病病史,未正规治疗,本次起病急,四肢乏力、气促、腹痛为主要临床表现,空腹血糖高达 45.0 mmol/L,血气分析提示 pH 和 CO_2CP 均降低,故考虑糖尿病、糖尿病酮症酸中毒。

救治方法:立即给予吸氧处理,注意监测尿量,同时开通两个静脉通道,2 h 内输入生理盐水 1000～2000 mL,先快后慢,24 h 内输入液体总量为 4000 mL,患者症状好转。立即皮下用 RI 10 U,并按 0.1 U/(kg·h)的速度在输入液体中兑入小剂量胰岛素静脉滴注,每 1 h 查一次血糖。血糖降至 13.9 mmol/L 时,换 5% 葡萄糖盐水+RI,按 RI 与糖 1 U:(2～4) g 的比例输液,并复查电解质、肾功能。在输液过程中迅速转院,入院后完善相关检查,给予常规处理 10 余天后,患者症状明显改善,办理出院。

第二节　急性疼痛

一、头痛

头痛(headache)是临床上常见的症状之一,通常是指局限于头颅上半部,包括眉弓、耳轮上缘和枕外隆突连线以上部位的疼痛。急性头痛是临床上最常见的症状之一,它可以是劳累、精神紧张、焦虑的表现之一,也可以是很多急危重症如脑卒中、肿瘤、高血压脑病等疾病的早期表现,因此应引起高度重视。

(一)病情评估

1. 资料收集

(1)发病情况:急性起病并有发热者常为感染性疾病所致。急剧的头痛,持续不减,并有不同程度的意识障碍而无发热者,提示颅内血管性疾病(如蛛网膜下腔出血)。长期的反复发作头痛或搏动性头痛,多为血管性头痛(如偏头痛)或神经官能症。慢性进行性头痛并有颅内压增高的症状(如呕吐、缓脉、视神经乳头水肿)应注意颅内占位性病变。青壮年慢性头痛,但无颅内压增高,常因焦急、情绪紧张而发生,多为肌收缩性头痛(或称肌紧张性头痛)。

(2)头痛部位:了解头痛部位是单侧、双侧、前额或枕部、局部或弥散、颅内或颅外对病因的诊断有重要价值。如:偏头痛及丛集性头痛多在一侧;颅内病变的头痛常为深在性且较弥散,颅内深部病变的头痛部位不一定与病变部位相一致,但疼痛多向病灶同侧放射;高血压引起的头痛多在额部或整个头部;全身性或颅内感染性疾病的头痛多为全头部痛;蛛网膜下腔出血或脑脊髓膜炎除头痛外尚有颈痛;眼源性头痛为潜在性且局限于眼眶、前额或颞部;鼻源性或牙源性也多为浅表性疼痛。

(3)头痛的程度与性质:头痛的程度一般分轻、中、重三种,但与病情的轻重并无平行关系。三叉神经痛、偏头痛及脑膜刺激的疼痛最为剧烈。脑肿瘤的痛多为中度或轻度。有时神经功能性头痛也颇剧烈。高血压性、血管性及发热性疾病的头痛往往带搏动性。神经痛多呈电击样痛或刺痛,肌肉收缩性头痛多为重压感、紧箍感或钳夹样痛。

（4）头痛出现的时间与持续时间:某些头痛可发生在特定时间,如颅内占位性病变往往清晨加剧,鼻窦炎头痛也常发生于清晨或上午,丛集性头痛常在晚间发生,女性偏头痛常与月经期有关。脑肿瘤的头痛多为持续性,可有长短不等的缓解期。

（5）加重、减轻头痛的因素:咳嗽、打喷嚏、摇头、俯身可使颅内高压性头痛、血管头痛、颅内感染性头痛及脑肿瘤性头痛加剧。丛集性头痛在直立时可缓解。颈肌急性炎症所致的头痛可因颈部运动而加剧,慢性或职业性的颈肌痉挛所致的头痛可因活动、按摩颈肌而逐渐缓解。偏头痛在应用麦角胺后可获得缓解。

（6）伴随症状:

① 头痛伴剧烈呕吐者为颅内压增高,头痛在呕吐后减轻者见于偏头痛。

② 头痛伴眩晕者见于小脑肿瘤、椎-基底动脉供血不足。

③ 头痛伴发热者常见于感染性疾病,包括颅内或全身性感染。

④ 慢性进行性头痛出现精神症状者应注意颅内肿瘤。

⑤ 慢性头痛突然加剧并有意识障碍者提示可能发生脑疝。

⑥ 头痛伴视力障碍者可见于青光眼或脑肿瘤。

⑦ 头痛伴脑膜刺激征者提示有脑膜炎或蛛网膜下腔出血。

⑧ 头痛伴癫痫发作者可见于脑血管畸形、脑内寄生虫病或脑肿瘤。

⑨ 头痛伴神经功能紊乱症状者可能是神经功能性头痛。

（7）既往病史:了解有无外伤、高血压、脑血管病等病史将有助于对疾病的诊断。

2. 病情观察

（1）生命体征等的观察:包括体温、脉搏、呼吸、血压、瞳孔、神志,对于评估病情具有重要意义。

（2）神经系统检查:该检查对头痛的评估有着至关重要的作用。重点检查有无脑膜刺激征、视神经乳头水肿及提示神经系统局灶性损害的定位体征。

（3）患者头痛出现如下情况之一者说明病情严重:①突然发作的剧烈头痛;②与往日情况不同的剧烈头痛;③呈进行性加重的头痛;④发生于情绪激动或突然用力后的头痛;⑤伴有呕吐等颅内高压症状的头痛;⑥伴有意识障碍的头痛;⑦伴有脑膜刺激征及抽搐的头痛。

（二）救治方法

1. 救治原则　迅速区分是一般性头痛还是有预后危险的头痛(也称为卒中相关性头痛)。若头痛严重,尽快送往医院,同时稳定患者生命体征,减轻患者痛苦。

2. 具体急救护理措施　压力性头痛可选用降颅内压疗法,高血压性头痛可给予降压治疗;肿瘤性及外伤性头痛给予降颅内压、镇痛治疗等。出现意识障碍、抽搐时参考相应章节内容处理。一般性头痛可肌内注射罗通定 60 mg 或曲马多 100 mg 后观察。

3. 其他　转运中注意避免头部震动和维持生命体征监护。

典型案例: 患者,王某,男,35 岁,剧烈头痛难以忍受来急诊就诊。

资料收集: 患者急性病容,自诉为一生中经历的最严重的疼痛,自行服用布洛芬片后头痛

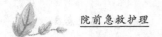

无明显缓解,既往体健。查体:生命体征平稳,神志清楚,颈强三横指。

病情评估:患者头痛剧烈,颈强三横指,生命体征稳定,考虑为蛛网膜下腔出血。

救治方法:立即完善头颅CT,确诊蛛网膜下腔出血后可临时给予钙离子拮抗剂口服以改善血管痉挛,稳定生命体征,收治相关专科。

二、胸痛

胸痛(chest pain)是指患者从颌部到上腹部的一种疼痛或不适,主观感觉胸部刺痛、锐痛、钝痛、闷痛或有憋闷压迫感,常伴有紧张、焦虑、恐惧感,多见于心血管、肺部、消化道、外周血管等疾病。本部分重点探讨危及生命的胸痛(急性冠脉综合征、主动脉夹层、急性心包填塞、急性肺动脉栓塞、张力性气胸、食管破裂引起的胸痛)的临床诊断和院前急诊处理。

(一)病情评估

1. 资料收集

(1)环境与现场特点:现场有无打斗痕迹,患者有无外伤等。

(2)起病情况与患病时间:何时胸痛发作,发作前有无劳累、情绪激动等诱发因素。

(3)主要症状及进展特点:胸痛的诱因、部位、性质、程度;发作是持续性还是阵发性;有无放射痛,含服消心痛、速效救心丸或休息等是否可缓解;与进食、呼吸是否有关。

(4)伴随症状或体征:

① 咳嗽咳痰、呼吸困难:中青年人持续性胸痛,与咳嗽有关;伴发热,多为胸膜病变、肺部炎症、结核病、气胸等;伴咯血者需注意风湿性心脏病、二尖瓣狭窄。如老年人出现胸痛并伴纳差和消瘦、咯血者,应警惕肺部肿瘤的可能。

② 恶心、呕吐:胸痛部位位于剑突下或整个胸骨后,与进食有关;伴恶心、呕吐或呕血,剑突下有压痛者,需考虑消化道病变,如慢性胃炎、消化性溃疡、食管撕裂、应激性溃疡等。

③ 休克:剧烈胸痛伴血压低、休克者,警惕冠心病、大面积心肌梗死、肺栓塞等;如既往有高血压、冠心病史者,首先考虑冠心病、大面积心肌梗死;剧烈胸痛合并高血压、休克征象且四肢脉搏不对称或有血管杂音者,高度考虑主动脉夹层;如有长时间下肢制动、肢体水肿等静脉血栓形成高危因素者,注意肺栓塞;如肺部呼吸音降低、气管移位或心前区闻及心包摩擦音,应注意张力性气胸、心包炎等。

④ 心悸、气短:劳力性、阵发性、胸骨中下段胸部闷压样不适,伴心悸、气短等心血管系统症状者,考虑冠心病、急性冠脉综合征。

⑤ 胸痛伴有特定体位:心包炎在坐位及前倾位时可缓解,二尖瓣脱垂平卧位可缓解,食管裂孔疝取立位时可缓解。

(5)诊疗经过:胸痛后是否就诊,是否行相关检查(心电图、胸片、血生化、心肌酶)、治疗情况如何。

(6)胸痛的身心反应:有无头昏、头晕、乏力、心悸、晕厥、肢体冷感、面色苍白、全身出汗、烦躁不安、精神萎靡等。

(7)既往健康状况:有无高血压、结核病、胸膜炎、消化性溃疡病史,有无手术外伤,有无不明原因的消瘦或咯血等。

（二）病情观察

（1）生命体征等的观察：包括体温、脉搏、呼吸、血压、瞳孔、神志、皮肤、尿量，有无冠心病、稳定型心绞痛发作，血压、心率、呼吸是否平稳。大面积心肌梗死或严重不稳定型心绞痛发作，可出现血压下降、心率快、呼吸急促、四肢冰凉、末梢循环差等循环衰竭，呈现心源性休克表现。肺栓塞患者呼吸急促、三尖瓣区及肺动脉瓣听诊区可闻及杂音或右室大征象。主动脉夹层患者血压升高、心率快、四肢脉搏不对称、颈部可闻及杂音等。张力性气胸患侧胸部饱满，叩诊呈鼓音，听诊呼吸音消失，气管向健侧移位，心率、呼吸快，颈静脉怒张，血压下降或休克。

（2）胸痛鉴别诊断：判断并区分危及生命的胸痛，常见的有心绞痛、急性心肌梗死、主动脉夹层、急性心包填塞、急性肺动脉栓塞、张力性气胸、食管破裂等引起的胸痛，其他诸如主动脉瓣狭窄所致心源性胸痛，也具有潜在危险性。危及生命的胸痛的临床特点见表 6-7。非心源性胸痛及非危及生命的胸痛常见于胸膜炎、肺部炎症、急性胃黏膜病变、胸椎病变等引起的胸痛，临床一般不会发生突发恶性意外事件。

表 6-7　危及生命的胸痛的临床特点

病因	特点	影响因素	高危因素	伴随症状
心绞痛	胸骨后闷压样不适，向颈、颌、肩放射，持续 3～5 min	运动、劳累、情绪变化、饱餐、寒冷诱发，休息、服用硝酸甘油可缓解	男性、绝经后妇女、高血压、代谢综合征	焦虑、气短、恶心、呕吐、大汗、心率变化等
心肌梗死	胸骨后压榨样疼痛、窒息感，向颈、颌、肩、手臂放射，持续时间 >15 min	休息、服用硝酸甘油不能缓解	男性、绝经后妇女、高血压、代谢综合征	焦虑、气短、恶心、呕吐、大汗、心率变化等
主动脉夹层	突发胸骨后剧烈疼痛，呈撕裂样、持续性	用力动作、血压控制差等	高血压、妊娠、结缔组织病、高龄、瓣膜病	恶心、呼吸困难、大汗
心包填塞	干性心包炎胸痛剧烈	—	心力衰竭、低蛋白血症、癌症转移、结核病、外伤等	心悸、呼吸困难、大汗、发绀、面色苍白、血压下降等
肺栓塞	胸骨下、病变局部胸膜炎性疼痛，持续性	呼吸时加剧	癌症、妊娠、创伤、手术后、长期卧床、高龄	咳嗽、喘息、咯血、晕厥、心动过速

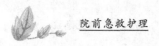

病因	特点	影响因素	高危因素	伴随症状
气胸	患侧胸膜炎性疼痛,向颈、背放射,持续性	呼吸时疼痛	慢性肺病史、吸烟、月经期、有既往发作史	气短、口唇发绀
食管破裂	胸骨后或上腹部烧灼样痛,向后胸放射,持续性	颈部弯曲时加重	剧烈呕吐、食管机械性操作等	恶心、剧烈呕吐、呼吸和吞咽困难

（3）胸痛严重程度判断：合并下列情况之一者,均应视为高危胸痛。

① 症状：面色苍白、出汗、发绀、呼吸困难、手足冰凉等。

② 生命体征异常：a. 呼吸：呼吸急促,呼吸频率增快,辅助呼吸机参与呼吸。b. 循环：心率 <40 次/分或心率 >100 次/分,收缩期血压 <100 mmHg 或血压 >200 mmHg,颈静脉充盈,心电图出现 ST 段异常等。c. 神志异常。d. $SpO_2<90\%$。

③ 起病急骤,持续性胸痛,达高峰快,往往提示空腔脏器破裂,亦是胸痛严重的标志。

（三）救治方法

1. 救治原则

（1）首先应进行胸痛危险程度评估,明确是致死性胸痛还是一般疾病所致胸痛。不能确定者,及时送入医院住院治疗,以防院外心血管意外事件发生。

（2）生命体征不稳定者,采取措施迅速改善病情,待病情平稳后,获取病史、生命体征,明确病因,并开始针对性病因治疗。

2. 具体急救护理措施

1）卧床、制动、休息：尽量避免用力动作,保持安静,必要时可以给予镇静剂、吸氧（鼻导管或面罩给氧 4 L/min）。

2）心电监护,密切监测生命体征变化。

3）病因治疗

（1）危及生命胸痛的急诊处理：

① 急性冠脉综合征：确诊 ST 段抬高心肌梗死患者,如无溶栓禁忌证、发病时间在 6 h 内,院前急救可以考虑给予 30 min 内静脉输注尿激酶 1 500 000 IU 溶栓,并口服 300 mg 阿司匹林及波立维、他汀类调脂药强化调脂。密切观察胸痛缓解情况,全身皮肤黏膜有无出血情况,动态观察心电图及心肌酶学、肌钙蛋白变化。非 ST 段抬高心肌梗死者不宜溶栓,可考虑静脉给予血小板膜糖蛋白 Ⅱb/Ⅲa 拮抗剂替罗非班,口服 300 mg 阿司匹林及波立维、他汀类调脂药强化调脂,肌内注射低分子肝素抗血小板、抗凝、抗栓处理。不稳定型心绞痛与非 ST 段抬高心肌梗死处理类似。

② 急性心包填塞：首先应急诊行心脏超声检查,确诊心包积液及其分布、心包积液性质、

积液量,并在超声引导下行心包穿刺引流,缓解心包腔压力,暂时改善血流动力学,为进一步治疗争取时间。尽快明确病因,行针对性治疗。如为外伤所致心脏破裂或心包内血管损伤,需要急诊外科开胸手术治疗。

③ 主动脉夹层:静脉泵入硝普钠或硝酸甘油控制血压,血压难以控制时加用口服降压药物。口服 β 受体阻滞剂抑制心肌收缩,减慢心室率,减弱心室泵血对主动脉夹层的冲击。有效镇痛、镇静,预防夹层破裂或夹层延展。

④ 急性肺动脉栓塞:确诊急性肺动脉血栓栓塞后,应进行肺动脉血栓栓塞危险程度分层。对于出现休克、持续低血压(收缩压<90 mmHg 或较患者基础血压值下降不低于 40 mmHg,持续时间>15 min)及多器官功能衰竭、组织灌注差或发生呼吸、心跳骤停及合并右心室功能不全、心肌损伤标志物异常者应视为高危患者,多为大块肺血栓栓塞;不符合高危肺动脉血栓诊断标准,但心肌损伤标志物阳性或有右心功能不全者,为中危患者;不符合高危、中危情况者为低危患者。针对高危患者,如在溶栓时间窗口内(肺动脉血栓栓塞 2 周内,尤其 48 h 内)、无活动性出血及自发性颅内出血等溶栓绝对禁忌证者,可以考虑静脉溶栓,溶栓剂可以选用链激酶250 000 IU 静脉负荷量,给药时间 30 min,继以 100 000 IU/h 维持 12～24 h;尿激酶4400 IU/kg静脉负荷量,给药时间 10 min,继以 4400 IU/(kg·h)维持 12～24 h;r-TPA(重组组织型纤维蛋白溶酶原激活剂)50～100 mg 静脉滴注 2 h。抗凝治疗:有效防止血栓再形成和复发,以普通肝素、低分子肝素和华法林为代表。普通肝素用法:静脉推注负荷量为 75 U/kg,以 18 U/(kg·h)持续静脉滴注,24 h 内使活化部分凝血酶时间(APTT)达到实验室正常对照的 1.5～2.5 倍,疗程 5～7 天,与华法林重叠 3～5 天。观察全身皮肤黏膜、内脏器官出血情况,动态复查凝血功能、国际标准化比值(INR)调整抗凝药物剂量。中、低危肺动脉血栓栓塞患者中生命体征稳定者,暂不考虑溶栓。

⑤ 张力性气胸:立即行胸腔闭式引流,在积气最高部位放置胸膜腔引流管(通常是第 2 肋间锁骨中线),连接水封瓶,负压吸引,以利于排净气体。因各种原因无法进行胸腔闭式引流的院前急救患者,危急状况下可用一粗针头在伤侧第 2 肋间锁骨中线处刺入胸膜腔,有气体喷射出,即能收到排气减压效果。应用抗生素,预防感染。

⑥ 食管破裂:禁食、空肠造瘘。根据食管破裂位置进行相应处理,颈段、胸段食管破裂分别行颈部引流术、胸腔闭式引流及纵隔引流术。胸段食管破裂如在 24 h 内明确诊断,全身情况良好者可考虑开胸探查术缝合裂口;超过 24 h 者,可待纵隔、胸膜腔感染控制及患者全身情况改善后行食管重建术。控制纵隔、胸膜腔感染。

(2)非危及生命胸痛的急诊处理:鉴于非危及生命胸痛的临床突发意外风险低,因此应尽可能在明确病因后,给予针对病因的支持、对症治疗。

典型案例:患者,男,61 岁,持续性胸痛 3 h 突然加重。

资料收集:患者在做家务时突发神志淡漠,卧倒在床,全身大汗、手足冰凉、皮肤湿冷、恶心呕吐。既往有多年高血压、冠心病史。

病情评估:急救人员到现场后测 BP 80/45 mmHg,P 110 次/分,皮肤黏膜颜色苍白。心电图提示:急性广泛前壁心肌梗死。

救治方法:立即给予吸氧、卧床休息、静脉输液、止痛、扩管、改善心肌供血等处理,患者胸痛逐渐缓解,血压回升。因患者无溶栓禁忌证,发病时间 3 h,经患者及家属同意,30 min 内经

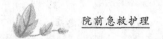

静脉快速输注尿激酶 1 500 000 IU 溶栓，心电监护下随即安全转运至医院。途中患者神志清楚，胸痛明显缓解，四肢温暖，血压稳定在 110/60 mmHg 左右，复查心电图胸前受累导联 ST 段较前明显回落。来院后急诊冠状动脉造影术，证实冠心病三支病变，梗死相关动脉为前降支，溶栓后前降支已开通，继续给予纠正心肌缺血、抗血小板、抗凝、强化调脂等治疗，2 周后行冠状动脉内支架植入术，术后恢复良好，痊愈出院。

三、腹痛

急性腹痛(acute abdominalgia)是一种以腹痛为主要表现的临床急诊情况。除外科疾病外，内科、妇产科、神经科以至于全身性疾病都可以引起急性腹痛，其特点是起病急、病因复杂多变、病情严重不一。而一般情况患者不会因轻、中度腹痛立即就医，院前急救处理的往往是突发的严重腹痛，这就要求急救人员现场应快速判断、初步诊断，排除即刻致命性腹痛(如急性冠脉综合征、心肌梗死、主动脉夹层引起的腹痛)。同时应急处理，保证患者安全到达医院，避免严重后果发生。

（一）病情评估

1. 资料收集

（1）环境与现场特点：现场有无呕吐物、排泄物，周围有无药品包装物，周围通风状况，温度和湿度情况，有无明显异样气味等。

（2）急性腹痛的病史：

① 起病情况与患病时间：何时发病，发病前后情况，有无诱因和原因，是骤然发生还是缓慢起病。

② 询问患者有无类似发作史，有无外伤及手术史，注意患者年龄、性别及婚姻情况；有外伤史者应考虑脏器有无破裂、出血；有手术史者应考虑有无肠梗阻；小儿多见肠套叠、肠蛔虫症等；老年人多见肠道肿瘤；女性则要考虑卵巢囊肿蒂扭转、宫外孕破裂等。

③ 腹痛部位：自诉疼痛处、固定压痛点和腹肌紧张区三者相符而又最显著的部位相当于病变脏器所在处，如右上腹者多为急性胆囊炎、胆石症、胆道蛔虫病、肝右叶脓肿、十二指肠溃疡穿孔；左上腹者多为急性胰腺炎、脾破裂；右下腹者常见的有急性阑尾炎、异位妊娠破裂、卵巢囊肿蒂扭转、输尿管结石、附件炎；左下腹者可有乙状结肠扭转、急性附睾精索炎、宫外孕破裂等。自诉疼痛处无固定压痛及腹肌紧张者应考虑内科疾病，如右上腹痛者多为右肺底大叶性肺炎、右膈胸膜炎，左上腹痛者多为左肺底大叶性肺炎、左膈胸膜炎，上中腹痛者多为心绞痛、心肌梗死，脐周痛者多为肠蛔虫症、肠炎、铅中毒等。

④ 腹痛的进程性质和程度：阵发性绞痛常提示空腔脏器痉挛、结石或梗阻，如胆绞痛、肾绞痛、肠绞痛；持续性腹痛多为炎症；而脏器穿孔、破裂则腹痛剧烈，似刀割样。

（3）伴随症状：

① 发热：先发热后出现腹痛者应先考虑内科疾病，如肺炎等；反之应考虑腹腔内炎症病变。

② 呕吐：腹痛起病时的呕吐多为急性胃炎或反射性；如呕吐发生在阵发性腹痛最剧烈时，提示胃肠、胆道或尿路有梗阻；发生于晚期的呕吐，多见于腹膜炎、胃扩张、肠麻痹。

③ 排便情况:伴腹泻者,常见于肠炎,偶见于阑尾炎;阵发性腹痛伴黏血便者,尤其是小儿,应考虑肠套叠;持续性腹痛伴血样便者,应考虑肠绞窄、出血坏死性肠炎、肠系膜动脉栓塞;阵发性腹痛而不排便者,多为肠梗阻。

④ 血尿:多为泌尿性疾病。

⑤ 休克:应注意内出血、化脓性胆管炎、胰腺炎、空腔脏器的绞窄坏死、急性心肌梗死等。

⑥ 肿块:应考虑炎症性包块、肿瘤、肠套叠、肠扭转、卵巢囊肿蒂扭转等。

⑦ 体位:腹痛而常改变体位喜按者多考虑内科疾病,如肠道或胆道蛔虫。

(4) 诊疗经过:起病后有无诊治及效果。

(5) 腹痛的身心反应:有无肢体湿冷、面色苍白、烦躁不安等。

(6) 既往健康状况:有无高血压、冠心病、糖尿病、肝硬化、外伤、中毒等病史。

2. 病情观察

(1) 生命体征等的观察:包括体温、脉搏、呼吸、血压、瞳孔、神志、皮肤、尿量等。

(2) 腹部体征:有无腹肌紧张、膨隆、压痛及反跳痛、肝脾肿大及异常肿块。

(3) 诊断性腹腔穿刺。

(4) 急性腹痛危险分级:腹痛伴休克、继发性腹膜炎等提示重症急性腹痛。

① 危重(即刻致命性):需要先救命后治病,如腹主动脉破裂、异位妊娠破裂失血性休克、急性梗阻性化脓性胆管炎、急性心肌梗死等需要迅速纠正休克,在生命支持的基础上迅速转往医院急诊手术或介入等处理。

② 重(延误致命性):诊断与治疗结合,如绞窄性肠梗阻、消化道穿孔、卵巢囊肿蒂扭转等。需要尽快完善检查,改善状况,准备急诊手术和相关治疗。

③ 普通(有潜在危险性):寻找危及生命的潜在原因,如胃肠炎、消化性溃疡、慢性炎症、结石等。

(二) 救治方法

1. 救治原则 面临腹痛患者时必须迅速、正确地做出判断,抓住主要矛盾进行抢救和处理。病史采集和简单查体后依次就以下问题分析和判断。

(1) 判断是危重型腹痛(即刻致命性腹痛)、重型腹痛(延误致命性腹痛),还是普通型腹痛(有潜在危险性)?

(2) 腹痛的程度如何? 是否需要紧急处理? 首要处理原则是稳定患者(气道、呼吸、循环),严密观察,尽快转运。

2. 具体急救护理措施

(1) 保持呼吸道通畅:清除呼吸道分泌物、异物或呕吐物,吸氧,维持通气功能,必要时面罩给氧或气管插管给氧。

(2) 维持循环功能:建立静脉通道,低血压者应补充血容量,防治休克。

(3) 病因明确者给予针对性处理:考虑心肌梗死、急性冠脉综合征、主动脉夹层者,参照相关章节处理。腹痛伴发热等考虑炎性腹痛早期应用抗生素控制感染。

(4) 持续心电监护。

(5) 对症治疗:对于腹痛剧烈者,诊断明确,不影响观察治疗的情况下可给予镇痛药。腹胀严重者采用禁食、禁水及上胃管持续胃肠减压的方法。不能排除肠坏死、肠穿孔时通常不用

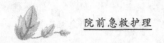

灌肠和泻药。

(6) 转送途中行车平稳,密切观察病情变化。

(7) 向家属交代病情,并告知欲到达的医院。

典型案例:患者,男,78 岁,左上腹疼痛 9 h 突发加重 10 min。

资料收集:上楼时不慎摔倒后感到活动时左上腹轻微疼痛及恶心,随后在家人的陪同下自己步行去某基层医务室就医。查体:患者神清,面色正常,血压 110/90 mmHg,心率 126 次/分,心肺未见异常,腹部平软,无局部皮肤破损及腹肌强直,左上腹有轻微压痛,无反跳痛及其他阳性体征,心电图显示窦性心动过速,ST 段呈缺血性改变。给予胃复安肌内注射及复方丹参滴丸口服后患者于 17:20 步行回家,并于 2 h 后入睡。次日凌晨 02:00 患者因腹痛加重而紧急呼叫"120"。

病情评估:救护车到现场后查体显示患者神清,烦躁不安,面色苍白,出汗,血压 30/0 mmHg,心率 160 次/分,腹部略显膨隆,全腹深触诊有压痛及肌紧张。诊断性腹腔穿刺抽出不凝血。现场诊断:腹部闭合性损伤合并失血性休克。

救治方法:当即给予扩容及静脉止血药物的同时将患者紧急送往医院,入院时患者神志丧失,血压测不到,后抢救无效死亡,尸解提示脾破裂。

第三节　急性出血

一、呕血

呕血(hematemesis)是指患者呕吐血液,由于上消化道(食管、胃、十二指肠、胃空肠吻合术后的空肠、胰腺、胆道)急性出血所致,但也可见于某些全身性疾病。在确定呕血之前,必须排除口腔、鼻、咽喉等部位的出血以及咯血。

(一)病情评估

1. 资料收集

(1) 环境与现场特点:观察现场呕吐物颜色、量,有无黑便,有无痰中带血。

(2) 起病情况与患病时间:是否呕血,何时呕血,有无大量饮酒或服用某些药物,出血前有无上腹痛,有无喉部痒、胸闷和咳嗽,是否发生在剧烈干呕或呕吐后等。

(3) 主要症状及进展特点:呕出咖啡渣样胃内容物、暗红色甚至鲜红色血块,可伴柏油样便或暗红色血便。

(4) 伴随症状或体征:①上腹痛:中青年人,反复发作的周期性和节律性上腹痛,多为消化性溃疡;如老年人出现无规律上腹痛并伴纳差和消瘦,应考虑胃癌的可能。②肝脾肿大:肿大伴腹腔积液形成,提示有肝硬化的可能,应考虑食管胃底静脉曲张破裂出血;肝脏明显肿大、质地坚硬并伴结节不平,应考虑肝癌的可能。③黄疸:黄疸、寒战、发热伴右上腹绞痛而呕血者,应怀疑胆系出血;如同时发现皮肤黏膜有出血倾向者,见于感染性疾病,如败血症或钩端螺旋体病。④皮肤黏膜出血:常与血液病及凝血功能障碍有关。

（5）诊疗经过：呕血后有无就诊及其效果。

（6）呕血的身心反应：有无头昏、乏力、心悸、恶心、晕厥、肢体冷感、面色苍白、烦躁不安、精神萎靡等。

（7）既往健康状况：有无慢性乙肝，有无手术外伤，有无不明原因的消瘦或上腹痛等。

2. 病情观察

（1）生命体征等的观察：包括体温、脉搏、呼吸、血压、瞳孔、神志、皮肤、尿量。体温可有轻度的升高，但一般不超过 37.5 ℃。若出血量超过 1000 mL 可出现急性周围循环衰竭的表现，如脉搏细速、呼吸急促、血压降低甚至休克，出现烦躁不安、精神萎靡、四肢湿冷、口唇发绀、意识模糊、尿量减少或无尿等。

（2）失血量的评估：成人每天消化道出血量在 5～10 mL 时大便隐血试验即可呈阳性，出血量在 50～100 mL 可出现黑便，胃内积血量在 250～300 mL 可引起呕血，出血量达 1000 mL 可出现暗红色血便。失血量的估计需要结合周围循环的改变做出判断，见表 6-8。

表 6-8　失血量评估

失血量	一般情况	脉搏	收缩压
＜400 mL	可无自觉症状		不降低
＞400 mL	头晕、心慌、冷汗、乏力、口干		
＞1200 mL	四肢湿冷、尿少、烦躁不安	100～120 次/分	70～80 mmHg
＞1600 mL		细速、扪不清	50～70 mmHg

（3）病情程度分级：根据年龄、有无伴发病、失血量等指标，急性上消化道出血可分为轻、中、重度三级，见表 6-9。

表 6-9　病情程度分级

分级	年龄/岁	伴发病	失血量/mL	血压/mmHg	脉搏/(次/分)	症状
轻度	＜60	无	＜500 mL	基本正常	正常	头昏
中度	＜60	无	500～1000 mL	下降	＞100	晕厥、口渴、少尿
重度	＞60	有	＞1500 mL	收缩压＜80	＞120	肢冷、少尿、意识模糊

（4）咯血与呕血的鉴别见表 6-10。

表 6-10　咯血与呕血的鉴别

鉴别点	咯血	呕血
病史	肺结核、支气管扩张、原发性支气管肺癌、心脏病等	消化性溃疡、肝硬化、急性胃黏膜病变、胃癌等
出血前症状	喉部痒、胸闷、咳嗽等	上腹不适、恶心、呕吐等
出血方式	咯出	呕出
血的颜色	鲜红	棕黑色、暗红色、有时鲜红色
血中混有物	痰、泡沫	食物残渣、胃液

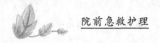

续表

鉴 别 点	咯 血	呕 血
酸碱反应	碱性	酸性
黑粪	无(咽下时可有)	有,可呈柏油样,持续数天
出血后痰的性状	常有痰中带血	无痰

（二）救治方法

1. 救治原则　保持呼吸道通畅，迅速补充血容量，及时止血，纠正水、电解质紊乱，同时积极进行病因诊断和治疗，快速、安全转运。

2. 具体急救护理措施

（1）吸氧，保持呼吸道通畅：取头侧位，以避免误吸引起窒息，备好吸引装置。

（2）开通静脉，纠正休克：立即行外周静脉穿刺以建立静脉通道，开始补液。如无血流动力学改变可予生理盐水缓慢静脉滴注，以维持静脉通畅。如果出现心动过速、低血压和心率加速（大于 30 次/分）提示有效循环血量减少。应 1 h 内给予 500～1000 mL 晶体液，而后补充胶体液。液体补足后血压仍偏低可使用血管活性药物维持血压在 90/60 mmHg 左右。

（3）可酌情选用以下药物或方法：

① 质子泵抑制剂：泮托拉唑或奥美拉唑 40 mg 静脉滴注。

② 生长抑素：奥曲肽 100 μg 静脉推注后持续给予 25～50 μg/h 静脉滴注。

③ 维生素 K_1 10～20 mg、止血敏 2.0 g 静脉滴注。

④ 垂体后叶素 20 U 加 200 mL 生理盐水 20 min 内滴完。

⑤ 云南白药 1～2 g 口服或经胃管注入胃内；或去甲肾上腺素 4～8 mg 加入 4 ℃生理盐水 100～200 mL 分次口服或经胃管注入胃内，与云南白药交替使用；食管胃底静脉曲张出血者可选用三腔二囊管止血。

（4）心电监护，使患者安静平卧，减少搬动，严禁让患者走动，对烦躁不安者使用镇静剂。抬高下肢增加回心血量，注意保暖。

（5）转送途中行车平稳，密切观察病情变化。

（6）安慰患者助其消除紧张情绪，向家属交代病情，并通知欲到达的医院。

典型案例：患者，张某，男，58 岁，因间断呕血 3 h 呼叫"120"。

资料收集：患者神志淡漠，卧倒在床，床旁可见鲜红色血液。诉突发恶心后呕吐鲜血 5 次，量无法估计，既往有冠心病史。呕血后头晕眼花、心慌。BP 80/45 mmHg，P 110 次/分，皮肤苍白。

病情评估：患者多次呕血，血压低，心率快，生命体征不稳定，失血量估计超过 1200 mL，病情危重，考虑发生上消化道出血合并休克。

救治方法：患者立即平卧，头偏向一侧，吸氧，建立静脉通道，输入 0.9% 氯化钠 500 mL、低分子右旋糖酐 500 mL，持续心电监护，动态监测血压，观察无继续出血，随即运送医院，途中血压升至正常，四肢温暖。入院后追问病史，患者早上因发热先后口服阿司匹林 4 片。考虑急性胃黏膜病变，给予制酸、保护胃黏膜、止血等治疗至痊愈出院。

二、咯血

喉及喉部以下呼吸道任何部位的出血,经口腔咯出称为咯血(hemoptysis)。估计咯血量并非易事,不少患者血积存于气道(尤其是大咯血时),或咯血后又咽下,咯出的血量并非实际出血量。由于每个人基础肺功能不同,咯血量尽管一样,对患者危害程度却不同。少量间断咯血不致造成严重后果,大咯血时血液自口鼻涌出,常可阻塞呼吸道,造成窒息死亡或失血性休克。经口腔吐出的血液并非都是咯血,应与口腔、鼻腔出血或上消化道的呕血鉴别。口腔出血时血液常与唾液相混合,检查口腔可以发现出血处,鉴别诊断一般不难。鼻腔出血时,血液自前鼻孔流出,不伴有咳嗽,鉴别诊断也不困难;但血液自后鼻孔沿咽壁下流,吸入呼吸道后而再咳出来易被误诊为咯血,须仔细检查鼻腔发现病变和出血点。呕血与咯血有时鉴别较为困难,呕血前常有恶心及上腹部不适,呕出物可混有食物,呕血后常排黑便,患者常有胃病、肝脏病史。

(一)病情评估

1. 资料收集

(1)环境与现场特点:判断是咯血还是呕血;注意出血的颜色及血中有无混合物,若有混合物,是食物残渣还是痰液。

(2)起病情况与患病时间:何时开始咯血;有无明显病因和前驱症状,如喉部痒、胸闷、咳嗽等;有无口腔、颌面部、颈部和胸部外伤史。

(3)主要症状及进展特点:咯血形式多样,可呈痰内带血丝;或血与痰混匀,成为带血有泡沫的分泌物;或血较多,有血凝块或大量咯血。因肺结核、支气管扩张、肺脓肿和出血性疾病所致的咯血,其颜色为鲜红色;铁锈色血痰可见于典型的肺炎球菌肺炎,也可见于肺吸虫病和肺泡出血;砖红色胶冻样痰见于典型的肺炎克雷伯杆菌肺炎;二尖瓣狭窄所致咯血为暗红色;左心衰竭所致咯血为浆液性粉红色泡沫样痰;肺栓塞引起的咯血为黏稠暗红色血痰。

(4)伴随症状或体征:咯血伴发热见于肺炎、肺结核、肺脓肿和流行性出血热;咯血伴胸痛见于大叶性肺炎、肺结核、肺栓塞、支气管肺癌等;咯血伴咳呛见于支气管肺癌、支原体肺炎;咯血伴脓痰见于支气管扩张、肺脓肿、肺结核空洞及肺囊肿并发感染、化脓性肺炎、干性支气管扩张症;咯血伴皮肤黏膜出血见于血液病、流行性出血热、肺出血型钩端螺旋体病、风湿性疾病等;咯血伴黄疸见于钩端螺旋体病、大叶性肺炎、肺栓塞等;咯血伴杵状指见于肺癌、支气管扩张和肺脓肿。

(5)诊疗经过:咯血后有无治疗,效果如何。

(6)咯血的身心反应:有无头昏、乏力、心悸、恶心、晕厥、肢体湿冷、面色苍白、烦躁不安、精神萎靡等。

(7)既往健康状况:询问患者年龄,注意有无与结核病患者接触史、吸烟史、职业粉尘接触史、生食海鲜史及月经史。青壮年大咯血多考虑肺结核、支气管扩张;中年以上间断或持续痰中带血须高度警惕支气管肺癌的可能;中老年有慢性潜在性疾病,出现咳砖红色胶冻样血痰时多考虑克雷伯杆菌肺炎;长期卧床或有骨折、外伤及心脏病或口服避孕药者,咯血伴胸痛、晕厥应考虑肺栓塞;女性患者于月经周期或流产葡萄胎后咯血,需要警惕子宫内膜异位或绒毛膜癌

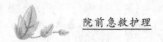

肺转移。

2. 病情观察

（1）生命体征等的观察：包括体温、脉搏、呼吸、血压、瞳孔、神志、皮肤、尿量。体温可有轻度的升高。若出血量超过 1000 mL 可出现急性周围循环衰竭的表现，如脉搏细速、呼吸急促、血压降低，甚至休克，出现烦躁不安、精神萎靡、四肢湿冷、口唇发绀、意识模糊、尿量减少或无尿等。若出现呼吸困难、气促发绀等表现要考虑大咯血窒息。

（2）失血量的评估：小量咯血是指每次咯血量小于 100 mL；中等量咯血指每次咯血量为 100～300 mL；大咯血指在 24 h 内咯血量超过 600 mL 或每次咯血量在 300 mL 以上，或持续咯血而需输液以维持血容量，以及因咯血而引起气道阻塞导致窒息者。

（3）预后不良的因素：年龄偏大（＞60 岁），原有肺或心脏疾病，呼吸受损，低氧血症，不断咯出大量新鲜血，休克。

（4）大咯血的严重并发症：咯血常见的并发症是窒息、出血性休克、肺不张、吸入性肺炎、结核病灶的播散、继发肺部感染与贫血等。其中需急救者最主要的是窒息与出血性休克。窒息是咯血患者迅速死亡的主要原因，应及早识别和抢救。

有下列情况时应警惕可能发生窒息：①肺部病变广泛伴心肺功能不全，有痰液积聚者；②有支气管狭窄扭曲、引流不畅者；③体质衰弱与咳嗽无力，镇静剂或镇咳药用量过大或于沉睡中突然咯血者；④反复喷射性大咯血不止者；⑤咯血过程中患者精神过度紧张或血块刺激引起支气管与喉部痉挛者。

窒息可有以下几种表现：①患者在咯血时突感胸闷难受、烦躁不安、端坐呼吸、气促发绀、血液咯出不畅，或见暗红血块。②突然呼吸困难伴明显痰鸣声（"咕噜音"），神情呆滞，血液咯出不畅，或在大咯血过程中咯血突然停止及口唇、指甲青紫。③咯血突然中止，呼吸增速，吸气时锁骨上窝、肋间隙和上腹部凹陷；或仅从鼻孔、口腔流出少量暗红色血液，旋即张口瞪目、双手乱抓、面色灰白转发绀、胸壁塌陷、呼吸音减弱或消失、神志昏迷、大小便失禁等。遇上述情况，应当机立断采取措施。

（二）救治方法

1. 救治原则　咯血的院前急救重点在于及时制止出血，保持呼吸道通畅，防止气道阻塞，维持生命体征稳定；同时积极进行病因诊断和治疗，快速、安全转运。

2. 具体急救护理措施

（1）一般疗法：

① 镇静、休息与对症治疗。

② 小量咯血或痰中带血一般无须特殊处理，适当减少活动量、对症治疗即可。

③ 中等量咯血应卧床休息。

④ 大咯血应该绝对卧床休息。

⑤ 取患侧卧位，避免吸入性肺炎或肺不张；出血部位不明时取平卧位。

⑥ 对精神紧张、恐惧不安者，应解除不必要的顾虑，必要时可给少量镇静药如地西泮（安定）10 mg 肌内注射。

⑦ 鼓励患者咳出呼吸道内的积血，避免呼吸道阻塞。

⑧ 对频繁咳嗽或剧烈咳嗽者，可适量给予镇咳药。对年老体弱或肺功能不全者不宜用镇

咳药,尤其禁用吗啡或哌替啶,以免过度抑制咳嗽,使呼吸道分泌物淤积,引起窒息。

⑨ 严密观察生命体征,并做好记录。

⑩ 避免用力屏气排便。定时记录咯血量,监测呼吸、脉搏和血压,做好大咯血与窒息的各项抢救准备工作。若有口渴、烦躁、厥冷、面色苍白、咯血不止或窒息表现,应立即抢救。

(2)止血药物的应用:

① 一般止血药物:作为辅助止血,酌情选用1～3种。维生素 K_1 10～20 mg、止血敏 2.0 g 静脉滴注、安络血 10～20 mg 肌内注射、止血芳酸 0.3～0.6 g 静脉滴注、氨基己酸 4～6 g 静脉滴注等。

② 垂体后叶素:可使肺小血管收缩、肺内血流减少,降低肺静脉压,使肺循环压力降低,促进肺血管破裂处血凝块形成,达到止血。大咯血时可用 5～10 U 加生理盐水 20～40 mL 缓慢静脉滴注(10～20 min),2～6 h 后可重复使用,或 10～20 U 加入生理盐水 250～500 mL 持续静脉滴注。高血压、冠心病、心力衰竭者或孕妇原则上禁用,若非用不可,应在严密监护下从小剂量开始。

③ 血管扩张剂:可扩张血管,降低肺动脉压和肺楔压,减少肺血流量,另外全身血管阻力下降,回心血量减少,肺内血流向肢体,起到"内放血"的作用。尤其适用于高血压、冠心病、心力衰竭或孕妇伴咯血者。酚妥拉明 10～20 mg 加生理盐水 250～500 mL 静脉滴注,大咯血患者也可先静脉注射 5～10 mg。硝酸甘油 5～10 mg 加生理盐水 250～500 mL 静脉滴注,尤其适用于与垂体后叶素合用者。

(3)病因治疗:咯血的病因很多,院前若能明确病因,应根据不同病因采取相应的治疗方法。如二尖瓣狭窄、急性左心衰竭引起急性大咯血,应按急性左心衰竭处理。

(4)大咯血窒息的抢救:重点在于保持呼吸道通畅和纠正缺氧。

① 体位引流:立即抱起患者下半身,俯卧位倒置,使躯干与床成 45°～90°,由另一人轻托患者头部向背部屈曲并拍击背部,倒出肺内积血。

② 清除积血:用开口器或压舌板开启患者紧闭的牙关,挖出口咽积血;用大号注射器套上橡皮管或用吸引器吸出血凝块;喉镜直视下吸出凝血块,或紧急气管插管甚至气管切开。

③ 其他措施:吸高浓度氧,建立静脉通道,止血,补液,纠正休克,严密监护。

三、血尿

血尿(hematuria)包括镜下血尿和肉眼血尿。前者是指尿色正常,须经显微镜检查方能确定,通常离心沉淀后的尿液镜检每高倍视野有红细胞 3 个以上;后者指尿呈洗肉水色或血色,肉眼即可见的血尿。血尿是泌尿系统疾病最常见的症状之一,每升尿液混有 1～2 mL 血即可肉眼辨认。约 98% 的血尿是由泌尿系统疾病引起的,另外 2% 的血尿是由全身性疾病或泌尿系统邻近器官病变所致。院前接诊的血尿患者主要是肉眼血尿。

(一)病情评估

1. 资料收集

(1)环境与现场特点:观察尿液的颜色,若为红色应进一步了解是否进食引起红色尿的药品或食物,或是否为女性月经期,以排除假性血尿。

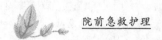

（2）起病情况与患病时间：何时出现血尿，血尿出现在尿程的哪一段，是否全程血尿，有无血凝块。起始段血尿提示病变在尿道，终末段血尿提示出血部位在膀胱颈部、三角区或后尿道的前列腺和精囊腺，全程血尿提示来源于肾脏或输尿管。

（3）主要症状及进展特点：肉眼血尿根据出血量多少而呈不同颜色。尿呈淡红色洗肉水样，提示每升尿含血量超过 1 mL。肾脏出血时，血与尿混合均匀，尿呈暗红色；膀胱或前列腺出血尿色鲜红，有时有血凝块。

（4）伴随症状或体征：无痛性肉眼血尿多见于泌尿系统肿瘤或肾结核；血尿伴肾绞痛是肾结石或输尿管结石的特征；血尿伴尿流中断见于膀胱和尿道结石；血尿伴尿流细和排尿困难见于前列腺炎和前列腺癌；血尿伴尿频、尿急、尿痛见于急性膀胱炎和尿道炎，同时伴腰痛、发热畏寒常为肾盂肾炎；血尿伴水肿、高血压，见于肾小球肾炎；血尿伴肾脏肿块，单侧见于肾囊肿、肿瘤和肾积水，双侧多见于先天性多囊肾；血尿伴皮肤黏膜或其他部位出血见于血液病和其他感染性疾病；血尿伴发热、关节痛、皮疹提示肾小球肾炎。

（5）诊疗经过：发生血尿后有无治疗，效果如何。

（6）血尿的身心反应：血尿后有无头昏、乏力、心悸、恶心、晕厥、肢体湿冷、面色苍白、烦躁不安、精神萎靡等。

（7）既往健康状况：有无腰腹部新近外伤手术和泌尿道器械检查史，过去是否有高血压、血液病和肾炎病史，家族中有无耳聋和肾炎史，近期有无接触化学物品或药品如磺胺药、吲哚美辛、甘露醇、汞铅镉等重金属、环磷酰胺、肝素等。血尿与年龄的关系：新生儿多为脓毒症，婴幼儿多为先天性肾脏肿瘤、畸形，青年多为急性肾炎、肾结石、肾结核，老年人多为泌尿系统肿瘤。

2. 病情观察

（1）生命体征等的观察：包括体温、脉搏、呼吸、血压、瞳孔、神志、皮肤、尿量。体温可有轻度的升高。若出血量超过 1000 mL 可出现急性周围循环衰竭的表现，如脉搏细速、呼吸急促、血压降低，甚至休克，出现烦躁不安、精神萎靡、四肢湿冷、口唇发绀、意识模糊、尿量减少或无尿等。

（2）有下列情形之一者提示病情严重需要住院治疗：血尿伴低血压、心率快等低血容量表现者；血尿伴高热、腰痛，疑诊为肾盂肾炎等严重感染者；严重创伤后出现血尿者或合并有其他部位损伤者；血尿伴高血压可能为肾动脉栓塞；血尿伴严重全身出血倾向；血尿伴肾功能损害表现，如水肿、尿少甚至无尿者；年龄大于 60 岁发生无痛性血尿者高度怀疑泌尿系统肿瘤。

（二）救治方法

1. 救治原则　血尿原因明确者针对原因治疗，原因不明者先止血和对症治疗。

2. 具体急救护理措施

（1）血尿患者均应到医院就诊，查明原因，针对性治疗。

（2）避免服用对泌尿系统有损害的药物，如磺胺类、卡那霉素等，怀疑药物引起的血尿立即停用相关药物。

（3）止血：维生素 K_1 10～20 mg 静脉滴注；垂体后叶素静脉滴注止血，初始量可稍大，6～8 U/h，第 2 h 起根据尿色变化减为 2～6 U/h。

（4）止痛：对血尿伴疼痛者可酌情先用止痛剂。颠茄合剂 10 mL 口服或阿托品 0.5 mg 肌内注射、维生素 K_3 8 mg 肌内注射可缓解痉挛性疼痛；对老年患者怀疑有前列腺增生或青光眼者使用间苯三酚 40～80 mg 肌内注射,然后用 120 mg 加入 0.9% 生理盐水中持续静脉滴注;哌替啶 50～100 mg 肌内注射。

(5) 出血量较多时,应建立静脉通道,及时补充血容量扩容,监测生命体征。

第四节　呼吸困难

一、急性呼吸道梗阻

(一) 病情评估

1. 资料收集

(1) 病史:突然起病,进食过程中或婴幼儿口含异物过程中突然发生者考虑气道异物;发热伴声嘶考虑会厌炎;发热伴咽痛考虑扁桃体炎;有无受伤等。

(2) 临床表现:不完全性梗阻主要表现为吸气性喘鸣音,是吸气时气道塌陷形成所致,同时有气急、吞咽困难、发绀、虚脱等;如为完全性梗阻,则患者突然不能说话、咳嗽或呼吸,极度呼吸困难,常很快出现意识丧失及心搏骤停。

(3) 体检:有无发热、呼吸困难,颈部淋巴结有无肿大,在喉镜下检查咽喉部有无肿胀,听诊是否可闻及喘鸣音。

2. 病情观察　主要观察患者神志、呼吸、心率及 SpO_2,注意患者出现呼吸、心跳骤停。下列情况提示患者病情严重,需紧急处理。

(1) 出现神志改变。

(2) 严重呼吸困难、发绀、明显"三凹征"。

(3) 出现呼吸衰竭或监测 $SpO_2 < 85\%$。

(4) 心率>120 次/分或心率<60 次/分。

(二) 救治方法

1. 处理要点　稳定患者,确保气道通畅,鉴别阻塞原因,采取特殊治疗措施。

2. 具体急救护理措施

(1) 安慰患者,让患者镇静,保持气道通畅,给予高流量吸氧。

(2) 对感染(会厌炎、扁桃体炎)或喉头水肿引起的阻塞,给予激素(甲基强的松龙、地塞米松)治疗,同时抗感染治疗;若为气道异物,可鼓励患者咳嗽或应用海默立克(Heimlich)手法(详见气道异物);对于肿瘤性阻塞,如起源于喉部,可行气管切开。

(3) 上气道梗阻在上述处理无效的紧急情况下可行环甲膜穿刺或气管切开。

二、气道异物

(一) 病情评估

1. 资料收集

(1) 发病原因:饮食不慎、昏迷、酗酒的患者及婴幼儿和儿童口含异物等易出现气道异物。

（2）临床表现：突然出现剧烈咳嗽、反射性呕吐、呼吸困难，患者典型体征为以一手呈"V"字形地紧贴于颈部（Heimlich 征象），以示痛苦和求救。如为清醒患者则询问患者"你卡着了吗？"如患者点头，则确定为异物卡喉。如为呼吸道完全性梗阻，则患者发展为不能说话、不能咳嗽、不能呼吸、面色灰暗、发绀、失去知觉、昏倒在地，严重者呼吸、心跳停止。

（3）初步确定异物的种类、大小以及发生呼吸道梗阻的时间等。

2．病情观察

（1）生命体征等的观察：包括脉搏、呼吸、血压、瞳孔、神志、皮肤。

（2）心电监护。

（二）救治方法

1．立即施行 Heimlich 手法

（1）成人及儿童施行 Heimlich 手法的具体方法：

① 神志清楚的成年患者，施行立位腹部冲击。患者取立位，急救者站在患者背后，患者弯腰、头部前倾，急救者以双臂环绕其腰，一手握拳，使拇指倒顶住其腹部正中线肚脐略向上方，远离剑突尖，另一手紧握此拳快速向内、向上冲击，将拳头压向患者腹部，连续 6～10 次，以造成人工咳嗽，驱出异物。注意：每次冲击应是独立、有力的动作，注意施力方向，防止胸部和腹内脏器损伤。

② 神志不清的成年患者及身体矮小、不能环抱住其腰部的清醒者，行卧位腹部冲击。将患者置于仰卧位，使头后仰，开放气道。急救者跪于其大腿旁或骑跨在两大腿上，以一手的掌根平放在其腹部正中线肚脐的略上方，不能触及剑突，另一手直接放在第一只手背上，两手重叠，一起快速向内、向上冲击患者的腹部，连续 6～10 次。检查异物是否排出在口腔内，若在口腔内，用手取异物法取出；若无，可再冲击腹部 6～10 次进行检查。

③ 呼吸、心跳骤停者，立即行 CPR。在每次通气前检查口腔，看异物是否排出在口腔内，若在口腔内，用手取异物法取出。

④ 注意：对于孕妇和腹部膨隆患者，不能施行腹部冲击法，应按压胸骨中下段。

（2）婴幼儿施行 Heimlich 手法的具体方法：

① 神志清楚患儿的背部拍击法：将患儿骑跨并俯卧于急救者的胳臂上，头低于躯干，手握住其下颌，固定头部，并将其胳臂放在急救者的大腿上，然后用另一手的掌部用力拍击患儿两肩胛骨之间的背部 4～6 次。使呼吸道内压骤然升高，有助于松动异物并使其排出体外。

② 神志清楚患儿的胸部手指猛击法：患儿取仰卧位，被抱持于急救者手臂弯中，头略低于躯干，急救者用两手指按压两乳头连线与胸骨中线交界点一横指处 4～6 次。必要时可与上法交替使用，直到异物排出或患儿失去知觉。

③ 意识不清的患儿：先进行 2 次口对口、鼻人工呼吸，若胸廓上抬，说明呼吸道畅通；相反，则呼吸道阻塞。后者应注意开放气道，再施以人工呼吸。轮换拍击患儿背部和胸部，连续数次无效，可试用手指清除异物，如此反复进行。

2．其他施救措施

（1）如异物不能取出，考虑异物在上呼吸道，病情严重，行气管切开。

（2）稳定患者情绪，给予吸氧。

（3）转运，同时与耳鼻喉科或外科联系，在急诊科等候准备外科手术治疗。如患者病情稳定,可先行胸部 X 线检查。

三、哮喘急性发作

(一)病情评估

1. 资料收集

(1)起病情况与患病时间:何时出现喘息;是否接触已知过敏原或刺激物(如花粉、动物、灰尘等);发病前是否有呼吸道感染;有无冷空气刺激等。

(2)主要症状与特点:发作性呼吸困难,伴哮鸣音,呼吸急促及咳嗽。重症支气管哮喘时,大汗淋漓、说话不能成句、发绀;心源性哮喘时,可咳粉红色泡沫样痰。

(3)既往史:有无支气管哮喘史,有无慢性阻塞性肺疾病史,有无高血压、冠心病史等。

2. 病情观察

(1)生命体征等的观察:呼吸、心率、血压、瞳孔、神志、皮肤、SpO_2 等。

(2)病情严重程度征象:哮喘严重程度分级见表 6-11。

表 6-11　哮喘严重程度分级

临床特点	轻度	中度	重度	危重
气短	步行、上楼时	轻微活动	休息状态下	休息状态下
体位	可平卧	多坐位	端坐呼吸	
讲话方式	连续成句	常有中断	单字	不能讲话
精神状态	尚安静	时有焦虑或烦躁	常有焦虑或烦躁	嗜睡、意识模糊
出汗	无	有	大汗淋漓	
呼吸频率	轻度增加	增加	>30 次/分	
辅助呼吸肌活动及"三凹征"	常无	可有	常有	胸腹矛盾运动
哮鸣音	散在	响亮、弥漫	响亮、弥漫	减弱乃至无,寂静胸
脉率/(次/分)	<100	100~120	>120	减慢或不规则
SpO_2(吸空气)/(%)	>95	91~95	≤90	明显降低

(3)支气管哮喘与心源性哮喘的鉴别(见表 6-12)。

表 6-12　支气管哮喘与心源性哮喘的鉴别

鉴别点	支气管哮喘	心源性哮喘
发病年龄	多见于青少年	中年以上
病因	有哮喘反复发作过敏史	有引起左心衰竭的原发病,如冠心病、风湿性心脏病等

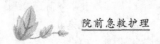

鉴别点	支气管哮喘	心源性哮喘
症状和体征	呼气性呼吸困难,改变体位无效,心脏正常,两肺可闻及弥漫性哮鸣音	以吸气性呼吸困难为主,坐起后可减轻,左心室增大,出现舒张期奔马律,两肺底有湿啰音
X线检查	肺野清晰或肺气肿征,心影大多正常	肺淤血征,心影扩大

（二）救治方法

1. 治疗原则　脱离过敏源,解除支气管痉挛,纠正低氧血症。重症支气管哮喘患者充分补液。

2. 具体急救护理措施

（1）患者安置在清洁、光线及通风好的房间,避免接触刺激性物品。

（2）患者取坐位或半卧位,安慰患者。

（3）高流量吸氧。

（4）吸入速效吸入性 β 受体激动剂或雾化吸入 β 受体激动剂。

（5）吸入糖皮质激素。

（6）建立静脉通道,进行补液,同时可静脉给予糖皮质激素,如甲基强的松龙、氢化可的松或地塞米松。

（7）安全转运。

四、气胸

任何原因使胸膜破损,空气进入胸膜腔,称为气胸(pneumothorax)。根据脏层胸膜破口的情况及其发生后对胸腔内压力的影响,可分为闭合性气胸、张力性气胸和开放性气胸(交通性气胸)。主要表现为不同程度的胸痛、胸闷、呼吸困难。

（一）病情评估

1. 资料收集

（1）患者身体状况:瘦高中青年,自发性气胸可能性大;老年患者及有慢性咳嗽、咳痰史的患者,肺大疱破裂可能性大。

（2）起病情况与患病时间:多急性起病,在用力、咳嗽或受外力时出现胸痛、呼吸困难。医源性气胸多在胸腔穿刺、胸膜活检、经皮肺活检、锁骨下静脉插管、颈内静脉插管、机械通气导致气道压力过高等时出现。

（3）主要症状及进展特点:主要症状为呼吸困难、患侧胸痛、刺激性干咳。张力性气胸者症状严重,烦躁不安,可出现发绀、多汗,甚至休克。

（4）伴随症状或体征:少量气胸者可无阳性体征。典型者气管向健侧移位,患侧胸廓饱满、呼吸动度减弱,叩诊呈过清音,呼吸音减弱或消失。左侧气胸并发纵隔气肿者,有时心前区可听到与心跳一致的吡啪音(Hamman 征)。

（5）既往健康状况:有无慢性阻塞性肺疾病、肺囊性纤维化、矽肺、支气管哮喘、结节病、结核病、肺脓肿、卡氏肺囊虫性肺炎等。

2. 病情观察

(1) 生命体征等的观察:主要包括脉搏、呼吸、血压、瞳孔、神志、皮肤、SpO_2。

(2) 严重程度评估:张力性气胸因胸膜破口形成活瓣性阻塞,吸气时开启,空气进入胸膜腔;呼气时关闭,胸膜腔内气体不能再经破口返回呼吸道而排出体外,导致胸膜腔内气体愈积愈多,形成高压,使肺脏受压,纵隔推向健侧,结果患者出现严重呼吸困难、发绀、低血压、心动过速、休克,体检见典型气胸体征及颈静脉怒张。

气胸大小:气胸程度很难估测,在吸气胸片上可分为小量、中量或完全性气胸。小量气胸指肺周围见狭细空气带影;中量气胸指肺组织向心缘压缩50%;完全性气胸见肺不张,与膈肌分离。

低氧血症:呼吸空气时 $PaO_2 < 10 \text{ kPa}(75 \text{ mmHg})$。

(二) 救治方法

1. 救治原则 早期识别并及时处理张力性气胸,确保充分氧合,明确是否有胸腔抽气或闭式引流指征,快速、安全转运。

2. 具体急救护理措施

(1) 识别张力性气胸:患者有明确气胸体征,并出现严重呼吸困难、发绀、低血压、心动过速,考虑为张力性气胸。立即现场抢救,可用粗针头(尽可能粗,最好大于18G针头)从伤侧第2肋间锁骨中线处(肋骨上缘)刺入胸腔,使气体排出,用消毒橡皮管连接水封瓶使其持续排气,到达医院后及时行胸腔闭式引流。如插入套管后无气体冲出,表明无张力性气胸,应拔除针头。

(2) 吸氧,FiO_2(吸入氧浓度)$> 35\%$(除非有慢性阻塞性肺疾病,FiO_2 从 28% 开始,根据 SpO_2 调整),纠正缺氧,促进气体吸收。

(3) 建立静脉通道,为抢救用药作准备。

(4) 心电监护。

(5) 转送途中行车平稳,密切观察病情变化。

(6) 安慰患者助其消除紧张情绪,向家属交代病情,并通知欲到达的医院。

五、急性肺损伤和急性呼吸窘迫综合征

急性呼吸窘迫综合征(acute respiratory distress syndrome,ARDS)是指由心源性以外的各种肺内外致病因素导致的急性进行性缺氧性呼吸困难。急性肺损伤(acute lung injury,ALI)是 ARDS 的早期表现,和 ARDS 有性质相同的病理生理改变。ALI 时氧合指数(PaO_2/FiO_2)$\leqslant 300 \text{ mmHg}$,ARDS 时氧合指数 $\leqslant 200 \text{ mmHg}$。

(一) 病情评估

1. 资料收集

(1) 引起 ALI 和 ARDS 的病因:可直接发生,也可继发于全身疾病,常见病因有严重肺部感染、脓毒症、肺挫伤、脂肪栓塞、淹溺、吸入有毒气体、重症胰腺炎等,见表6-13。

表 6-13 导致 ALI 和 ARDS 的相关疾病

直接肺损伤	间接肺损伤
误吸	休克
胃内容物	脓毒血症
溺水	急性胰腺炎
吸入性损伤	输血
吸入有毒气体	大量出血
吸烟	DIC
肺炎	大面积烧伤
卡氏肺囊虫性肺炎	体外循环
肺挫伤	大量补液
药物中毒或过量	头部损伤
肺移植术后	
羊水或脂肪栓塞	

（2）起病情况：既往心肺功能相对正常，急性起病，有导致 ARDS 的上述疾病。

（3）主要症状特点：最主要的表现为呼吸频数和呼吸窘迫，常在原发病起病后 24～48 h 内发生。除原发病的症状外，早期可表现为胸痛、呼吸急促，随病情进展出现呼吸窘迫、呼吸频率增快、发绀、顽固性低氧血症等，且常规吸氧不能缓解。

（4）体检：早期可无异常阳性体征，随后可闻及干、湿啰音，辅助呼吸运动增强。

（5）ARDS 与心源性肺水肿的鉴别见表 6-14。

表 6-14 ARDS 与心源性肺水肿的鉴别

	ARDS	心源性肺水肿
发病机制	肺实质细胞损害，肺毛细血管通透性增加	肺毛细血管静水压升高
起病	较缓	急
病史	感染、创伤、休克等	心血管疾病
痰的性状	非泡沫样痰	粉红色泡沫样痰
体位	能平卧	端坐呼吸
胸部体征	早期可无啰音，后期啰音广泛分布	细湿啰音、肺底分布
X线改变	比体征出现早，斑片状阴影，肺周边部多见	心脏常增大，肺水肿影，肺门部多见
PCWP	≤18 mmHg	>18 mmHg
治疗反应	强心、利尿、扩管效果差	强心、利尿、扩管有效
常规吸氧	低氧难以纠正	低氧可纠正

2. 病情观察 主要观察呼吸频率、呼吸节律、脉搏、血压、瞳孔、神志、皮肤、SpO_2 及辅助呼吸肌是否参与运动。

（二）救治方法

ARDS 病情危重，救治效果不满意，早期诊断和治疗对改善预后非常重要。治疗目的包括：积极控制原发病，改善氧合功能，纠正缺氧，支持生命，保护重要脏器功能，防治并发症。

（1）原发病治疗：控制严重感染，重要胰腺炎的治疗，创伤的处理等。

（2）氧疗：面罩吸氧，浓度为 50% 左右，维持 $PaCO_2 > 60$ mmHg 或 SpO_2 在 90% 以上。临床单纯给氧，很难使低氧血症纠正，必要时机械通气，多采用持续气道正压通气（CPAP），如无效可气管插管，适当调高呼气末正压（PEEP），改善氧合，PEEP 可达 $15 \sim 20$ cmH_2O。因 ARDS 时肺部病变分布不均一，呈"婴儿肺"的病理生理特点，故采用保护性肺通气策略，减少气压伤，包括小潮气量（$5 \sim 8$ mL/kg），允许性高碳酸血症，限制吸气末气道峰压在 40 cmH_2O 水平以下，平台压 < 30 cmH_2O。

（3）维持适当的液体平衡，量入为出，以晶体液为主。有条件时行中心静脉穿刺，监测 CVP 指导补液，维持 CVP 在 $6 \sim 12$ cmH_2O。因 ARDS 时血管通透性增加，可致大量胶体渗出至肺间质，故 ARDS 早期，除非有低蛋白血症，否则不宜输胶体液。

（4）糖皮质激素的应用：在 ARDS 早期用这类药物无效，但对于某些病因引起的 ARDS，如创伤、脂肪栓塞综合征、刺激性气体吸入等，可早期应用，或其他病因发病 $10 \sim 14$ 天后应用改善预后。糖皮质激素一般主张短程、大剂量、静脉应用，以稳定毛细血管，减轻渗出，稳定溶酶体膜，降低补体活性，抑制细胞膜上磷脂代谢，减少花生四烯酸的合成等，并可减轻炎症反应。一般给予强的松龙 $2 \sim 4$ mg/kg 或相当剂量。

（5）其他药物：非皮质类固醇抗炎药，如布洛芬；抗氧化剂，如 N-乙酰半胱氨酸（NAC）、还原型谷胱甘肽（GSH）等也有一定的治疗作用。

（6）器官功能支持治疗及营养支持治疗。

（7）与患者家属沟通，告知风险及预后，死亡率在 30%～60%，准备好复苏用品，安全转运。

六、急性心力衰竭

急性心力衰竭（acute heart failure）是指在短期内发生心肌收缩力明显降低和（或）心室负荷突然增加，导致心排血量急剧下降，体循环或肺循环急性淤血和组织灌注不足的临床综合征。急性左心衰竭在临床上较常见，表现为急性肺水肿，严重者可发生心源性休克或心脏骤停。

（一）病情评估

1. 资料收集

（1）主要临床表现：急性呼吸困难、咳嗽、咳粉红色泡沫样痰、大汗淋漓、发绀。

（2）休克表现：皮肤湿冷、面色灰暗、心率增快、血压下降。

（3）询问诱因：常见诱因有感染，劳累，输液过多过快，摄入钠盐过多，心律失常，不恰当停用利尿药或降压药，原有心脏疾病加重或并发其他疾病。

（4）询问病因：有无与冠心病相关的心肌梗死、乳头肌梗死断裂、室间隔破裂穿孔史，高血压心脏病史，风湿性心脏病史，心肌病史等。

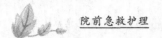

（5）诊疗经过：有无进行治疗，具体用药情况及效果如何。

2. 病情观察

（1）心电监护，监测 SpO_2、心律、心率、脉率、呼吸、血压、神志、尿量。

（2）病情严重程度评估：急性左心衰竭病情严重，需及时处理，如患者出现下列状况，提示病情非常严重：不能讲话、严重发绀、休克（皮肤湿冷，血压下降，收缩压低于 90 mmHg 或平均动脉压下降 30 mmHg 以上）。

（二）救治方法

1. 一般治疗

（1）体位：取坐位，双腿下垂，减少静脉回流。

（2）吸氧：对 SpO_2 < 95% 的患者，高流量面罩吸氧。如 SpO_2 < 90%，则用无创呼吸机辅助呼吸（CPAP 模式或 BiPAP 模式），以加强气体交换及对抗组织液向肺泡内渗透。

2. 药物治疗

（1）吗啡：10 mg 稀释至 10 mL，先给予 3~5 mg 静脉推注，3 min 后可再给予 3 mg 静脉推注。吗啡可以使患者镇静，减少躁动带来的额外的心脏负担，同时，吗啡具有舒张小血管功能，也可减轻心脏负担。使用前应排除禁忌证，如支气管、慢性阻塞性肺疾病及有无药物过敏史等，使用过程中应注意患者血压及有无呼吸抑制。

（2）利尿剂的应用：呋塞米 20~40 mg 静脉推注，10 min 内起效，可持续 3~4 h，4 h 后可重复 1 次。呋塞米除利尿减轻心脏负荷外，还有静脉扩张作用，有利于肺水肿缓解。

（3）血管扩张药物的应用：扩张静脉系统及动脉系统，降低心脏前后负荷，具体如下。

① 硝酸甘油：扩张小静脉，降低回心血量，使左心室舒张末期压下降及肺血管压下降，减轻前负荷，剂量 10~200 μg/min。患者对本药耐受量差别很大，应自小剂量开始，5~10 min 监测 1 次血压，根据血压调整剂量，以收缩压达 90~100 mmHg 为宜。对于男性患者，用药前应询问目前有无服用万艾可（"伟哥"），因服药期间应用硝酸酯类药物会使血压严重降低，导致生命危险。

② 硝普钠：扩张动、静脉，降低前后负荷，起效快，2~5 min 起效，剂量 0.25~10 μg/(kg·min)，根据血压逐步调整剂量。注意本药含有氰化物，连续用药时间不宜超过 24 h。

（4）正性肌力药物：

① 多巴酚丁胺：主要作用于 $β_1$ 受体，对 $β_2$ 及 α 受体作用相对较小。治疗量能增加心肌收缩力，增加心排血量，很少增加心肌耗氧量，可降低外周血管阻力，能降低心室充盈压，促进房室结传导。起始剂量为 2~3 μg/(kg·min)，根据尿量和血流动力学监测结果调整用量，最高可达到 20 μg/(kg·min)。

② 多巴胺：可降低外周血管阻力，扩张肾血管、冠状动脉、脑血管。较大剂量（>2 μg/(kg·min)）可增加心肌收缩力和心排血量，有利于改善急性心力衰竭病情，但剂量 >5 μg/(kg·min) 时，可兴奋 α 受体而增加左心室后负荷和肺动脉压而对患者有害。

③ 磷酸二酯酶抑制剂：主要是通过抑制磷酸二酯酶，使心肌细胞内环磷酸腺苷（CAMP）浓度增高，细胞内钙增加，心肌收缩力加强，心排血量增加，与肾上腺素能受体或心肌细胞 Na^+、K^+-ATP 酶无关。其血管扩张作用可能是直接作用于小动脉，或心功能改善后交感神经的兴奋性减轻而降低心脏前后负荷，降低左心室充盈压，改善左心室功能，增加心脏指数，但

对平均动脉压和心率无明显影响。常用的有氨力农和米力农,在扩管、利尿基础上应用可取得较好疗效。

(5)洋地黄类药物:可给予毛花苷 C 静脉用药,最适合心房颤动(房颤)伴有快室率并已知有心室扩大伴左心收缩功能不全者,首剂可给予 0.4～0.8 mg,2 h 后可酌情再给予 0.2～0.4 mg。对于急性心肌梗死患者,在急性期 24 h 内不宜用洋地黄类药物,洋地黄类药物对二尖瓣狭窄所致肺水肿也无效,但如果这两种情况伴有快室率房颤,则可应用洋地黄类药物减慢心室率,有利于缓解肺水肿。

(6)如有引起肺水肿或休克的可逆病因,有条件者可考虑主动脉内球囊反搏。

(三)安全转运

转运中注意安全,要严密观察病情变化,做好复苏准备。

典型案例:患者,女,66 岁。30 min 前无诱因突然出现呼吸困难、剧烈喘息,伴口唇青紫、大汗淋漓,不能平卧,自服速效救心丸后无效而呼叫"120"。

资料收集:发病后意识丧失,无胸痛及肩背痛,无恶心、呕吐,未服其他药物和异常食物,无与毒物接触史。既往有冠心病及高血压。

病情评估:救护车到达现场后查体,患者神志模糊、呼吸急促、端坐体位、严重发绀,血压 140/80 mmHg,心率 60 次/分,呼吸 40 次/分,无颈静脉怒张,双肺布满哮鸣音,肺底可闻及湿啰音,心律不齐,未闻及杂音。腹部及神经系统未见异常。心电图示 QRS 波群宽大畸形。

救治方法:当即给予吸氧,并以 5% 葡萄糖溶液 250 mL 静脉滴注。后患者血压降至 70/60 mmHg,心率降至 45 次/分,呼吸停止,意识丧失,呼吸音消失。当即使患者取平卧位,并用面罩和简易呼吸器辅助呼吸,同时给予肾上腺素 1 mg、可拉明 0.375 g,洛贝林 3 mg 静脉注射,数分钟后患者心跳停止。虽使用心脏按压、静脉注射肾上腺素等复苏措施,但结局归于无效,45 min 后放弃抢救。现场诊断:冠心病、急性左心衰竭、心律失常、阵发性室性心动过速、频发多源室性期前收缩、心源性猝死。

点评:

(1)呼吸困难的现场判断和病因分析:院前急救时对突发危重症的抢救的首要问题是治疗方向的定位,也就是说要根据患者最突出的表现判断出治疗的关键所在,否则就可能导致治疗不当,贻误患者。本例患者最突出的特征是剧烈呼吸困难,那么就需要分析其原因。突发呼吸困难的常见原因有三大类,即肺源性、心源性和其他原因导致的呼吸困难。在此可以使用排除法:首先来看其他原因导致的呼吸困难,主要包括中毒性呼吸困难(毒血症、一氧化碳中毒、氰化物中毒、药物中毒等),神经、精神性呼吸困难(急性脑血管病、脑炎、重症肌无力、格林-巴利综合征、周期性麻痹、癔症、高通气综合征等),代谢性呼吸困难(酸中毒、尿毒症、糖尿病酮症酸中毒、甲亢、肥胖等),血源性呼吸困难(重症贫血、严重失血、休克及低血容量状态等)。从患者的病史到临床表现都缺乏上述诊断的依据,故均可排除。再来看心源性呼吸困难,主要疾病包括各种心脏病及心力衰竭、心包积液、心包压缩等。患者虽然有高血压和冠心病史,但其临床表现与上述疾病都难以吻合,特别是出诊医生做出的"急性左心衰竭"的诊断值得商榷。急性左心衰竭的最突出特征是肺水肿,该病的主要病理生理改变是左心排血量要明显小于右心排血量,由此使血液淤积在肺循环中。所以只要是急性左心衰竭,就有肺水肿。而该患者仅在肺底有少许湿啰音,故用肺水肿解释患者有如此剧烈的呼吸困难、端坐呼吸和发绀显然是缺乏

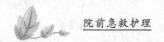

说服力的。加之无其他支持心脏病的临床证据,因此心源性呼吸困难的诊断不能支持。最后就是肺源性呼吸困难了,患者大量的哮鸣音正好支持该诊断,患者的诸多症状都指向一个疾病——支气管哮喘。

(2)患者的死因推断:有时支气管哮喘是一个极其凶险的疾病,发作突然,病情进展快,如未采取有效措施,患者可在极短的时间内发生猝死,该例患者就很典型。发病后强烈的支气管痉挛造成严重缺氧,这就是患者发生剧烈呼吸困难、端坐呼吸和发绀的合理解释。由于窦房结、房室结对缺氧耐受相对较差,所以在极度缺氧时其功能相继丧失,由心室的起搏点发出的逸搏代替其工作,同时过度兴奋的交感神经使逸搏心律的速度加快,使之变成加速性室性逸搏心律,即非阵发性心动过速。随着缺氧加重,患者首先呼吸停止,继而心跳停止(如果发病是心脏原因,则应该心跳首先停止,这是基本常识),患者最终因缺氧死亡。在现场缺乏辅助检查设备时,对患者做出治疗方向的判断至关重要。急救者在院前急救时对该例患者做出了不合理判断,导致治疗方向错误,也就不可能产生较好的疗效。如果时光能够倒流,正确的抢救措施可能是应用糖皮质激素、β受体兴奋剂及支气管解痉药物,最重要的是要当即实施现场气管插管,通过人工呼吸解除或缓解患者的严重缺氧状态,或许能起到一定作用。

第五节 呕吐与腹泻

一、恶心与呕吐

恶心(nausea)是一种令人欲呕的主观感受,常为呕吐的先兆,伴上腹部不适、反酸、流涎等,严重者伴头晕、出汗、面色苍白等表现。呕吐(vomiting)是指胃内容物或部分小肠内容物通过胃、食管、膈肌、腹肌等的协调作用,从胃、食管经口腔强力驱出体外的动作。

(一)病情评估

1. 资料收集

(1)环境与现场特点:观察现场呕吐物颜色、量,有无血液,呕吐物是否含隔夜宿食,呕吐物有无特殊气味。

(2)起病情况与患病时间:何时呕吐,呕吐前有无大量饮酒或服用某些药物。晨起呕吐多见于妊娠呕吐,夜间呕吐多见于幽门梗阻。

(3)主要症状及进展特点:喷射性呕吐见于颅内压增高的疾病;进食后延缓发生的呕吐常见于幽门或十二指肠梗阻。

(4)伴随症状或体征:呕吐伴发热常提示感染;伴头痛提示颅内疾病或青光眼;伴眩晕可能为椎-基底动脉供血不足或梅尼埃病。

(5)诊疗经过:呕吐后有无就诊及其效果。

(6)呕吐的身心反应:有无头昏、乏力、心悸、恶心、晕厥、肢体冷感、面色苍白、烦躁不安、精神萎靡等。

(7)既往健康状况:有无高血压、青光眼、尿毒症、胆石症、泌尿系统结石病史。

2. 病情观察

(1) 生命体征等的观察：包括体温、脉搏、呼吸、血压、瞳孔、神志、皮肤、尿量等。

(2) 有无并发症出现：包括食管贲门黏膜撕裂、低血容量、误吸等。

（二）救治方法

1. 救治原则 快速评估患者的血流动力学是否稳定，及时识别危急状况及造成呕吐的原因和疾病。

2. 具体急救护理措施

(1) 体位：呕吐时患者采用侧卧位，尤其是意识障碍者要避免误吸呕吐物导致窒息和吸入性肺炎。

(2) 建立静脉通道，补充血容量及电解质，给予止吐对症处理。可给予：抗组胺药物，如异丙嗪、苯海拉明；多巴胺受体拮抗剂，如甲氧氯普胺、多潘立酮；抗胆碱类药物，如东莨菪碱、山莨菪碱；中枢性止吐药，如 5-羟色胺受体拮抗剂昂丹司琼、格拉司琼等。

(3) 病因处理：降低颅内压，抗感染，改善血供，及时清除药物和毒物中毒等。

二、腹泻

急性腹泻（acute diarrhea）是指排便次数较平时增多，便量及含水量增加，可伴有黏液、脓血、肠黏膜、未消化食物等，常伴有腹痛，多为感染性腹泻。

（一）病情评估

1. 资料收集

(1) 询问有无不洁饮食史，同食者有无相似症状。

(2) 进食不洁食物与症状发作的时间间隔：6～12 h 出现呕吐、腹泻提示多为毒素引起；微生物感染后于肠道内产生毒素引起症状需 1～3 天。

(3) 有无近期旅游；有无服用过抗生素。

(4) 症状：血便见于沙门菌与志贺菌感染；大量水样便见于金黄色葡萄球菌性肠炎、食物中毒、肠道内分泌肿瘤、吸收不良综合征；米汤样便见于霍乱、副霍乱；黏液样便见于肠道易激综合征和肠息肉；脓血便见于细菌性痢疾、阿米巴痢疾、血吸虫肠病、肠结核等。

(5) 伴随症状：多伴有腹痛，伴有发热见于细菌性腹泻、克罗恩病或溃疡性结肠炎急性发作。

(6) 既往健康状况：有无肝、胆、胰、胃疾病史及糖尿病、甲亢、肾病等全身疾病。

2. 病情观察

(1) 生命体征等的观察：包括体温、脉搏、呼吸、血压、瞳孔、神志、皮肤、尿量等。

(2) 有无严重并发症如低血容量性休克等存在的证据。

（二）救治方法

1. 救治原则 快速评估和治疗腹泻患者，应当评估患者的整体健康状况、容量不足的程度和进行必要的监测和补液治疗。

2. 具体急救护理措施

(1) 症状不严重可不处理。

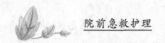

（2）症状严重时可给予 0.9％生理盐水 500 mL 静脉滴注，一般不使用止泻药物，可给予解痉、止痛对症处理。

（3）合并休克、急腹症、传染病时予以相应处理。

（4）转运时注意生命体征的监测，维持输液通道通畅，安慰患者，安全转运。

第六节　发　　热

当机体在致热原作用下或各种原因引起体温调节中枢的功能障碍时，体温升高超出正常范围，称为发热。发热有外源性致热原和内源性致热原两种发生机制，多由感染性和非感染性发热病因引起。

（一）病情评估

1. 资料收集

（1）发热分度：①低热：体温 37.3～38 ℃。②中等度热：体温 38.1～39 ℃。③高热：体温 39.1～41 ℃。④超高热：体温在 41 ℃以上。

（2）起病情况与患病时间：体温何时升高；发热前有无感染因素，如细菌、病毒、真菌、寄生虫等引起发热；或发热由非感染性因素，如机体内无菌性坏死物质吸收、抗原抗体反应、分泌与代谢疾病、体温调节中枢功能失常等引起。

（3）主要症状及进展特点：①体温上升期：患者常有疲乏无力、肌肉酸痛、皮肤苍白、畏寒或寒战等现象，体温上升方式为骤升型和缓升型。②高热期：体温上升达高峰后保持一定时间，持续时间长短可因病因不同而有差异，该期患者皮肤发红并有灼热感，呼吸加快、变深，出汗，无寒战。③体温下降期：由于病因的消除，致热原作用减弱或消失，体温中枢的体温调定点逐渐降至正常水平。

（4）伴随症状：寒战、结膜充血、单纯疱疹、淋巴结肿大、肝脾肿大、出血、关节肿痛、皮疹、昏迷。

（5）诊疗经过：发热前后有无就诊，以及诊治中用药及用药后疗效。

（6）既往健康状况：有无乙肝、结核病、寄生虫病、慢性病病史，近期有无手术创伤史。

2. 病情观察

（1）生命体征等的观察：包括体温、脉搏、呼吸、血压、瞳孔、神志、皮肤、尿量。

（2）发热期严重程度的评估：根据患者体温分度以及有无并发症，有无神志改变、呼吸窘迫和血流动力学不稳定等危及生命的情况进行评估。

（二）救治方法

1. 救治原则　快速评估患者体温分度以及有无并发症，有无神志改变、呼吸窘迫和血流动力学不稳定等危及生命的情况，必要时给予降温等处理。

2. 具体急救护理措施

（1）对低热、中等度热患者：院前密切观察生命体征，可暂不做降温处理。

（2）对高热患者：院前可使用降温药物，如非甾体类消炎药如阿司匹林、对乙酰氨基酚，

4～6 h 1 次,也可用冰袋置于颈部、腋下腹股沟等大动脉走行处或用 30％～40％酒精擦浴等物理降温法降温。

（3）吸氧,保持呼吸道通畅,心电监护,建立静脉通道。

（4）高温合并抽搐、休克、昏迷等症状时按相应原则处理。

（5）若有感染性发热的依据可早期经验性使用抗生素。

（6）转运时注意加强生命体征的监护,维持输液通道通畅,保持车厢通风和温度在 25 ℃左右。

第七节　心　悸

心悸(palpitation)是一个常见症状,患者自觉心跳或心慌,伴有心前区不适感。当心率缓慢时常感到心脏搏动强烈,心率加快时可感到心脏跳动,甚至可感到心前区振动。心悸与患者的精神因素有关。身心健康者在安静状态并不感到自己的心脏在跳动,但有情绪激动或强烈体力活动后也常感到心悸,但为时短暂,静息片刻心悸消失。神经过敏者则不然,一般的心率突然加快或偶发的过早搏动也可感到心悸。心悸的感觉常与患者的注意力有关,也与心律失常存在时间的长短有关。当患者注意力集中时,如夜间卧床入睡前或在密闭的环境中,心悸往往较易出现而明显。而许多慢性心律失常者,由于逐渐适应而常不感到明显的心悸。对于重度心功能不全的患者,由于较突出的症状如呼吸困难的存在,致其注意力分散,也常不感到心悸。

（一）病情评估

1. 资料收集

（1）环境与现场特点:心悸患者与所处环境的关系,如密闭缺氧环境或一氧化碳过高的环境,可为诊断提供线索。

（2）起病情况与患病时间:

① 患者有无精神刺激史。

② 进食某些特殊食物引发心悸,如大量吸烟、饮酒、饮浓茶或咖啡等。

③ 应用某些药物后发生心悸,如麻黄碱、咖啡因、氨茶碱、肾上腺素类、苯丙胺、阿托品、甲状腺片等,且常和摄入量大小及个体敏感性有关。

（3）主要症状与进展特点:心悸出现后是否伴发胸痛、头晕、发热、抽搐、晕厥、呼吸困难等严重症状,心悸发作的诱因、时间、频率、病程。反复发作、持续时间延长、发作间歇期缩短者提示风险增加。

（4）伴随症状或体征:有无心前区疼痛、发热、头晕、头痛、晕厥、抽搐、呼吸困难、消瘦及多汗、失眠、焦虑等相关症状。

① 伴随低血压或休克常提示病情严重。

② 伴心前区疼痛见于冠状动脉粥样硬化性心脏病（如心绞痛、心肌梗死）、心肌炎、心包炎,亦可见于心脏神经症等。

③ 伴发热见于急性传染病、风湿热、心肌炎、心包炎、感染性心内膜炎等。

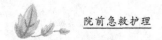

④ 伴晕厥或抽搐见于高度房室传导阻滞、室颤或阵发性室性心动过速、病态窦房结综合征等。

⑤ 伴贫血见于各种原因引起的急性失血,此时常有虚汗、脉搏微弱、血压下降或休克;慢性贫血者心悸多在劳累后较明显。

⑥ 伴呼吸困难见于急性心肌梗死、心肌炎、心包炎、心力衰竭、重症贫血等。

(5) 诊疗经过:心悸发生后做过哪些检查和治疗,效果如何。

(6) 既往状况:

① 有无心脏病、内分泌疾病、贫血性疾病、神经官能症等病史。

② 既往有冠心病、风湿性心脏病、心肌病、心肌炎的患者,心悸常提示与心脏有关。

③ 既往有贫血者注意贫血引起的心悸,既往有甲亢者提示心悸与内分泌系统有关。

(7) 病后一般状况:

① 病后体重减轻、多食善饥者提示甲亢。

② 失眠多梦者提示神经官能症。

③ 长时间未进食者心悸提示低血糖发作。

2. 病情观察

(1) 生命体征:体温、脉搏、呼吸、血压是心悸时要注意的四大体征,因为对查明心悸发生的原因和诊断有一定的提示作用。

① 心悸时体温超过 38 ℃提示心悸与体温升高有关。

② 心悸时脉搏超过 120 次/分提示心悸与心率过快有关;心悸时脉搏低于 40 次/分提示心悸与心率过慢有关。

③ 心悸时呼吸次数超过 30 次/分提示心悸与呼吸有关。

④ 心悸时收缩血压超过 180 mmHg 或低于 90 mmHg 提示心悸与血压高度相关。

(2) 鉴别诊断:引起心悸的原因有很多,心脏神经官能症、心律失常、心脏收缩力增强等可引起心悸。心悸可为生理性或病理性,生理性者可见于健康人在强烈体力活动或精神过度紧张之时,但也可见于大量吸烟、饮酒、饮浓茶或咖啡,或应用某些药物时;病理性心脏搏动增强所致心悸可由心室肥大、引起心排血量增加的其他病变(贫血、高热、甲亢等)引起。心悸是许多疾病的共同表现,其中有一部分心悸的患者并无器质性病变,因此,对于心悸鉴别诊断尤为重要。

① 病史:应仔细询问患者心悸的发生是否与体力活动、精神状态以及应用药物等因素有关,注意询问心悸发作时间等。心悸发生在轻度体力活动后,则病变多为器质性的,应进一步询问既往有无器质性心脏病的病史;心悸发生在剧烈运动后,或在应用阿托品等药物之后,则为机体的一种生理反应。心悸发作时间的长短也与病因有关,如突然发生的心悸在短时间内很快消失,但易反复发作,则多与心律失常有关,此时应详细追问心悸发作当时患者的主观感觉,如有无心跳过快、过慢或不规则的感觉,是否伴有意识改变及周围循环障碍,以便做出初步的诊断。若患者从幼年时即出现心悸,则多与先天性心血管疾病有关。

② 体格检查:疑诊为器质性心脏病时,应重点检查心脏有无病理性体征,即有无心脏杂音、心脏增大以及心律改变,有无血压增高、脉压增大、水冲脉等。疑诊为非器质性心脏病时,还应注意患者的全身情况检查,如精神状态、体温、有无贫血及多汗、甲状腺是否肿大等。体检

应仔细,避免遗漏。

③ 实验室检查:考虑为甲亢、低血糖或嗜铬细胞瘤等疾病时,可入院进行相关的实验室检查,如测定血清 T_3、T_4 及甲状腺吸碘率、血糖、血尿、儿茶酚胺等。考虑为贫血时,可入院查血常规,必要时可进行骨髓穿刺检查骨髓涂片以进一步明确病因。

④ 综合分析与鉴别:分析与鉴别心悸原因的过程中,详细的病史询问、相关的体检和实验室检查对诊断和鉴别也很有帮助,其中心电图是鉴别诊断的重要手段。心悸常见原因的鉴别情况见表 6-15。

表 6-15 心悸常见原因鉴别

	心脏搏动增强	心律失常	心脏神经官能症
临床表现	各类后天获得性心脏病、贫血、高热、甲亢、低血糖发作、嗜铬细胞瘤、阵发性血压升高等可出现心悸,心脏收缩力增强可引起心悸。 心悸可为生理性或病理性。生理性者可见于健康人在强烈体力活动或精神过度紧张之时,也可见于大量吸烟、饮酒、饮浓茶或咖啡,或应用某些药物时	各类心律失常,可伴有器质性心脏病	青壮年女性多见,植物神经功能失调引起的一种临床综合征。除感心悸之外,常有心率加快、心前区刺痛或隐痛、呼吸不畅,并常伴有头痛、头晕、注意力不集中等神经官能症症状。发病常与精神因素有关,每因情绪激动而发作。精神刺激常为发病诱因
实验室检查	各个疾病的实验室表现(如贫血者红细胞和血红蛋白减少,高热者白细胞增多,甲亢者甲状腺功能亢进,低血糖发作者血糖降低,心脏病者心脏彩超有心室肥大等)	多无显著异常	多无显著异常
心电图	无特异性变化,多伴有窦性心动过速	特征性心电图	窦性心动过速
主要治疗	针对不同病因治疗	抗心律失常治疗	调整神经功能

(3)严重程度判别:

① 生命体征:判别心悸危险与否的重要指标,特别是血压、脉搏偏离正常值越多,危险越大。

② 心电图:对心悸的诊断尤为重要。若静息时心电图未发现异常可嘱患者适当运动或进行 24 h 动态心电图监测。

③ 心脏多普勒超声检查:对于怀疑有器质性心脏病的患者,为进一步明确病因,还可进行心脏多普勒超声检查以了解心脏病变的性质及严重程度。

(二)救治方法

1. 救治原则 心悸的治疗主要以明确病因为主,针对不同病因进行治疗。消除紧张情绪对所有患者都是有益的。

2. 具体措施

（1）心脏神经官能症：

① 以调整神经功能为主。

② 合并有其他系统器质性疾病者：以器质性疾病治疗为主（如甲亢、风湿性心脏瓣膜病、贫血、高热、高血压、冠心病、心肌病等）。

③ 必要时可以考虑使用安慰剂或镇静剂。

（2）期前收缩：各类期前收缩患者以病因治疗为主。

① 房性期前收缩：应针对原发病。肺部疾病患者应给予充足供氧、控制感染，停用氨茶碱、异丙肾上腺素等药物，胺碘酮可能有效，补充钾、镁盐可抑制心动过速的发作。

② 交界性期前收缩：通常无需治疗。无器质性心脏病者交界性期前收缩若无症状无须治疗；若症状明显，则以消除症状为目的。注意减轻患者的心理负担或压力。

③ 室性期前收缩：有急性心肌缺血者的室性期前收缩，应预防使用利多卡因静脉注射，早期应用 β 受体阻滞剂可以减少室颤的危险，但应注意心功能和电解质的情况。

（3）心动过速：窦性心动过速以病因治疗为主，其他快速性心律失常需做相应处理。

① 阵发性室上性心动过速：包括房室结折返性心动过速和房室折返性心动过速。a. 兴奋迷走神经，如深吸气后屏气、压迫眼球或颈动脉窦按摩。b. 维拉帕米 5 mg 静脉缓慢推注 5 min，或西地兰 0.2～0.4 mg 加入 25% 或 50% 葡萄糖溶液 20 mL 内静脉缓慢推注，或三磷酸腺苷 10～20 mg 1～2 s 内快速静脉注射。

② 室性心动过速（室速）：a. 血液动力学不稳定室速：立即同步电复律，能量为 10 J。若为无脉室速可给予非同步 200 J 电击复律。此条适用于其他宽 QRS 波群心动过速。b. 血液动力学稳定的室速：胺碘酮 150 mg，10 min 以上静脉注射，然后以 1 mg/min 维持静脉滴注 6 h，再以 0.5 mg/min 维持静脉滴注。若无效，必要时再以 150 mg/min 静脉注射 1 次，1 天内最大剂量不超过 2 支。有器质性心脏病或心功能不全者不宜用利多卡因、普罗帕酮、维米帕尔、地尔硫草。

③ 尖端扭转型室速：a. 首选硫酸镁，首剂 2～5 g，3～5 min 静脉注射。b. 异丙肾上腺素有助于控制该类室速，但可使部分室速恶化为室颤，应慎用。

④ 心室颤动/扑动：a. 立即非同步直流电复律，能量选择为 200～360 J。b. 查找并纠正病因或诱因，如电解质紊乱（低钾/低镁）、心肌缺血、洋地黄中毒或抗心律失常药所致。

⑤ 心房颤动/扑动：a. 减慢心室率：西地兰 0.2～0.4 mg 稀释后缓慢静脉注射，如西地兰无效可用地尔硫草 5～10 mg，缓慢静脉注射，而后 5～10 mg/h 静脉滴注。对大多数心房扑动（房扑），西地兰无效，需用地尔硫草。b. 复律：心脏正常的孤立性房颤或高血压患者合并房颤，可选用普罗帕酮 2 mg/kg，7～10 min 静脉推注，也可 1 次顿服普罗帕酮 450～600 mg。心肌梗死、心力衰竭患者应选用胺碘酮。血流动力学不稳定时，同步直流电复律，房颤 100～200 J，房扑 25～50 J。c. 预激综合征含并房颤，部分或全部经房室旁路下传心室：不用作用于房室结的药物，如西地兰、维拉帕米、β 受体阻滞剂等，因可能恶化为室颤。心室率＞200 次/分，血流动力学不稳定，立即同步直流电复律，能量同上；心室率＞200 次/分，血流动力学稳定，可选用普鲁卡因胺或普罗帕酮。

（4）心动过缓：

① 无症状的窦性心动过缓，心率≥45 次/分，无需治疗。

② 导致晕厥的病态窦房结综合征，尤其是慢-快综合征，先临时起搏，择期行永久埋藏式起搏器植入。

③ 房室传导阻滞：a. 一度和二度Ⅰ型可观察，查找与纠正病因，一般不需急诊处理。b. 二度Ⅱ型或完全性房室传导阻滞，应立即行临时起搏。有明确病因或诱因可纠正的完全性房室传导阻滞，如下壁心肌梗死、急性心肌炎、洋地黄中毒或抗心律失常药（β受体阻滞剂、维拉帕米、地尔硫䓬等，尤其是它们合用时）所致者，应纠正病因或诱因，这种患者大多不需要埋藏式起搏器。而无病因与诱因可纠正者，应择期行埋藏式起搏器植入。上述治疗中，起搏治疗安全、可靠，应尽快实施临时起搏，如无条件起搏或在未实现满意起搏前短时间内可试用阿托品或异丙基肾上腺素。心肌梗死时应十分慎重，因可能导致严重室性心律失常（如室颤）。

典型案例：患者，女，67 岁，心悸 1 周加重 2 h。

资料收集：患者伴乏力、纳差，无发热、咳嗽，无腹泻、尿频，无黄疸，偶伴头晕、黑矇、失神发作。体检：血压 125/75 mmHg，神清，双肺无啰音，心音有力，律不齐，未闻及杂音，腹平软，肝脾未触及。双下肢无水肿。

病情评估：入院后行肝肾功能、电解质、凝血功能、血常规等检查无异常发现，胸片无异常，尿常规、大便常规未见异常，心电图显示严重窦性心动过缓伴不齐（约 45 次/分），行 Holter 监测发现患者有长达 7 s 的长间歇，多次伴有失神发作。

救治方法：建议患者安装起搏器，患者家属拒绝，1 周后患者死亡。

第八节 眩 晕

眩晕症（vertigo）是机体对空间的定向感觉障碍或平衡感觉障碍，是一种运动错觉，患者感到自身或外境在移动、旋转或摇晃。眩晕症状出现的同时，常伴有平衡失调、站立不稳、眼球震颤、指物偏向、恶心、呕吐、面色苍白及血压等变化。

（一）病情评估

1. 资料收集

（1）发病情况：夜间还是晨起发病；突然发病还是缓慢发病；首次发病还是反复发病；何种情况下发病，体位改变、扭颈，或某种特殊体位发病；眩晕的形式是旋转性还是非旋转性的；强度能否忍受，意识是否清楚；睁、闭眼时眩晕是减轻还是加重；声光刺激、变换体位时眩晕是否加重。

（2）主要症状及临床特点：

① 脑血管性眩晕：突然发生剧烈旋转性眩晕，可伴有恶心、呕吐，多伴有耳鸣、耳聋、眼球震颤等。

② 脑肿瘤性眩晕：早期常出现轻度眩晕，可呈摇摆感、不稳感，而旋转性眩晕少见，常有单

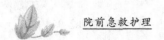

侧耳鸣、耳聋等症状,随着病变发展可出现邻近脑神经受损的体征,如患侧面部麻木及感觉减退、周围性面瘫等。

③ 颈源性眩晕:表现为多种形式的眩晕,伴头昏、晃动、站立不稳、沉浮感等多种感觉。眩晕反复发作,其发生与头部突然转动有明显关系,即多在颈部运动时发生,有时呈现坐起或躺卧时的变位性眩晕。一般发作时间短暂,数秒至数分钟不等,亦有持续时间较长者。晨起时可发生颈项或后枕部疼痛。部分患者可出现颈神经根压迫症状,即手臂发麻、无力,持物不自主坠落。半数以上可伴有耳鸣,62%～84%的患者有头痛,多局限在顶枕部,常呈发作性跳痛。

④ 眼源性眩晕:非运动错觉性眩晕,主要表现为不稳感,用眼过度时加重,闭眼休息后减轻。眩晕持续时间较短,睁眼看外界运动的物体时加重,闭眼后缓解或消失。常伴有视力模糊、视力减退或复视。视力、眼底、眼肌功能检查常有异常,神经系统无异常表现。

⑤ 心血管性眩晕:高血压引起的眩晕通过血压测定可以明确诊断。颈动脉窦综合征可以导致发作性眩晕或晕厥。发病诱因大多是突然引起颈动脉受压的因素,如急剧转颈、低头、衣领过紧等。

⑥ 内分泌性眩晕:低血糖性眩晕常在饥饿或进食前发作,持续数十分钟至 1 h,进食后症状缓解或消失,常伴有疲劳感,发作时检查血糖可发现有低血糖存在。甲状腺功能紊乱也可以导致眩晕,临床以平衡障碍为主,对甲状腺功能的相关检查可以确诊。

⑦ 血液病导致的眩晕:白血病、恶性贫血、血液高凝疾病等均可引起眩晕,通过血液系统检查可以确诊。

⑧ 神经官能性眩晕:患者症状表现为多样性,头晕多是假性眩晕,常伴有头痛、头胀、沉重感,或有失眠、心悸、耳鸣、焦虑、多梦、注意力不集中、记忆力减退等多种神经官能症表现,无外物旋转或自身旋转、晃动感。对于 45 岁以上的妇女,还应注意与更年期综合征相鉴别。

（3）伴随症状:

① 自主神经症状:血压变化、出汗、面色苍白、腹泻等。

② 耳部症状:耳聋、耳鸣、耳闷等。

③ 眼部症状:眼前发黑、复视、视物模糊等。

④ 颈部症状:颈项部或肩臂疼痛、上肢麻木、活动受限等。

⑤ 中枢神经系统症状:头痛、意识障碍、感觉运动障碍、语言或构音障碍等。

（4）诊治经过:眩晕后有无诊治及其疗效。

（5）既往史:有无高血压、心脏病(尤其是心脏瓣膜病、先天性心脏病、心肌梗死),有无脑血管病、中耳炎、耵聍、颅脑外伤等病史。

2. 病情观察

（1）生命体征监测:包括体温、脉搏、呼吸、血压、瞳孔、神志,尤其注意患者瞳孔、神志的变化,对于评估病情具有重要意义。

（2）神经系统评估:全面的神经系统体检对于评估病情具有指导作用。

（3）实验室检查对病情的评估:建议入院积极完善头颅 CT、脑电图、经颅多普勒检查等,快速完善心电图、血常规、血糖的检查,迅速评估疾病的严重程度,取得对疾病的初步判断。

（4）中枢性眩晕与周围性眩晕的鉴别见表 6-16。

表 6-16　中枢性眩晕与周围性眩晕的鉴别

临床特征	周围性眩晕	中枢性眩晕
眩晕的特点	突发,持续时间短	持续时间长,较周围性眩晕轻
发作与体位的关系	头位或体位改变可加重,闭目	与改变头位或体位无关,闭目
眼球震颤	不减轻,水平性或旋转性,无垂直性,向健侧注视时眼球震颤加重	眼球震颤加重、持续久
平衡障碍	站立不稳,左右摇摆	站立不稳,向一侧倾斜
自主神经症状	伴恶心、呕吐、出汗等	不明显
耳鸣和听力下降	有	无
脑损害表现	无	可有,如头痛、颅内压增高、脑神经损害、瘫痪和痫性发作等
病变	前庭器官病变,如内耳眩晕症、迷路炎、中耳炎和前庭神经元炎等	前庭核及中枢联络径路病变,如椎-基底动脉供血不足,小脑、脑干及第四脑室肿瘤,听神经瘤,颅内压增高和癫痫等

（二）救治方法

1. 救治原则　以对症治疗为主,尽快查明病因,进行病因治疗。

2. 具体措施

（1）采取可缓解患者症状的姿势如半靠位、平卧位,缓解症状。

（2）给予吸氧,心电监护,在积极稳定生命体征的基础上尽快入院完善相关检查,如头颅CT、MRI、脑电图、经颅多普勒检查等,明确病因。

（3）可酌情选用以下药物或方法:①抗眩晕:重症者肌内注射异丙嗪 25～50 mg,或地西泮 5～10 mg,尽快控制眩晕发作,减轻患者痛苦,缓解紧张情绪。②止呕吐:胃复安 10 mg 肌内注射或维生素 B$_6$ 0.2 g 静脉滴注。③少数患者眩晕由小脑出血或梗死所致,病情危重。应密切观察生命体征,并予以相应处理,如降颅内压、降血压等。

（4）转送途中行车平稳,避免头部震动,密切观察病情变化。

（5）对于频繁呕吐且发生意识障碍的患者,头要偏向一侧,防止误吸。

典型案例:患者,白某,男,48 岁,反复眩晕 10 年,症状加重 1 天入急诊。

资料收集:患者于 10 年前突感眩晕、耳鸣、听力减退、恶心、呕吐、面色苍白、心慌出汗、闭目卧床、不敢翻身,经某医院诊断为内耳性眩晕症,服谷维素及镇静药物后,症状稍有减轻。但 10 年来发作频繁,每 1～2 周发作 1 次,工作受影响,此次因劳累出现眩晕、耳鸣、频繁恶心、呕吐,生命体征平稳,既往无高血压、糖尿病、脑血管病病史,外院头颅 CT 及经颅多普勒检查正常。

病情评估:中年男性,眩晕多年,外院诊断为内耳性眩晕症,生命体征平稳,外院检查及病史可基本排除脑血管疾病,故考虑梅尼埃病。

救治方法:立即给予地西泮 5～10 mg 肌内注射缓解症状,收治耳鼻喉科。

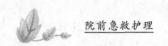

第九节 精神行为异常

一、过度换气综合征

过度换气综合征（hyperventilation syndrome）是由于过深、过快地呼吸，导致血液中 $PaCO_2$ 下降，pH 值上升，出现呼吸性碱中毒，致使血中游离钙减少所引起的一种综合征。临床表现为一组复杂多样的精神神经症状。患者多有焦虑及癔症性格倾向，发作常与紧张不安、恐惧等情绪因素有关，好发于 15～30 岁女性。

（一）病情评估

1. 资料收集

（1）发病原因：有无诱发因素，如情绪变化（如生气、憎恨、哭泣、焦虑、疼痛、兴奋、激动等）、工作压力、饮咖啡或浓茶等。

（2）临床表现：过度换气综合征表现为反复发作的意识丧失，但无癫痫等表现。患者快速呼吸 2～3 min 即可诱发，患者先感眩晕，然后晕厥或感头晕并产生脱离现实的情感。头痛、头晕、恶心、呕吐、颜面部麻木、听力障碍、耳鸣、眼花、肢体刺痛或麻木、肌肉僵硬、手足痉挛、口干、难以控制的哭笑，发作时间、地点及持续时间不定。

有些年轻女性常因情绪紧张而突然感到胸闷、气短，且病情往往随着旁人的暗示加重。发病时，患者除手足抽搐外，还伴有呼吸急促、感觉异常、头晕、视物模糊、憋气，严重者有意识障碍及周身颤抖。患者胸痛多发生在心前部，性质如刀割、针刺，有时自诉疼痛向颈或背部放射，与冠心病、心肌炎、心绞痛极为相似。

2. 病情观察 主要观察神志、呼吸频率、节律、心率及 SpO_2。

（二）救治方法

1. 心理治疗 一般无需送医院治疗，可让患者平卧，安静休息，家人应对其耐心护理、安慰，减少其紧张不安的情绪，暗示疗法常能取得较好的效果。若短时间内反复发作，建议送往医院治疗。

2. 改善呼吸性碱中毒 帮助调整呼吸节奏，或用硬纸做成喇叭状，罩在患者的口鼻部，使呼出的二氧化碳部分回吸，改善碱中毒现象，恢复和改善脑部血氧供应。

3. 药物治疗 地西泮 10 mg 肌内注射或静脉缓慢注射，使患者尽快安静。静脉推注 10% 葡萄糖酸钙 10～20 mL 纠正低血钙，若伴低血糖应积极纠正。

二、谵妄与躁狂状态

急性谵妄或躁狂状态（delirious or manic state）大多是原发病的一个表现，多伴有与原发病相关的症状和体征。谵妄属于意识障碍的范畴，病理基础是大脑皮层功能紊乱，患者往往有明显的精神活动异常。躁狂发作以情绪高涨为主,与其处境不相称,可从愉快到欣喜若狂,某些病例仅以易激惹为主,严重者可出现幻觉、妄想等精神病症状。

（一）病情评估

1. 资料收集

（1）发病原因：①精神因素：癔症、狂躁性精神分裂症和精神活性类药物作用。②躯体疾病：感染性疾病、肝性脑病、肺性脑病、代谢和内分泌疾病、休克早期。③中毒：理化因素中毒、各种动植物中毒。④颅内因素：颅内出血、颅脑外伤、颅内感染、脑梗死、颅内占位等。⑤其他因素：如急性尿潴留。

（2）临床表现：患者有意识障碍,且有动作增加,定向力全部或部分丧失,思维混乱,对周围环境不能正确辨认。精神兴奋的患者躁动不安,可伴有无目的的行走和冲动行为,如毁物、攻击他人或自残。常有幻觉,多为视幻觉,亦可有前庭幻觉、听幻觉、触幻觉等,幻视内容有时可因暗示而变化,亦可有错觉。视幻觉及视错觉的内容多带恐怖色彩。患者有时可与外界有些接触,呼之能简单应答,常不切题,且维持很短时间。患者睡眠节律也有障碍,夜晚多加重,躁动不安,日间则表现为嗜睡。常伴出汗、心跳加快、面色潮红、粗大震颤等躯体症状。

心境障碍（情感性精神障碍）的躁狂发作以情绪高涨或易激惹为主,注意力不集中或随环境转移、语言增多、思维奔逸、联想加快或意念飘忽不定,自我评价过高或夸大、精力充沛、不感疲乏、活动增多、行为鲁莽、不计后果、睡眠少等。

2. 病情观察　观察患者意识、生命体征等,鉴别是否存在危及生命的情况,有无严重的自杀、自残或攻击他人的倾向。

（二）救治方法

1. 控制兴奋躁动　地西泮 10 mg 肌内注射或静脉推注,氟哌啶醇 50～100 mg 肌内注射。

2. 病因治疗　疑是精神性疾病时,应及时联系到精神病专科医院治疗。

3. 护理措施　保障患者与医护人员及他人的人身安全,防止意外事故发生。必要时给予强制性约束措施。

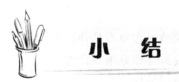

小　结

急性意识障碍包括昏迷、晕厥、抽搐、脑血管意外、低血糖、高血糖等原因引发的意识改变。其院前急救措施稍有不同：昏迷患者重在尽早开放静脉通道,确保气道畅通,稳定患者,严密观察,尽快转运;晕厥患者在于尽快使患者平卧、对症治疗,原因不明的晕厥,应及时送医院诊治,避免各种发作诱因,减少复发;抽搐患者重点在于快速控制抽搐发作,尽可能针对病因治疗,积极防治并发症;脑血管意外是迅速识别疑似脑卒中患者并进行简要评估和急救处理,尽快送到有条件的医院;低血糖症关键在于对可疑低血糖患者快速检测血糖,及时纠正,同时针对病因诊断和治疗,阻止脑组织损伤,必要时快速、安全转院治疗;高血糖引起意识障碍最常见的原因

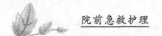

是酮症酸中毒和高血糖高渗状态。院前急救时应立即用胰岛素纠正代谢紊乱,输液补充血容量,纠正电解质紊乱,消除诱因。

急性疼痛包括头痛、胸痛、腹痛等。头痛患者院前急救应首先评估生命体征和疼痛程度,迅速区分是一般性头痛还是有预后危险的头痛(也称为卒中相关性头痛)。若头痛严重,应尽快送往医院,同时稳定患者生命体征,减轻患者痛苦。胸痛患者院前急救中重要的是进行危险程度评估,积极稳定生命体征,明确病因并及时行针对性病因治疗。腹痛患者的院前急救重在尽早排除即刻致命性腹痛,开放静脉通道,确保气道畅通,稳定患者,严密观察,尽快转运。

急性出血包括呕血、咯血、血尿等。呕血患者院前急救中重要的是保持呼吸道通畅防窒息,迅速补充血容量抗休克,生命体征相对稳定后尽快转运。咯血患者院前急救重点在于保持呼吸道通畅,防止气道阻塞,维持生命体征稳定;同时积极进行病因诊断和治疗,快速安全转运。血尿患者应到医院就诊,查明原因,进行针对性治疗,原因不明者先止血和对症治疗。

急性疾病导致的呼吸困难起病急、进展快、症状明显。治疗原则是保持呼吸道通畅,纠正缺氧和(或)二氧化碳潴留,纠正酸碱平衡失调,为基础疾病及诱发因素的治疗争取时间。最终改善呼吸困难取决于病因治疗。

恶心、呕吐及腹泻患者在院前急救时重点是快速现场评估患者的全身状况,有无低血容量性休克等表现,适当补液对症治疗。

发热本身是一个症状,而不是一种疾病,但其病因复杂,很多疾病均可发热。院前急救的要点在于现场快速监测体温及判断分度,评估有无神志改变、呼吸窘迫和血流动力学不稳定等危及生命的情况,必要时给予降温等处理。

心悸是一个常见症状,确定原因是一个鉴别的过程,识别危险的心悸是急诊医生的首要任务,快速、准确处理更是一个富有挑战的课题。

眩晕是一种症状,院前急救时以对症治疗为主,尽快查明病因,进行病因治疗。

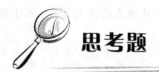

思考题

1. 昏迷的常见原因有哪些?其院前处理要点是什么?
2. 晕厥的常见原因有哪些?其院前处理原则是什么?
3. 抽搐持续状态的诊断和处理原则是什么?
4. 急性出血性或缺血性脑血管疾病的鉴别要点是什么?
5. 低血糖反应常见的临床表现是什么?
6. 低血糖发生时,具体的救治措施是什么?
7. 高血糖的常见原因有哪些?
8. 糖尿病酮症酸中毒的救治原则是什么?
9. 简易的疼痛评分如何评估?
10. 胸痛急诊处理原则、危及生命胸痛的具体处理策略是什么?

11. 呕血患者院前如何保持呼吸道通畅?

12. 咯血的常见原因有哪些?

13. 呼吸困难的院前急救原则是什么?

14. 发热的院前急救原则有哪些?

15. 常见的眩晕有哪些症状及临床特点?

(刘　萍　刘梅讯　王　云　杨芳芳　王晓琳　李大鹏)

第七章　理化因素损伤

第一节　中　暑

中暑(heat stroke)是指人体处于高温环境中,水和电解质丢失过多,体温调节中枢发生障碍,散热功能衰竭,引起中枢神经系统和心血管功能障碍的一种急性疾病。常见的临床表现为突然发生高热、皮肤干燥、无汗及意识丧失或惊厥。根据临床症状轻重程度分为先兆中暑、轻度中暑及重度中暑(热痉挛、热衰竭和热射病)。

一、病因与发病机制

在炎热烈日的暴晒下或高温环境中长时间或强体力劳动作业,且无足够的防暑措施,是发生中暑的致病因素。除此以外,诱发中暑的因素有:①肥胖;②年老体弱;③过度劳累;④汗腺功能障碍(如硬皮病、先天性汗腺缺乏症、广泛皮肤烧伤后瘢痕形成);⑤甲亢;⑥伴发潜在性疾病,如糖尿病、心血管疾病、下丘脑病变;⑦某些药物的应用,如阿托品、巴比妥等;⑧产妇终日逗留在通风不良、空气潮湿、温度较高的室内等。

正常人体在体温调节中枢下丘脑的控制下,体内产热与散热处于动态平衡,使体温维持在37℃左右,皮肤温度保持在32℃左右。其调节通过三种方式:①传导、对流与辐射:当周围环境温度在35℃以下时,人体主要通过传导、对流与辐射的方式散热,占人体散热量的70%。②蒸发:当空气干燥、外界温度超过35℃时,人体大部分热量只能通过皮肤汗腺蒸发散热,占人体散热量的14%,同时肺内水分呼出约占散热的11.5%。③其他:鼻腔加温外界空气时可耗热量约占2.5%,大小便排出时可散热约1.5%。

随着气温的升高,传导、对流与辐射方式的散热逐渐减少,汗液蒸发散热逐渐增加,尤其当外界气温高于35℃时,大部分热量要通过汗液蒸发。如果机体产热大于散热,散热受阻,一定时间后体内热蓄积过多,体温急剧升高达40℃以上,即可导致中暑高热的发生,引起器官功能和组织的损害。

高温环境或高温强体力劳动环境下,由于出汗过多,导致失水、失钠、血液浓缩及血黏稠度增加,继而出现皮肤血管扩张,血管舒缩功能失调,血容量不足,导致周围循环衰竭,此时,如不及时补充钠盐,可导致中暑衰竭或中暑痉挛。

当患者在波长为600~1000 μm的可见光线和红外线的烈日下劳动时间过长,头部暴晒而又无保护时,可引起脑组织充血和水肿,脑组织温度可达40~42℃,可导致日射病的发生。

二、临床表现

1. 先兆中暑 患者在高温环境下劳动工作或生活一定时间后,出现多汗、口渴、乏力、头晕、眼花、头痛、耳鸣、胸闷、心悸、恶心、注意力不集中、四肢无力、体温正常或略升高,不超过38 ℃。如及时脱离高温环境,短时间休息后,症状可很快消除。

2. 轻度中暑 先兆中暑症状加重,出现早期周围循环衰竭的现象,如面色潮红或苍白、烦躁不安、恶心、呕吐、多汗、四肢皮肤湿冷、心率加快、脉搏细速、血压下降等,体温在38 ℃以上。如及时进行有效的处理,3～4 h可恢复正常。

3. 重度中暑 轻度中暑症状加重,同时伴有高热、痉挛、休克、昏迷,重度中暑又可分为以下三种类型:热痉挛、热衰竭、热射病。

(1) 热痉挛:多见于健康青壮年人。多发生在强体力劳动大量出汗,口渴饮水多而盐分补充不足导致血中钠盐浓度急速明显降低时。临床特点为四肢无力,四肢肌肉及腹部、背部肌肉痉挛和收缩疼痛,以腓肠肌多见,常呈对称性和阵发性,多能自行缓解,也可因腹直肌、肠道平滑肌痉挛引起急腹痛。患者意识清楚,体温一般正常。热痉挛可以是热射病的早期表现。

(2) 热衰竭:此型最常见,多见于老年人、儿童和慢性病患者。患者体内无过度热蓄积,主要症状为心慌、口渴、头晕、头痛、恶心、呕吐,继而出现胸闷、脸色苍白、大汗淋漓、皮肤湿冷、脉搏细速、血压下降、呼吸增快、心律失常、手足抽搐、晕厥和昏迷。此时的体温正常或稍微偏高,中枢神经系统损害不明显,可发展成为热射病。

(3) 热射病:中暑最严重的类型。常发生在高温、高湿或强烈的太阳照射环境中作业或运动数小时者,或年老体弱、慢性病患者在高温和通风不良的环境中生活数天。早期表现为全身乏力、大量冷汗、头晕、头痛、恶心,继而出现高热(体温高达40～42 ℃甚至更高)、皮肤干燥无汗、呼吸浅快、心动过速、脉搏细速、血压正常或降低、烦躁不安、神志模糊、谵妄,逐渐转入昏迷伴有抽搐。严重者可发生肺水肿、心功能不全、DIC、肝肾功能损害等严重并发症。

三、现场救护措施

救治原则:分秒必争迅速使患者脱离高热环境,根据现场条件,立即采取降低患者体温的措施。对于先兆中暑和轻度中暑者具体救护措施如下。

1. 转移患者 迅速将患者搬离高热环境,抬到通风、阴凉、干爽的地方,有条件者搬至温度保持在20～25 ℃的空调抢救室内。使其平卧并解开衣扣,松开或脱去衣服,如衣服被汗水湿透应更换衣服。

2. 物理降温 患者头部可捂上冷毛巾,反复应用冷水擦面部、四肢或全身,并密切观察体温变化,直至体温降至38 ℃以下。有条件的可用酒精擦浴,也可将冰块装在塑料袋内,放在患者的额头、颈部、腋下和大腿根部。救助者还应不时按摩患者的四肢及躯干,直至皮肤发红,以促使循环血液将体内热量带到体表散出。当体温降至38 ℃以下时,要停止一切冷敷等强降温措施。

3. 补充液体 神志清醒者可缓慢饮入含盐的冰水或清凉饮料,但不要短时间内补充大量水分,否则会引起呕吐、腹痛、恶心等症状。

4. 使用防暑药物 体温持续在 38.5 ℃以上者可给予口服人丹、十滴水或藿香正气水等清热解暑药,如有头痛、恶心、呕吐者,可适当给予口服镇静剂。

5. 按摩穴位 若患者昏迷不醒,则可针刺或用手指甲掐患者的人中穴(位于鼻唇之间中上 1/3 交界处)、内关穴(位于手腕内侧上方约 5 cm 处)以及合谷穴(即虎口)等,促使患者苏醒。出现呕吐的,应将其头部偏向一侧,以免呕吐物呛入气管引起窒息。

重度中暑的患者,在积极进行上述处理的同时,应尽快将其送往医院抢救。搬运患者时,应用担架运送,不可使患者步行,同时运送途中要注意,尽可能地用冰袋积极进行物理降温,以保护大脑、心、肺等重要脏器。

四、院内救护方法

重度中暑必须紧急处理,主要包括以下几个重要环节。

1. 迅速降温 降温是治疗重度中暑的关键,必须积极、迅速而有效。降温速度与预后密切相关。体温越高,持续时间越长,组织损害越严重,预后也越差。一般应在 1 h 内使直肠温度降至 37.8~38.9 ℃。

(1)物理降温:包括环境降温、冷(冰)水敷擦、冷(冰)水浸浴,也可用装满冰块的塑料袋紧贴两侧颈动脉处及双侧腹股沟区。对于日射病患者,头部降温可采用冰帽、电子冰帽。

(2)药物降温:用冰盐水 200 mL 灌肠;或用 4 ℃冰 5%葡萄糖盐水 1000~2000 mL 静脉快速滴注,开始时滴速控制在 30~40 滴/分,30~60 min 内滴完,一般在 20 min 内体温可以下降 2~4 ℃,但要注意监测心功能的情况;或用低温透析液(10 ℃)进行血液透析。此外,还可以使用冬眠药物,一方面有镇静和抗惊厥作用,另一方面达到药物降温效果,并减少进一步物理降温时寒战等不良反应,为物理降温做准备。

高热兼有昏迷和抽搐者,选用冬眠Ⅰ号,即氯丙嗪 25 mg、异丙嗪 25 mg、哌替啶 50 mg,加于 25%葡萄糖溶液 20 mL 中,缓慢静脉注射。

高热、昏迷但无抽搐者,选用冬眠Ⅱ号,即氯丙嗪 25 mg、异丙嗪 25 mg 加于 25%葡萄糖溶液 20 mL 中,缓慢静脉注射。

高热但无昏迷和抽搐者,选用冬眠Ⅲ号,即异丙嗪 25 mg 加于 25%葡萄糖溶液 20 mL 中,缓慢静脉注射。

此外,冬眠Ⅲ号也可作为在注射冬眠Ⅰ号或Ⅱ号以后,病程仍需继续冬眠疗法时的维持性治疗。

2. 纠正水、电解质紊乱与酸碱平衡失调 对于热痉挛患者,治疗主要为补充氯化钠,静脉滴注 5%葡萄糖盐水或生理盐水 1000~2000 mL。

3. 积极防治循环衰竭或休克 对于热衰竭患者应及时补足血容量,防止血压下降。可用 5%葡萄糖盐水静脉注射,可适当补充血浆。低血容量患者,必要时应用升压药(如多巴胺),必要时监测 CVP 指导补液。

4. 预防或处理脑水肿和抽搐 应用甘露醇可预防或处理脑水肿。同时糖皮质激素地塞米松和氢化泼尼松也有一定的降温、改善机体的反应性、降低颅内压作用。抽搐发作时可静脉输注地西泮镇静。

5. 积极预防和处理急性心力衰竭或急性肾功能衰竭等并发症 早期并发症主要有周围

循环衰竭、休克、心力衰竭和呼吸衰竭,稍后可能会发生急性肾功能衰竭,再后可能发生肝细胞损害、DIC、合并感染,特别是肺炎较常见,宜加强观察、监测,加强护理,及时发现并做相应治疗。如昏迷或呼吸衰竭者可行气管插管,用人工呼吸机辅助通气;肺水肿时可给予毛花苷C、呋塞米、糖皮质激素和镇静剂;给予质子泵抑制剂预防上消化道出血;适当使用抗生素预防感染等。

第二节　淹　溺

淹溺(drowning)常称为溺水,是指人淹没于液性介质中,呼吸道被液体或杂质堵塞,引起换气功能障碍伴或不伴反射性喉头痉挛,导致机体缺氧和二氧化碳潴留的临床急症。严重者抢救不及时可导致呼吸、心跳骤停而死亡。

一、淡水淹溺和海水淹溺的病理特点

由于水的成分不同,淹溺可分为淡水淹溺和海水淹溺,两者既有共性又有其特殊性。不论淡水与海水,进入呼吸道和肺泡后,都可引起肺水肿,阻碍肺内气体交换,共同的基本病理改变为急性窒息导致全身缺氧和二氧化碳潴留。缺氧可造成低氧血症,引起代谢性酸中毒;二氧化碳潴留可导致呼吸性酸中毒。全身缺氧可引起如脑水肿、DIC、急性肾功能衰竭和代谢性酸中毒等各种并发症。

1. 淡水淹溺　江、河、湖、水库、池塘中的水为低渗性淡水。淡水进入呼吸道后损伤气管、支气管和肺泡壁的上皮细胞,影响通气和气体交换,并稀释肺泡表面的活性物质,使肺泡表面张力增加,而引起肺泡萎缩、肺不张,进一步阻滞气体交换,造成全身严重缺氧。大量淡水经肺毛细血管迅速进入血液循环,稀释血液,引起低钠、低氧、低钙和低蛋白血症。低渗性淡水可迅速渗入红细胞,使其肿胀、破裂,发生溶血,血红蛋白和钾离子大量释出,引起高钾血症和血红蛋白血症。高钾血症可导致室颤而致心跳骤停;大量游离的血红蛋白可在肾小管中形成栓子,堵塞肾小管,损害肾脏,引起急性肾功能衰竭。

2. 海水淹溺　海水含3%～3.5%的氯化钠和大量钙盐、镁盐,为高渗咸水。海水对呼吸道和肺泡有化学性刺激作用,容易损伤肺泡上皮和肺毛细血管内皮细胞,使大量血液中的水和蛋白质进入肺泡和肺间质而引起急性非心源性肺水肿。同时血钠、血氯、血镁增加,高钙血症可导致各种心律失常,甚至心跳骤停;高镁血症可抑制中枢和周围神经,松弛横纹肌,扩张血管,降低血压。

二、临床表现

临床表现的严重程度与淹溺持续时间长短、吸入水量多少、吸入水的性质及器官损害范围有关。缺氧是淹溺患者共同的和最重要的表现。当人淹没于粪坑、污水池和化学物贮存池等液体时,除淹溺的窒息外,还会伴有相应的皮肤、黏膜损伤和全身中毒。

1. 轻度　落水片刻救起,可吸入或吞入少量水。意识清楚、血压升高、心率增加、呼吸加

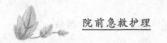

快、呛咳或有反射性呼吸暂停。

2. 中度 淹溺达1～2 min,可发生反射性喉痉挛、神志模糊、烦躁不安、言语或视觉障碍、呼吸不规则或表浅、血压下降、心率减慢、反射减弱等,也可因强烈咳嗽及呕吐而发生窒息。

3. 重度 淹溺达3～4 min,常出现精神状态改变,烦躁不安,神志昏迷,肌张力增加,可有抽搐,皮肤发绀,颜面肿胀,球结膜充血,牙关紧闭,口鼻充满泡沫或泥污或呕吐物,肢体冰冷,呼吸表浅、急促或停止,两肺可闻及干、湿啰音,偶尔有喘鸣音,心律失常,心音减弱或消失,上腹部因胃扩张而膨隆,有时可发生头、颈部损伤。

三、现场救护措施

救治原则:治疗抢救必须分秒必争,因地制宜。

(1)淹溺者从水中救出后,立即撬开口腔,清除口鼻腔内的水和泥沙等污物,并将其舌头拉出,以防舌后坠,确保呼吸道通畅。

(2)倒水(控水):迅速倒出上呼吸道和胃内积水。方法有:①将患者腹部置于抢救者屈膝的大腿上,头部下垂,用手平压其背部,使呼吸道和胃内的积水倒出;②抱住患者的腰部,将患者腹部置于抢救者肩上,使其背向上、头下垂,快步走动,倒出肺、气管和胃内积水;③对患儿可用双臂抱住小儿腰腹部,使背部朝上,头部向下垂,双手臂不时抖动促使呼吸道和胃内积水倒出。在此期间倒水动作一定要快速,切勿因控水过久而影响其他抢救措施,以能倒出口、咽及气管内的积水为度,如排出的水不多,应立即进行心肺复苏。

(3)患者从水中救出后,若出现无意识或心跳、呼吸骤停,应立即进行心肺复苏。

(4)在抢救的同时,如发现患者体温较低,应迅速脱去患者全身的湿衣服,用干燥衣物擦抹身体,然后用干燥的衣被包裹患者进行保温。

四、院内救护方法

因淹溺者大多数有复杂且严重的病理生理变化,经现场抢救的淹溺患者应及时送至医院进一步观察和治疗,采取综合措施支持循环、呼吸功能。

(1)经心肺复苏后心跳、呼吸仍未恢复者,应立即行心脏电除颤,利多卡因和肾上腺素静脉注射,同时行气管插管。

(2)补充血容量,维持水、电解质和酸碱平衡。淡水淹溺时,因血液稀释,应适当补充氯化钠溶液、浓缩血浆和白蛋白,限制入水量,及时应用脱水剂(甘露醇、呋塞米、白蛋白等)防治脑水肿;海水淹溺时,由于大量体液渗入肺组织,血容量偏低,需及时补充液体,可静脉滴注5%葡萄糖溶液、低分子右旋糖酐或血浆,以稀释被浓缩的血液和增加血流量,严格控制氯化钠溶液,注意纠正高钾血症及酸中毒。

(3)防治脑水肿、控制抽搐:用糖皮质激素和脱水剂(甘露醇、呋塞米等)治疗脑水肿,如病情允许可行高压氧治疗。

(4)防治低体温:对冷水中淹溺者按低体温处理,对体温过低的患者应注意复温,12 h内至少达到30 ℃,可采用体外和体内复温措施。体外复温有电热毯、温水复温等,方法简单,但只能表面复温;体内复温有温液体静脉输入、鼻饲或灌肠,吸入温热空气,腹膜透析或血液透析复温等。

（5）对肺水肿可用激素如氢化泼尼松 20～40 mg 或地塞米松 10～20 mg 静脉滴注和利尿剂如呋塞米 20～40 mg 静脉注射。注意观察迟发性肺水肿，一般在溺水后 2～3 天发生。

（6）对症治疗：对于血红蛋白尿、少尿或无尿患者，应积极防治急性肾功衰竭的发生；溶血明显者可以输血；联合用抗生素防治肺部感染；防治 DIC 和多器官功能障碍综合征的发生。

第三节 触 电

触电（electric shock）也称电击伤，是人体受到一定强度的电流通过时引起的机体损伤及功能障碍。电流通过人体可引起全身性损伤和局限性损伤，严重者可致呼吸、心跳骤停。电流能量转化为热量还可造成电烧伤。

一、发病机制

触电方式通常有三种：①单相触电；②二相触电；③跨步电压触电。

触电的严重程度主要取决于下列因素：电流强度、电压高低、通电时间、电流种类、人体电阻、电流途径。

通常情况下，电流强度越强、电压越高、通电时间越长，机体受损程度越严重。

电流种类：电流有交流电和直流电两种。交流电比直流电对人体的损伤大，同样 500 V 以下，交流电比直流电的危险性大 3 倍。其中频率在 15～150 Hz 的交流电对人的危险性很大，特别是 50～60 Hz 对人的危险性最大。频率为 50 Hz 时，即使电压仅为 60 V，也可引起致命的室颤。但当频率高达 2000 Hz 以上时，其对人的危险性反而降低，因高频电流有通过导体表面化的趋向。

人体电阻在相同电压下，电阻越大则通过人体的电流越小，组织受损越轻；反之组织损害越严重。身体各部位组织因其结构特点、理化特性不同，单独对电流的阻力由小到大排列顺序为：血管—神经—肌肉—皮肤—脂肪—肌腱—骨组织。因此，血管和神经的电阻最小，受电流损伤常常最为严重。相同电压下潮湿、裂伤的皮肤，触电时脚穿带有铁钉的鞋或湿鞋，电阻小，危害也较大。

同时电流通过人体的途径不同，对组织、器官的损害危险程度也不同。若电流从上肢或头顶进入，通过心脏由下肢流出，可引起室颤；如电流从一脚进入，通过腹部由另一脚流出，则危害性较小。凡电流流经心脏、脑干、脊髓等器官、组织，即可导致心跳骤停、中枢神经麻痹和呼吸暂停。

二、临床表现

触电临床表现轻重不一，轻者无明显症状，重者可发生呼吸、心跳骤停，甚至死亡。

1. 全身表现 触电后轻者可仅出现痛性肌肉收缩、头晕、头痛、心悸、耳鸣、面色苍白、惊恐、四肢软弱、全身乏力等，可有室上性心动过速及束支传导阻滞等心律失常；中度者可有呼吸浅快、心动过速及期前收缩、短暂意识障碍;重者可致持续抽搐、肌肉强直、昏迷、休克、心跳及呼吸骤停而死亡,电击后常出现严重的室性心律失常、急性肾功能衰竭、肺水肿、凝血功能障碍、内脏破裂或穿孔、永久性失明或耳聋、周围神经病变、肢体瘫痪等并发症。

2. 局部表现　轻者触电局部发麻;重者主要表现为皮肤局部电灼伤,有"入口"和"出口"体征特点,入口处常呈炭化,形成洞穴,多累及肌肉、肌腱、神经、血管、骨骼,损伤范围外小内大,深部组织呈夹心坏死,坏死层面不明显,电流入口有"电流斑"、电烧伤、皮肤金属化以及雷击样纹。高压电击的严重烧伤常见于电流进出部位,皮肤入口灼伤比出口处严重,烧伤部位组织焦化或炭化,触电的肢体因屈肌收缩关节而处于屈曲位,电击创面最突出的特点为电灼伤面积多不太大,而皮肤下的深层组织损伤却很广泛,损伤深者可达骨髓。

3. 闪电击伤　被闪电击伤者,皮肤和血管收缩呈树枝样或细条纹状,皮肤烧伤,容易发生心跳、呼吸骤停。由于雷电产生强大的冲击波,可造成头骨粉碎和脑、肝、脾等重要脏器破裂或受损而死亡,或过度惊吓、恐惧死亡。未死亡者可出现耳聋、失明、神经错乱、抽搐等一系列症状。

三、现场救护措施

1. 脱离电源　应立即拉开电源电闸,切断电源或尽快用干燥的木器、竹竿、扁担、橡胶制品、塑料制品等绝缘物移开电源。若发生 1000 V 以上高压触电时,应用专用绝缘用具使触电者脱离电源。在触电者未脱离电源前绝不可用手直接牵拉,应确保施救者自身的安全。

2. 心肺复苏　对心跳、呼吸骤停者,应立即进行心肺复苏,不要轻易终止。

四、院内救护方法

1. 复苏后处理　对复苏后的患者,特别是严重的电击伤患者、有并发症的患者,应进入ICU进行监护治疗。注意观察生命体征的变化,针对不同的并发症作出相应的处理,内容包括防治脑水肿、预防急性肾功能衰竭、监测和防治高钾血症、纠正心功能不全、维持酸碱平衡等。

2. 处理局部烧灼伤和其他外伤　清除电击创面坏死组织,严格消毒、包扎,减少污染。对于深部组织的损伤或坏死,伤口需要开放治疗。脑外伤、腹部外伤、骨折等均应给予相应的处理和治疗。早期全身应用抗生素,使用抗生素防治感染,注射破伤风抗毒素(TAT),注意预防厌氧菌感染。

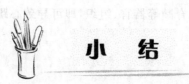

小　结

中暑通常发生在夏季高温同时伴有高湿的天气,特别是热射病病死率高,是一种致命性疾病。若出现中暑早期症状,及时撤离高温现场。避免高温下、通风不良处强体力劳动,避免穿不透气的衣服劳动,进食含盐饮料以不断补充水和电解质的丧失。当高温下作业无法避免时,

第七章 理化因素损伤

需改善劳动条件,加强防护措施,尽可能补充丢失的水分和盐分。一旦出现昏迷的现象,且患者高温持续应马上送至医院进行治疗。中暑患者应遵循以下急诊处理原则:使患者脱离高温现场,降低体温,补充水及电解质,对症处理,防治多器官功能衰竭。

淹溺是引起儿童与青少年心跳骤停的主要原因。在我国,淹溺是人群意外伤害致死的第3位死因,在 0~14 岁年龄组为第 1 位死因。一旦发生淹溺,患者救上岸后,应遵循以下急诊处理原则:立即畅通呼吸道,若呼吸、心跳停止,应进行心肺复苏处理,维持水、电解质酸碱平衡,积极治疗肺水肿,纠正低氧血症,防治吸入性肺炎、多器官功能障碍综合征等并发症。

电击伤的急诊救治原则:立即使患者脱离电源,检查伤情,呼吸、心跳骤停者立即给予心肺复苏及对症治疗、处理外伤和防治并发症。挽救生命优先于保全肢体,维持功能优先于恢复结构。

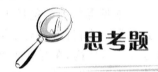

思考题

1. 中暑如何进行分级,它的临床表现是什么?
2. 中暑的急救原则是什么?
3. 典型淹溺的临床表现是什么?
4. 淹溺的急救原则是什么?

(汤咏梅)

第八章 急性中毒

第一节 概　述

急性中毒是指人体在短时间内一次或数次接触大量或高浓度的毒物,迅速产生一系列的病理生理变化,急速出现症状甚至危及生命。常见毒物种类包括工业性毒物、农业性毒物、植物性毒物和动物性毒物,因前三类毒物通过化学手段获得,故又称化学性毒物。

毒物主要通过呼吸道、消化道和皮肤黏膜进入体内,在肝脏通过氧化、还原、水解反应使毒性降低,但少数毒物(如对硫磷)在肝脏代谢后毒性反而增加。毒物通过局部腐蚀作用、使组织器官缺氧、本身麻醉作用、抵制酶的活性、干扰细胞膜或细胞器的生理功能及与受体的竞争结合等机理使机体产生一系列的病理生理变化并表现出相应的症状。

(一)病情评估

1. 资料收集

(1)环境与现场特点:对怀疑生产性中毒者,应注意现场通风情况;对非生产性中毒者,要注意搜集患者可能盛放毒物的容器、纸袋和剩余毒物,仔细观察现场有无药瓶、呕吐物及有无异常的气味,并收集带至医院。

(2)起病情况与患病时间:生产性中毒者,应重点询问患者工种、操作过程、接触的毒物种类和数量、接触途径、同伴发病情况;非生产性中毒者,应了解患者的精神状态、本人或家人经常服用的药物等情况。

(3)主要症状及进展特点:急性中毒常有特征性临床表现,应仔细观察患者呕吐物、皮肤黏膜、瞳孔大小及呼吸系统、循环系统、消化系统、神经系统的情况。下面将具有特征的常见毒物列举如下。

① 呕吐物呼气气味:a.蒜臭味:有机磷农药。b.酒味:酒精或其他醇类化合物。c.苦杏仁味:氰化物及含氰苷果仁。d.尿味:氨水。e.其他有特殊气味的毒物:汽油、煤油、苯、硝基苯。

② 皮肤黏膜症状:a.樱桃红:氰化物、一氧化碳。b.潮红:抗胆碱药。c.发绀:亚硝酸盐、苯氨基与硝基化合物。d.多汗:有机磷农药、毒蕈、解热镇痛药。e.牙痕:毒蛇和毒虫咬蜇。

③ 瞳孔大小:a.瞳孔扩大:抗胆碱药、苯丙胺类。b.瞳孔缩小:有机磷农药、阿片类。c.视力障碍:甲醇。

④ 呼吸系统:a.呼吸减慢:阿片类镇静催眠药。b.呼吸加快:水杨酸类、甲醇。c.哮喘或肺水肿:刺激性气体、有机磷农药。

⑤ 循环系统:a.心动过速:抗胆碱药、拟肾上腺素药。b.心动过缓:有机磷农药、乌头、毒蕈、洋地黄类、β受体阻滞剂、钙拮抗剂。c.心律失常:洋地黄中毒、乌头。d.血压升高:苯丙胺

类、拟肾上腺素类。

⑥ 消化系统：a. 呕吐、腹泻：食物中毒、毒蕈、蓖麻子。b. 腹绞痛：有机磷农药，毒蕈，巴豆，砷、汞化合物，腐蚀性毒物。

⑦ 神经系统：a. 意识障碍：镇静催眠药、抗抑郁药、有机磷农药、有机溶剂等。b. 抽搐、惊厥：毒鼠强、氟乙酰胺、氰化物、士的宁。c. 肌肉颤动：有机磷农药、毒扁豆碱。d. 谵妄：抗胆碱药。e. 瘫痪：肉毒毒素、可溶性钡盐。

⑧ 泌尿系统：a. 尿色改变：砷化氢、苯胺、硝基胺及蛇、蜂等生物毒致溶血，使小便呈茶色或酱油色。b. 尿量减少或无尿：氯化汞、四氯化碳、有毒动植物等。

⑨ 血液系统：出血，见于阿司匹林、鼠药、双香豆素、抗肿瘤药等。

（4）伴随症状或体征：呼出气体及呕吐物气味，接触性皮炎，心率、呼吸变化等。

（5）诊疗经过：起病后有无诊治及效果。

（6）急性中毒后的身心反应：患者有无头痛、头晕、胸闷、乏力及视物模糊。

（7）既往健康状况：既往有无抑郁症等精神异常，有无高血压、糖尿病病史。

2. 病情观察

（1）生命体征等的观察：重点观察脉搏、呼吸、血压、瞳孔、神志、皮肤黏膜及心、肺听诊。

（2）病情严重程度评估：①根据进入患者体内毒物量：一旦进入患者体内毒物量超过该毒物致死量则为重度中毒。②根据患者临床表现：如进入患者体内毒物未达致死量，但患者出现生命体征不稳定也为重度中毒。

（二）救治方法

1. 救治原则 立即脱离中毒环境；清除进入人体内已被吸收或尚未吸收的毒物；尽早足量使用特效解毒剂；稳定生命体征，保护重要脏器功能；尽快明确毒物接触史，包括毒物种类、毒性强弱、接触时间、吸收量及方式，尽量留取体液做毒物检测；对症处理，防治并发症。

2. 具体措施

（1）将患者脱离毒物现场：呼吸道吸入中毒患者，应立即脱离现场环境，撤至上风或侧风方向，以 2% 碳酸氢钠溶液拭洗鼻腔及含漱。除去被毒物污染的衣、被、鞋、袜，用肥皂水、碱水或 2%～5% 碳酸氢钠溶液彻底清洗皮肤（敌百虫中毒时，用清水或 1% 食盐水清洗），特别要注意头发、指甲等处隐藏的毒物。

（2）吸氧，清除口腔分泌物，保持呼吸道通畅：患者头偏向一边，避免呕吐物误吸，备好吸引装置。注意：百草枯中毒在发生严重低氧血症（$PaO_2 < 40$ mmHg）时尚可吸氧或机械通气，而一氧化碳中毒应高流量吸氧及早期行高压氧治疗。

（3）开通静脉通道，早期足量应用解毒剂：如有机磷农药中毒，早期应用抗胆碱药及胆碱酯复能剂、解磷定；苯二氮䓬类及唑吡坦中毒用氟马西尼静脉滴注，如无氟马西尼可用纳洛酮；甲醇和乙二醇中毒可在葡萄糖溶液中加入乙醇配成 10% 乙醇溶液静脉滴注；氰化物中毒可静脉推注 3% 亚硝酸钠溶液 10～20 mL 或 1% 亚甲蓝 50～100 mL 静脉注射；铅、汞、砷等重金属中毒可用二巯丁二酸 2 g 静脉滴注或二巯丙磺酸钠 0.25 g 肌内注射；肝素过量可用等量鱼精蛋白对抗；乌头中毒引起缓慢或快速性心律失常可反复静脉推注阿托品直至恢复正常窦性心律。

（4）加强器官功能支持治疗：如出现呼吸异常，早期气管插管；如出现呼吸、心跳骤停，应立即行心肺复苏维持电解质、酸碱平衡。

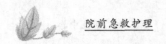

（5）心电监护，尽早就近转运至有条件的医疗单位行洗胃、血液灌流、导泻及支持治疗等。

（6）转运途中密切观察病情变化，与欲转送医疗单位联系，做好洗胃及抢救准备。

第二节　有机磷农药中毒

有机磷农药中毒主要通过消化道口服、呼吸道吸入及皮肤接触吸收中毒。人体对有机磷的中毒量、致死量差异很大，由消化道进入较一般浓度的呼吸道吸入或皮肤吸收中毒症状重。有机磷农药中毒的机理，主要是抑制了胆碱酯酶的活性，造成组织中乙酰胆碱的积聚，而使有胆碱能受体的器官功能发生障碍。其中毒症状主要表现为毒蕈样症状、烟碱样症状、中枢神经系统症状及植物神经系统症状。

（一）病情评估

1. 资料收集

（1）环境与现场特点：观察现场有无呕吐物及呕吐物量、颜色、气味，有无空药瓶及药瓶上面标注的药物名称、生产厂家及联系电话，核对药瓶中原来可能的药量来推算患者可能口服药物量，现场有无其他人有类似症状。

（2）起病情况与患病时间：如怀疑口服中毒，询问患者服农药时间，如患者昏迷，询问患者发病前是否有情绪异常及情绪异常时间、发现患者昏迷时间。其他原因中毒询问患者有无在高温环境下喷洒农药及其种类；有无运送农药时出现农药泄漏及泄漏量；有无将农药涂在皮肤上治疗皮肤病；如疑为群体中毒，询问共同进食情况。

（3）主要症状及进展特点：有机磷农药中毒主要表现为毒蕈样症状、烟碱样症状、中枢神经系统症状及植物神经系统症状。以毒蕈样症状最常见，首先表现为恶心、呕吐、腹痛、腹泻、流涎、多汗、呼吸困难等，随着病情进展，可出现肌束震颤、意识障碍。

（4）伴随症状或体征：呼出气体及呕吐物有蒜臭味，农药泼洒处皮肤出现接触性皮炎，伴心率减慢、血压下降、瞳孔缩小、呼吸困难及大小便失禁。

（5）诊疗经过：起病后有无诊治及其效果。

（6）急性有机磷农药中毒后的身心反应：患者有无头痛、头晕、胸闷、乏力及视物模糊。

（7）既往健康状况：既往有无抑郁症等精神异常，有无高血压、糖尿病病史。

2. 病情观察

（1）生命体征等的观察：重点观察脉搏、呼吸、血压、瞳孔、神志、皮肤出汗情况及心、肺听诊。

（2）中毒严重程度的评估：

① 轻度中毒：头痛、头晕、恶心、呕吐、胸闷、出汗、视物模糊，全血胆碱酯酶活性在50%～70%。

② 中度中毒：除上述症状外，还有肌束震颤、瞳孔明显缩小、轻度呼吸困难、流涎、腹痛、腹泻、步态蹒跚、意识清楚或模糊，全血胆碱酯酶活性一般在30%～50%。

③ 重度中毒：除上述症状外，尚有肺水肿、昏迷、呼吸肌麻痹或脑水肿，全血胆碱酯酶活性一般在30%以下。

（二）救治方法

1. 救治原则 尽早脱离毒物现场，尽快清除体内尚未吸收毒物和已吸收毒物，解毒药物的早期足量应用及器官功能支持治疗。

2. 具体措施

（1）将患者脱离毒物现场：尤其是经呼吸道及皮肤吸收中毒的患者，尽快除去被毒物污染的衣、被、鞋、袜，用肥皂水、碱水或 2%～5%碳酸氢钠溶液彻底清洗皮肤（敌百虫中毒时，用清水或 1%食盐水清洗），特别要注意头发、指甲等处隐藏的毒物。

（2）吸氧，清除口腔分泌物，保持呼吸道通畅：患者头偏向一边，避免呕吐物误吸，备好吸引装置。

（3）开通静脉通道：早期足量应用胆碱酯酶复能剂解毒及抗胆碱药物减轻症状，常用解毒药物有碘解磷定、氯解磷定等，常用抗胆碱药物有阿托品、盐酸戊乙奎醚、山莨菪碱等。

（4）加强器官功能支持治疗：如出现呼吸异常，早期气管插管；如出现呼吸、心跳骤停，应立即行心肺复苏术。

（5）心电监护，尽早就近转运至有条件的医疗单位行洗胃、血液灌流、导泻及支持治疗等。

（6）转运途中密切观察病情变化，与预转送医疗单位联系，做好洗胃及抢救准备。

第三节 拟除虫菊酯类杀虫剂中毒

拟除虫菊酯（pyrethroid）为人工合成的类似天然除虫菊素（pyrethrin）的农药。其分子由菊酸和醇两部分组成。本类多数品种难溶于水，易溶于有机溶剂，遇碱易分解，宜避光保存。拟除虫菊酯杀虫剂品种繁多，基本上可分为两类。其中一类为不含 α-氰基的拟除虫菊酯（Ⅰ型），属低毒物质，主要用作卫生杀虫剂。另一类为含 α-氰基的拟除虫菊酯（Ⅱ型），其中以溴氰菊酯、氰戊菊酯、氯氰菊酯、氟氯氰菊酯应用较多，属中等毒性，一般配成乳油用作农业杀虫剂。职业性急性拟除虫菊酯中毒多因田间施用拟除虫菊酯时违反安全操作规程，以及衣服和皮肤污染农药后未及时清洗等。生活性拟除虫菊酯中毒多为经口中毒。

（一）病情评估

1. 资料收集

（1）环境与现场特点：观察现场有无呕吐物及呕吐物量、颜色、气味，有无空药瓶及药瓶上面标注的药物名称、生产厂家及联系电话，核对药瓶中原来可能的药量来推算患者可能口服药物量，现场有无其他人有类似症状。

（2）起病情况与患病时间：如怀疑口服中毒，询问患者服农药时间；如患者为昏迷，询问患者发病前是否有情绪异常及情绪异常时间、发现患者昏迷时间；其他原因中毒时询问患者有无在高温环境下喷洒农药及其种类，有无运送农药时出现药物泄漏及泄漏量，有无将农药涂在皮肤上治疗皮肤病；如疑为群体中毒，询问共同进食情况。

（3）主要症状及进展特点：拟除虫菊酯类杀虫剂中毒主要表现如下。①皮肤刺激症状：接触部位潮红、肿胀、疼痛、皮疹。②消化道表现：流涎、恶心、呕吐、腹痛、腹泻、便血。③神经系统:头痛、头昏、乏力、麻木、烦躁、肌颤、抽搐、瞳孔缩小、昏迷。④呼吸系统:呼吸困难、肺水肿等。⑤心血管系统:心率增快、心律失常、血压升高等。

(4)伴随症状或体征:呼出气体及呕吐物有难闻刺激味,农药泼洒处皮肤出现接触性皮炎,伴头痛、头昏、抽搐、昏迷、呼吸困难及大小便失禁。

(5)诊疗经过:起病后有无诊治及其效果。

(6)拟除虫菊酯类杀虫剂中毒后的身心反应:患者有无头痛、头昏、烦躁、乏力等表现。

(7)既往健康状况:既往有无抑郁症等精神异常,有无高血压、糖尿病病史。

2. 病情观察 重点观察脉搏、呼吸、血压、瞳孔、神志、皮肤出汗情况及心、肺听诊。

(二)救治方法

1. 救治原则 立即脱离中毒现场,有皮肤污染者立即用肥皂水等碱性液体或清水彻底清洗。以对症治疗及支持治疗为主。拟除虫菊酯与混配的有机磷农药中毒,应先根据有机磷农药中毒的治疗原则治疗。

2. 具体措施

(1)清除毒物,迅速脱离中毒环境,去除染毒衣物,用碱性液体冲洗污染部位。

(2)对症处理:有抽搐、惊厥可用地西泮 5~10 mg 肌内注射或静脉注射,流涎、恶心等可皮下注射阿托品 0.1~1 mg。

(3)静脉输液、利尿以加速毒物排出,糖皮质激素、维生素 C、维生素 B₆ 等可选用,维持重要脏器功能及水、电解质平衡。

(4)心电监护,尽早就近转运至有条件的医疗单位行洗胃、血液灌流、导泻及支持治疗等。

(5)转运途中密切观察患者病情变化,与预转送医疗单位联系,做好洗胃及抢救准备。

第四节 百草枯中毒

百草枯,又名对草快、一扫光,其 20% 的溶液又称克无踪,一般为其二氯化物。本品为无色结晶,不易挥发,易溶于水,微溶于低级醇类,不溶于烃类溶剂。遇碱水解,酸性条件下稳定,进入泥土能很快失活,是目前使用最广泛的除草剂之一,可经呼吸道、皮肤、消化道、腹腔吸收。该品对人有较高毒性,严重病例多是口服所致,人经口服致死量为 1~3 g。

(一)病情评估

1. 资料收集

(1)环境与现场特点:周围有无除草剂的包装物。

(2)起病情况:有无服百草枯,有无口腔灼热感,有无恶心、呕吐、腹痛、腹泻,有无咳嗽、咳痰等不适。

(3)主要症状:以呼吸道损害表现最为突出,主要有咳嗽、咳痰、呼吸困难、肺水肿,严重者可发生 ARDS。

(4)中毒的身心反应:头晕、头痛、四肢麻木、心悸、胸闷、抽搐、出现幻觉等,亦有部分患者神志清楚。

（5）诊疗经过：发病之后有无诊治及其效果。

（6）既往史：有无呼吸、心脏疾病病史等。

2. 病情观察

（1）生命体征的观察：包括体温、脉搏、呼吸、血压，有无心动过速、心律失常、呼吸困难、血压下降等。

（2）中毒性质的评估：百草枯目前没有特效疗法，病死率为 50%～70%，预后与摄入百草枯的量直接相关。①轻型：百草枯摄入量＜20 mg/kg，患者除胃肠道症状以外，其他症状不明显，多数患者能够完全恢复。②中至重型：百草枯摄入量为 20～40 mg/kg，患者除胃肠道症状外，可出现多系统受损表现，1～4 天内出现肾功能、肝功能损伤，数天至 2 周出现肺部损伤，多数于 2～3 周内死于肺功能衰竭。③暴发型：百草枯摄入量＞40 mg/kg，出现严重的胃肠道症状，1～4 天死于多脏器功能衰竭。

（二）救治方法

1. 救治原则　立即给予催吐、洗胃、导泻，建立静脉通道，昏迷者保持呼吸道通畅，呼吸、心跳骤停者现场心肺复苏，快速、安全转运。

2. 具体措施

（1）一经发现立即给予催吐并口服白陶土悬液或就地取材用泥浆水 100～200 mL 口服。

（2）阻止毒物吸收：白陶土悬液洗胃后口服吸附剂（活性炭或 15% 白陶土）减少毒物吸收，然后用 20% 甘露醇 250 mL 或 25% 硫酸镁溶液 100 mL 口服导泻。由于硫酸镁有腐蚀性，洗胃时要小心，以免引起胃穿孔。皮肤污染后立即予以肥皂水彻底冲洗，眼污染后立即用水冲洗 10～15 min。

（3）加速排毒：大量输液、使用利尿剂等，同急诊科联系准备抢救，入院后急诊行血液灌流。

（4）减轻毒物损伤：及早应用自由基清除剂，如维生素 C、维生素 E 等。

（5）避免氧疗：高浓度氧会加速超氧化物阴离子（O_2^-）、羟自由基（·OH）、过氧化氢（H_2O_2）形成，加重肺损伤，仅在氧分压小于 40 mmHg 或出现 ARDS 时才能使用浓度大于 21% 的氧气。

（6）糖皮质激素与免疫抑制剂：早期大剂量应用糖皮质激素可延缓肺纤维化的发生，降低死亡率。

（7）对症及支持治疗：制酸、保护胃黏膜，保护肝、肾、心功能，积极控制感染等。

典型案例：患者，男，26 岁，腹痛伴恶心、呕吐半小时。

资料收集：患者神志清楚，半小时前自服百草枯约 20 mL，自觉恶心、呕吐数次，伴腹痛，咽喉部灼烧不适，呕吐物为胃内容物，无咖啡渣样物质，伴头晕、肢体麻木，无意识障碍及呼吸困难。

病情评估：测 BP 120/70 mmHg，P 100 次/分。

救治方法：现场保留食物样本，建立静脉通道，现场反复催吐，直至呕吐物为清水样。可使用糖皮质激素，观察生命体征，维持呼吸道通畅，送往当地医院进一步治疗。

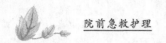

第五节　酒　精　中　毒

酒精中毒,俗称酒醉,是指由一次摄入过量酒精或酒类饮料引起的中枢神经系统由兴奋转为抑制的状态,严重者可出现昏迷、呼吸抑制甚至休克。

一、病情评估

1. 资料收集

(1) 环境与现场特点:观察周围有无呕吐物及其颜色,饮酒的品种、度数及数量。

(2) 起病情况:饮酒前是否服用其他药物,近期(1周内)是否输液治疗(头孢类)。

(3) 典型症状:恶心、呕吐、面色苍白或潮红、头晕、欣快感、语言增多、共济失调。

(4) 中毒的身心反应:头晕、心悸、共济失调等。

2. 病情观察

(1) 生命体征的观察:包括体温、脉搏、呼吸、血压,有无心动过速、心律失常、血压下降等。

(2) 中毒程度的评估:症状轻重与饮酒量、个体敏感性有关,临床上分为三期,各期之间分界不很明显。

① 兴奋期:当饮酒后,血中酒精达 500 mg/L 时患者可有恶心、呕吐、结膜充血、颜面潮红或苍白、头晕、欣快感、语言增多,有时粗鲁无礼,易感情用事,喜怒失常,也有安静入睡者。

② 共济失调期:酒精浓度达到 500～1500 mg/L 即可出现共济失调,表现为动作笨拙、步态蹒跚、语无伦次,且言语含糊不清。

③ 昏迷期:酒精浓度达 2500 mg/L 以上时,即进入昏迷状态,皮肤湿冷,口唇轻度发绀,心跳加快,呈休克状态,瞳孔散大,呼吸缓慢伴鼾声,严重者大小便失常,抽搐,昏迷,最后呼吸麻痹直至死亡。

二、救治方法

1. 救治原则　轻症者,一般无需特殊治疗。对于重症者应清除毒物,应用纳洛酮,促使酒精氧化代谢,对症支持治疗。

2. 具体措施

(1) 清除毒物:酒精吸收快,洗胃意义不大。如在 2 h 内的重症者,可考虑 1% 碳酸氢钠或生理盐水洗胃;神志清楚者,可以用催吐法。

(2) 纳洛酮应用:促醒治疗。

(3) 促进酒精氧化代谢:静脉滴注 50% 葡萄糖溶液 100 mL,同时肌内注射维生素 B_1、维生素 B_6 和烟酸 100 mg,以加速酒精代谢。

(4) 对症支持治疗:维持呼吸功能,防治脑水肿,纠正低血糖,预防感染。

典型案例:患者,男,27 岁,饮酒后恶心、呕吐 1 h。

资料收集:患者神志不清、谵妄,1 h 前饮酒后出现恶心、呕吐,呕吐胃内容物,无咖啡渣样物质。

病情评估:测 BP 125/65 mmHg,HR 90 次/分。

救治方法:畅通呼吸道,头偏向一侧,避免误吸,建立静脉通道,转运至当地医院进一步治疗。

第六节　阿片类药物中毒

阿片类药物包括阿片、吗啡、可待因、复方樟脑酊和罂粟碱等,以吗啡为代表(阿片含吗啡 10%)。吗啡大部分在肝内代谢,于 24 h 内经肾排出,48 h 后尿中仅有微量。吗啡对中枢神经系统的作用为先兴奋后抑制,以抑制为主,首先抑制大脑皮层的高级中枢,继之影响延髓,抑制呼吸中枢和兴奋催吐化学感受区。吗啡能兴奋脊髓,提高平滑肌及其括约肌张力,减低肠蠕动。大剂量吗啡可抑制延髓血管运动中枢,使周围血管扩张,导致低血压和心动过缓。

(一)病情评估

1. 资料收集

(1)环境与现场特点:周围有无阿片类药物包装盒及其药片数目,有无呕吐物及其性状。

(2)起病情况:有无意识改变、抽搐、呼吸困难。

(3)典型症状:头晕、恶心、呕吐(轻度中毒时);昏迷、瞳孔缩小和严重呼吸抑制(重度中毒时);食欲不振、便秘、消瘦、性功能减退(慢性中毒时)。

(4)中毒的身心反应:头晕、头痛、恶心、呕吐、兴奋或抑郁、惊厥等。

(5)诊疗经过:发病之后有无诊治及其效果。

(6)既往健康状况:有无抑郁症、精神分裂症等病史。

2. 病情观察

(1)生命体征等的观察:观察体温、脉搏、呼吸、血压、神志、瞳孔、皮肤等,有无心动过速、心律失常、呼吸困难、血压下降等。

(2)中毒程度的评估:轻度中毒为头痛、头晕、恶心、呕吐、兴奋或抑制;重度中毒时出现昏迷、瞳孔缩小如针尖大小和呼吸抑制三大特征;急性中毒 12 h 内多死于呼吸衰竭,以后可并发肺部感染;慢性中毒主要表现为食欲不振、便秘、消瘦、衰老和性功能减退。

(二)救治方法

1. 救治原则　尽快予以洗胃或催吐,尽早使用纳洛酮或纳洛芬,维持呼吸功能,保持呼吸道通畅。

2. 具体措施

(1)清除毒物:首先确定中毒途径,以便尽快排毒。中毒较久的口服患者仍应洗胃。如发现皮下注射吗啡过量,迅速用止血带扎紧注射部位上方,局部冷敷,以延缓吸收,结扎带应间歇放松。

(2)吗啡拮抗剂:纳洛酮,每次 0.4~0.8 mg,静脉注射,必要时可 5~10 min 后重复给药。

(3)对症支持治疗:保持呼吸道通畅,适当应用呼吸兴奋剂。如:可拉明 0.375~0.75 g

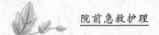

或洛贝林 3～15 mg 肌内注射或静脉注射。必要时予以气管插管、人工呼吸、输液纠正休克、应用抗生素等。

(4) 重度患者可同时联系入院行血液净化治疗。

典型案例:患者,男,21 岁,自服阿片类药物艾司唑仑 30 片后意识障碍 2 h。

资料收集:患者意识昏迷。发现其身边有药片包装盒,身旁有呕吐物,无咖啡渣样物质,无二便失禁及抽搐。

病情评估:测 BP 120/65 mmHg,P 105 次/分。

救治方法:保留身边的药物包装盒或患者呕吐物,建立静脉通道,适当补液,迅速转运至当地医院进一步治疗。

第七节 食物中毒

食物中毒是指人食用含有生物性(如沙门菌、葡萄球菌、大肠杆菌、肉毒杆菌等)、化学性的有毒、有害物质后或误食了本身有毒的食物(如河豚、鱼胆、毒蘑菇、发芽的土豆等)所出现的非传染性的急性或亚急性疾病。食物中毒多发生在气温较高的夏秋季,分为细菌性食物中毒和非细菌性食物中毒。

(一)病情评估

1. 资料收集

(1) 环境与现场特点:周围卫生状况如何,有无被细菌污染的、腐烂变质的食物,有无有毒的动植物等。

(2) 起病情况:起病之前有无食用被细菌污染的食物或有毒的生物(如河豚、鱼胆、毒蘑菇、发芽的土豆等),何时开始出现恶心、呕吐、腹痛、腹泻,是否周围人员也出现类似症状,判断属于细菌性食物中毒还是非细菌性食物中毒。

(3) 主要症状:以恶心、呕吐、腹痛、腹泻为主,往往伴有发烧。

(4) 中毒的身心反应:吐泻严重的还能发生脱水、酸中毒,甚至休克、昏迷等症状。

(5) 诊疗经过:发病之后有无诊治及其效果。

(6) 既往史:有无暴饮暴食、伤寒、寄生虫病、食物过敏等。

2. 病情观察

(1) 食物中毒的发病特点:发病与特定的食物有关;潜伏期短,来势急剧,呈暴发性;临床表现基本相似;人与人之间无直接传染性。

(2) 中毒类型的评估:

① 细菌性食物中毒:以动物性食物中毒为主,有食用不洁食物病史,病程短,出现胃肠炎症状,以恶心、呕吐、腹痛、腹泻为主,伴发热。其中肉毒杆菌食物中毒临床表现例外,以运动神经麻痹症状多见,胃肠道症状少见。

② 非细菌性食物中毒:包括有毒生物(河豚、鱼胆、毒蘑菇等)、化学性食物中毒(亚硝酸盐等)、真菌霉素及霉变食物中毒(霉变甘蔗等),有明确的此类食物进食史,病程短,以胃肠道症状首发。

（二）救治方法

1. 救治原则 立即给予催吐、洗胃、导泻,建立静脉通道,昏迷者保持呼吸道通畅,呼吸、心跳骤停者现场心肺复苏,快速、安全转运。

2. 具体措施

（1）催吐或洗胃:现场可用手指或筷子之类的物品刺激患者的咽喉部引起呕吐,然后饮服温开水,反复催吐,直至呕吐物为清水,若患者既往有胃溃疡或食管胃底静脉曲张应慎用催吐法。

（2）导泻:口服甘露醇或硫酸镁导泻。

（3）补液:建立静脉通道,给予补液治疗,防止严重恶心、呕吐所致休克。

（4）留取样本和送检:如果没有食物样本,可保留患者呕吐物或排泄物以方便确诊和治疗。

（5）上报。

典型案例:患者,男,30岁,腹痛、腹泻6 h。

资料收集:患者神志清楚、眼窝下陷,自诉在酒店进食海鲜后6 h开始出现上腹部疼痛,呈阵发性绞痛,伴腹泻,为血水样便,次数较多,伴恶心、发热,既往无特殊病史。随后其他同在此酒店进食海鲜人员均出现腹痛、腹泻。

病情评估:测BP 90/60 mmHg,P 105次/分,T 38 ℃。

救治方法:现场保留食物样本,或者患者呕吐物、排泄物,建立静脉通道,适当补液,迅速转运至当地医院行进一步治疗。

第八节 亚硝酸盐中毒

亚硝酸盐中毒是因误食亚硝酸盐而引起的中毒,也可因食入富含硝酸盐的蔬菜,硝酸盐在体内还原成亚硝酸盐,引起亚硝酸盐中毒,称为肠原性青紫症。亚硝酸盐中毒量为0.2～0.5 g,致死量为3 g。

（一）病情评估

1. 资料收集

（1）环境与现场特点:有无苦井水、类似食盐的亚硝酸盐、大量蔬菜或腌制蔬菜等。

（2）起病情况:起病之前有无误食亚硝酸盐制剂如亚硝酸钠（钾）史,或进食大量蔬菜,如青菜、小白菜、韭菜、卷心菜、莴苣、甜菜、菠菜、萝卜叶、灰菜、荠菜等或腌制蔬菜和饮用含亚硝酸盐的井水史;有无胃肠功能不全病史等;何时开始出现皮肤黏膜青紫等缺氧表现。

（3）主要症状:食用后0.5～3 h发病,以缺氧为主要症状,皮肤黏膜、口唇、指甲下最明显。

（4）中毒的身心反应:头痛、头晕、心慌、胸闷、气促、恶心、呕吐、腹痛、腹泻等,继而出现烦躁、嗜睡、呼吸困难、血压降低、肺水肿、心律失常、呼吸与循环衰竭。

（5）诊疗经过:发病之后有无诊治及其效果。

(6) 既往健康状况:有无胃肠功能不全、贫血等病史。

2. 病情观察

(1) 生命体征的观察:观察体温、脉搏、呼吸、血压,有无心动过速、心律失常、呼吸困难、血压下降等。

(2) 中毒程度的评估:临床表现与高铁血红蛋白浓度有关,高铁血红蛋白达血红蛋白总量的 10%~15%时,口唇、指甲及全身皮肤黏膜呈紫黑色、蓝灰或蓝褐色,与呼吸困难不成比例;高铁血红蛋白达 30%以上时,主要表现为头痛、头晕、耳鸣、心动过速、反应迟钝、乏力等;升至50%时,可有心悸、气急、恶心、呕吐、腹痛、腹泻、出冷汗等;进一步增加,患者可能发生休克、心律失常、肺水肿、惊厥甚至昏迷,可危及生命。

(二) 救治方法

1. 救治原则　现场立即给予催吐、洗胃,清除未吸收毒物,尽早使用特效解毒药亚甲蓝。

2. 具体措施

(1) 吸氧:置患者于空气新鲜而通风良好的环境之中,吸氧。

(2) 催吐:现场可用手指或筷子之类的物品刺激患者的咽喉部引起呕吐,然后饮服温开水,反复催吐,直至呕吐物为清水。若患者既往有胃溃疡或食管胃底静脉曲张应慎用催吐法。

(3) 建立静脉通道,选用特效解毒药:1%亚甲蓝 1~2 mg/kg 溶入 25%~50%葡萄糖溶液 20~40 mL 中,于 10~15 min 内缓慢静脉注射,如症状不缓解,2 h 后可重复 1 次。

(4) 心电监护,观察患者心率、心律。

(5) 对症处理:对于心肺功能受影响的患者还应对症处理,如用呼吸兴奋剂、纠正心律失常药等。

(6) 转送途中行车平稳,密切观察病情变化。

(7) 安慰患者,助其消除紧张情绪,向家属交代病情,并通知预到达的医院。

典型案例:患者,李某,男,68 岁,恶心、呕吐、发绀半小时。

资料收集:患者神志清楚,自诉午餐食用大量新鲜腌制白菜,半小时后恶心、呕吐,呕吐物为胃内容物,口唇、甲床青紫,伴头晕、心慌、气促,既往无特殊病史。

病情评估:测 BP 100/70 mmHg,P 110 次/分,口唇、甲床、皮肤黏膜青紫。

救治方法:立即给予吸氧,心电监护,现场催吐,服用温开水,反复催吐,直至呕吐物为清水样物。选用特效解毒药亚甲蓝,1%亚甲蓝 1~2 mg/kg 溶入 25%~50%葡萄糖溶液 20~40 mL 中,于 10~15 min 内缓慢静脉注射,迅速转运至当地医院行进一步治疗。

第九节　一氧化碳中毒

吸入过量一氧化碳引起的中毒称急性一氧化碳中毒(acute carbon monoxide poisoning),俗称煤气中毒。急性一氧化碳中毒是较为常见的生活中毒和职业中毒。本节着重讲述生活中毒。

（一）病情评估

1. 资料收集

（1）环境与现场特点：室内是否有炭火、煤炉或煤气味道，门窗是否紧闭。

（2）起病情况：起病之前是否用炭火或煤炉取暖，是否燃烧煤气洗澡等，屋内通风如何，何时开始出现头痛、头晕等症状。

（3）典型症状：口唇、面色樱桃红。

（4）中毒的身心反应：头重感、头痛、眩晕、颈部搏动感、心悸、恶心、呕吐，重者昏迷、四肢厥冷、周身大汗、血压下降等。

（5）诊疗经过：发病之后有无诊治及其效果。

（6）既往健康状况：既往有无高血压、糖尿病等病史。

2. 病情观察

（1）生命体征的观察：包括体温、脉搏、呼吸、血压；观察意识状态，有无意识障碍；有无休克表现，如呼吸加快、脉快而弱、血压下降、四肢厥冷、大小便失禁、反射消失等。

（2）中毒程度的评估：急性一氧化碳中毒的症状与碳氧血红蛋白饱和度有密切关系，而碳氧血红蛋白饱和度又与空气中一氧化碳的浓度及吸入时间紧密相关，按中毒程度可分为三级。

① 轻度中毒：碳氧血红蛋白饱和度在 10%～30%。临床表现为头重感、头痛、眩晕、颈搏动感、乏力、恶心、呕吐、心悸等，甚至有短暂的晕厥，若及时脱离中毒现场，吸入新鲜空气后，症状可迅速好转。

② 中度中毒：碳氧血红蛋白饱和度在 30%～40%。除上述症状加重外，患者还有面色潮红、口唇樱桃红色、出汗多、心率快、烦躁、昏睡，常有昏迷及虚脱。初期血压升高、后期下降，如能及时抢救，脱离中毒环境，吸入新鲜空气或氧气后亦能苏醒，数日后恢复，一般无后遗症。

③ 重度中毒：碳氧血红蛋白饱和度＞40%。除上述症状外，患者迅速出现昏迷状态，反射消失，大小便失禁，四肢厥冷，面色呈樱桃红（也可苍白或发绀），周身大汗，体温升高，呼吸加快，脉快而弱，血压下降，四肢软瘫或有阵发性强直或抽搐，瞳孔缩小或散大。重度中毒常有并发症，如吸入性肺炎和肺水肿、心肌损害（ST-T 改变、室性期前收缩、传导阻滞等）和皮肤水疱。少数重度患者，抢救苏醒后经 2～60 天假愈期，可出现迟发性脑病的症状，包括急性痴呆、木僵型精神障碍、神经症状、震颤麻痹、周围神经炎。

（二）救治方法

1. 救治原则 现场立即打开门窗，转移患者，给予吸氧、心电监护，建立静脉通道，减轻脑水肿，注意保暖，昏迷者保持呼吸道通畅，呼吸、心跳骤停者现场心肺复苏，快速、安全转运。

2. 具体措施

（1）立即打开门窗：若一氧化碳浓度较高，医护人员匍匐行动更安全，因为一氧化碳的密度比空气略轻。进入室内不要携带明火。若为开放煤气自杀的情况，不要按门铃、打开室内开关，以防产生的电火花引起爆炸，立即将患者移至空气新鲜处，松解衣领、腰带，注意保暖。

（2）吸氧：纠正缺氧状态，若生命体征相对稳定，快速转运至医院，尽可能在 4 h 内行高压氧治疗，降低病死率，缩短病程，改善脑缺氧、脑水肿，改善心肌缺氧和减轻酸中毒。一般轻度中毒治疗 5～7 次，中度中毒 10～12 次，重度中毒 20～30 次。

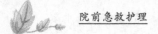
（3）防治脑水肿：急性中毒后 2～4 h 即可出现脑水肿，24～48 h 达高峰，可快速静脉滴注 20％甘露醇 250 mL，6～8 h 1 次，亦可用呋塞米等快速利尿。地塞米松 10～30 mg 或氢化可的松 200～300 mg 静脉滴注，减少毛细血管通透性，缓解脑水肿。频繁抽搐者可用地西泮、氯丙嗪等控制。可适当补充 B 族维生素、ATP、细胞色素 C、辅酶 A、胞磷胆碱、脑活素等促进脑细胞功能恢复。

（4）昏迷患者，保持气道通畅；呼吸、心跳骤停患者立即徒手心肺复苏。

（5）转送途中行车平稳，密切观察病情变化。

（6）安慰患者，助其消除紧张情绪，向家属交代病情，并通知预到达的医院。

典型案例：患者，女，60 岁，意识障碍 0.5 h。

资料收集：患者神志呈嗜睡状，家属代诉今晨推开患者家门后看见患者躺在地上，屋内有炭火，可闻及较重煤气味，周围门窗紧闭，患者面色潮红、口唇樱桃红，呼之不应，大汗淋漓，周围无呕吐物，无大小便失禁，无抽搐，既往无特殊病史。

病情评估：测 BP 105/65 mmHg，P 110 次/分，心电监护显示窦性心律。

救治方法：立即将患者移至空气新鲜处，松解衣领、腰带，给予吸氧、心电监护，建立静脉通道，给予 20％甘露醇 250 mL 快速静脉滴注，呋塞米 20 mg 静脉推注，将患者头偏向一侧，保持呼吸道通畅，迅速转移至医院行进一步治疗。

第十节　毒蕈中毒

毒蘑菇又称毒蕈，我国已知的毒蕈多达 100 多种，能致死的达 30 多种。不同的毒蕈所含的毒素不同，毒蕈中毒主要由其含有的各种毒素单独或联合作用所致，引起的中毒临床表现比较复杂，一般分为胃肠炎型、神经精神型、溶血型、多脏器损伤型等。

（一）病情评估

1. 资料收集　有无采食蘑菇史，进食到发病的时间，同食者人数及有无类似症状，出现毒蕈中毒的各种临床表现及其进展，现场有无鲜蘑菇或剩蘑菇，呕吐物或腹泻物标本留样备送检化验。

2. 毒蕈中毒的临床表现（表 8-1）

表 8-1　毒蕈中毒的临床表现

毒性类型	临床表现
胃肠炎型	潜伏期一般为 10 min～6 h，主要表现为头痛、头晕、恶心、呕吐、腹泻、腹痛等胃肠道症状。本型一般预后较好，大多于 3 天内能康复，但严重中毒者可因剧烈呕吐、腹泻而出现脱水、电解质紊乱、休克等，甚至昏迷、急性肾功能不全
神经精神型	潜伏期一般为 1～6 h，除有胃肠炎表现外，还会出现交感神经兴奋症状及精神症状，如出汗、流涎、流泪、瞳孔缩小、幻觉、精神错乱、烦躁、神志不清、强直性痉挛等

续表

毒性类型	临床表现
溶血型	潜伏期一般为 6～12 h,早期有胃肠炎表现,之后有溶血表现,主要表现为发热、黄疸、血红蛋白尿、急性贫血、肝脾肿大等。毒素破坏红细胞引起溶血,还可使横纹肌溶解,少数患者还可出现中毒性心肌炎、继发性肝损害
多脏器损伤型	潜伏期一般为 2～24 h,长者可达数天。此型中毒病情凶险,死亡率高达 50％～90％。初期有胃肠炎表现,部分患者还可有 1～3 天假愈期,后出现以肝、脑、心、肾等器官受损害的表现,以肝脏损害最为严重,有肝区疼痛、肝大、黄疸、出血、肝昏迷等。 少数病例迅速出现多脏器功能衰竭,表现为少尿或无尿、心律失常、心力衰竭、心电图示心肌缺血、神志淡漠、烦躁、神志昏迷、惊厥,可因呼吸、循环衰竭或中枢抑制、肝昏迷而在 1～5 天内死亡

3. 病情观察

(1) 观察内容:包括呼吸、脉搏、血压、神志、尿量、皮肤、瞳孔等,以及心电图、血气分析、电解质等情况。

(2) 严重程度评估:胃肠炎型经积极治疗病情多可迅速恢复,而多脏器损伤型病情凶险、死亡率高。

(二) 救治方法

1. 救治原则 现场评估、催吐洗胃、补液利尿、解毒对症、严密监护、快速转运。

2. 具体措施

(1) 现场评估:了解可疑中毒人数、目前患者的状况及有无重症患者,可疑食物及呕吐物留样备送检化验。

(2) 清除毒物:立即催吐洗胃、导泻灌肠,迅速排除尚未吸收的毒物。已发生神志改变者不要强行催吐,防止窒息。洗胃后口服活性炭 50～100 mg 和硫酸镁 15～30 g 导泻。摄入 6 h 以上者可予灌肠。

(3) 吸氧,保持呼吸道通畅,必要时给予气管插管甚至机械通气。

(4) 建立静脉通道:补液利尿,促进毒素排出;5％碳酸氢钠溶液静脉注射,碱化尿液、防止急性肾功能衰竭。

(5) 持续心电监护,注意心律失常的发生。

(6) 解毒治疗:

① 抗胆碱药:出现多汗、缩瞳、流涎、恶心、呕吐、腹痛、腹泻、心跳减慢等毒蕈碱样作用及其他副交感神经兴奋症状,可给予抗胆碱药如阿托品 0.5～1.0 mg 皮下或静脉注射,间隔重复直至阿托品化后减量。

② 巯基络合剂:二巯丁二钠 0.5～1.0 g 稀释后静脉注射,每 6 h 1 次,首剂加倍,也可用还原型谷胱甘肽 1.2～1.8 g 加入葡萄糖溶液中静脉滴注。

(7) 糖皮质激素的应用:氢化可的松 200 mg 或地塞米松 20 mg 静脉滴注,适用于溶血型中毒及中毒性心肌炎、肝功能损害、出血倾向、中毒性脑炎等严重中毒者。

（8）对抽搐或惊厥的患者给予相应镇静或抗惊厥治疗。

（9）早期护肝治疗。

 # 小　结

　　急性中毒是指人体在短时间内一次或数次接触大量或高浓度的毒物,迅速产生一系列的病理生理变化,急速出现症状甚至危及生命。毒物主要通过呼吸道、消化道和皮肤黏膜进入体内,通过局部腐蚀作用、使组织器官缺氧、本身麻醉作用、抵制酶的活性、干扰细胞膜或细胞器的生理功能及与受体的竞争结合等机理使机体产生一系列的病理生理变化并表现出相应的症状。

　　其救治原则:立即脱离中毒环境;清除进入人体内已被吸收或尚未吸收的毒物;尽早足量使用特效解毒剂;稳定生命体征,保护重要脏器功能;尽快明确毒物接触史,包括毒物种类、毒性强弱、接触时间、吸收量及方式,尽量留取体液做毒物检测;对症处理,防治并发症。

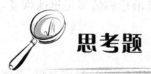 # 思考题

1. 急性中毒的中毒机制是什么?
2. 急性中毒的救治原则是什么?
3. 有机磷农药中毒严重程度如何评估?
4. 一氧化碳中毒的救治具体措施是什么?

（吴文琴　樊　琳　王　超　宁红萍）

第九章　感染与传染性疾病

第一节　麻　疹

麻疹是由麻疹病毒引起的呼吸系统传染病,主要症状有发热、上呼吸道炎、结膜炎等,以皮肤出现红色斑丘疹和颊黏膜上有麻疹黏膜斑为特征。

（一）病情评估

1. 资料收集

（1）环境与现场特点:现场患者可有发热和上呼吸道卡他症状,如咳嗽、流涕、流泪、喷嚏,较重者可出现发热、体温高达 40 ℃左右,毒血症状加重,出现烦躁、嗜睡,甚至惊厥。

（2）起病情况与患病时间:患者何时出现发热、咳嗽、流涕、流泪、喷嚏,何时症状加重,出现毒血症,以及起病前有无诱因及易感因素。

（3）主要症状及进展特点:①前驱期:发热和上呼吸道卡他症状,起病后 2～3 天在两侧颊黏膜处可见白色针尖大小微隆起,周围绕有红晕的麻疹黏膜斑,可融合成片,2～4 天消失。②出疹期:发热达 40 ℃,毒血症状加重,出疹时间多在起病后 3～5 天。出疹顺序:先见于耳后、发际,后渐延及面、颈、躯干、四肢及手心、足底,为淡红色斑疹,直径 2～5 mm,稍隆起于皮肤,继而皮疹增多、颜色加深,并且相互融合成不规则皮炎。③恢复期:皮疹出齐后体温渐下降,毒血症状减轻,卡他症状逐渐消失,皮疹按出疹顺序逐渐消退,可留有糠皮样脱屑及淡褐色色素沉着,经 2 周全部消退。

（4）伴随症状或体征:少数麻疹患者病情重,有高热、惊厥、昏迷、发绀、气促、脉细弱,早期出现大批棕紫色或出血性融合性皮疹。

（5）诊疗经过:麻疹出现后有无就诊及其效果。

（6）既往健康状况:患者既往有无麻疹疫苗接种史。

2. 病情观察

（1）生命体征等的观察:包括呼吸、脉搏、体温、血压、神志、皮肤,特别是患者的呼吸及体温,严重者可因高热、惊厥、呼吸急促出现呼吸窘迫,甚至休克。

（2）高热严重程度的评估:如患者体温出现高热引起高热状态,可按高热处理原则及时处理。

（二）救治方法

1. 救治原则　对麻疹病毒尚未发现特异性的抗病毒药物。救治重点为加强护理、对症处理和防治并发症。

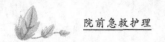

2．院前救治措施

（1）医务人员须戴口罩、手套，防止感染。

（2）发现患者皮疹创面须用无菌敷料包扎，保持创面洁净。

（3）如有高热者，可按高热处理原则给予物理降温或小剂量退热剂；如有咳嗽剧烈时予以镇咳药；如有惊厥、抽搐者，可以镇静处理。

（4）建立静脉通道，适当补液等支持疗法。

（5）吸氧，维持呼吸道通畅，必要时行气管插管人工辅助呼吸，或行气管切开。

（6）持续生命体征监测，及时对症处理。

第二节　狂　犬　病

狂犬病是狂犬病毒所致的急性传染病，人兽共患，多见于犬、猫、狼等肉食动物，人多因被病兽咬伤而感染，临床表现为特有的恐水、恐声、怕风及咽肌痉挛、进行性瘫痪等，因恐水比较突出，故本病又名恐水症。

（一）病情评估

1．资料收集

（1）环境与现场特点：现场患者是否有恐惧不安，对声音、光亮高度敏感，甚至精神失常、谵妄、嚎叫、肌痉挛等症状表现。

（2）起病情况与患病时间：患者在发病前是否被兽咬伤，何时被咬，首次发作在什么时间，每次发作持续时间，病情是否逐渐加重。

（3）主要症状及进展特点：潜伏期多数为 1～2 个月，也有长达 1 年以上者。典型发作可分三期：①前驱期：低热、头痛、咽痛、全身不适、纳差，颇像上呼吸道感染症状，逐渐出现恐惧不安，对声音、光亮、风等刺激呈敏感状态而喉部发紧。②兴奋期：逐渐进入高峰状态，突出表现为极度恐惧、恐水、怕风，因为咽部肌肉痉挛出现吞咽困难，交感神经亢进，表现为唾液增多、大汗淋漓、心率快，少数患者可出现精神失常、谵妄、嚎叫，肌痉挛呈角弓反张，发作中常死于呼吸衰竭。③瘫痪期：渐趋安静，痉挛发作停止，而出现各种瘫痪、昏迷，可迅速因呼吸或循环衰竭而死亡。

（4）伴随症状或体征：在病程过程中可伴有高热、头痛等状态。

（5）诊疗经过：患者在被兽咬伤后有无就诊，有无注射狂犬疫苗。在首次发病后有无诊疗及其效果。

（6）既往健康状况：既往有无被兽或其他动物咬伤史。

2．病情观察

（1）生命体征的观察：包括呼吸、脉搏、神志、瞳孔、血压。应特别关注患者呼吸，在兴奋期咽部肌肉痉挛出现吞咽困难，发作中常死于呼吸衰竭。

（2）痉挛严重程度的评估：对兴奋期痉挛发作，高热，迅速出现呼吸、循环衰竭濒临死亡者，应立即给予解痉、镇静治疗，提供呼吸支持。

（二）救治方法

（1）医护人员须戴口罩及手套，穿隔离衣，防止患者体液、唾液污染。

（2）在家属或防疫人员的协助下，确保患者所处环境安全后，保持患者上呼吸道通畅，吸痰、吸氧，必要时行气管切开或气管插管。

（3）建立静脉通道，纠正中毒，补液，维持水、电解质平衡，出现脑水肿时可予甘露醇及呋塞米脱水。

（4）对兴奋期狂躁患者，应迅速控制发作，首选地西泮 10～20 mg，缓慢静脉注射，可 30 min 后重复给药。在注射地西泮的同时或地西泮控制抽搐不理想时，可给予苯巴比妥钠 0.1～0.2 g 肌内注射，必要时可使用强镇静剂，如人工冬眠合剂。

（5）控制患者后，须加强对生命体征的监护，发现问题及时对症处理。

（三）转运注意事项

（1）转运途中定时追加镇静剂。

（2）保持安静，避免声音、光线、水等的刺激，继续吸氧、输液。

（3）做好途中监护，严密观察患者生命体征，特别是呼吸，必要时进行人工辅助呼吸。

第三节　肺　结　核

肺结核（pulmonary tuberculosis）是结核分枝杆菌侵入人体引起的肺部急、慢性感染性疾病，其中痰排菌者为传染性结核病。

（一）病情评估

1. 资料收集

（1）环境与现场特点：现场患者是否有全身中毒症状，如乏力、纳差、夜间盗汗，是否有咳嗽、咳痰、咯血、呼吸困难等表现。

（2）起病情况与患病时间：何时出现乏力、纳差、夜间盗汗等症状，之前是否存在低免疫力状态或是否处于有结核病传染源环境，之后何时加重，是否出现发热、咳嗽、咳痰、咯血等。

（3）主要症状及进展特点：①全身中毒症状：常见午后低热、夜间盗汗、乏力、纳差、消瘦等，病变进展时或某些特殊类型的结核病（干酪性、粟粒性、浆膜性、肺外结核等）可有高热。②呼吸系统症状：咳嗽、咳痰、咯血，累及胸膜时出现胸痛，合并气胸或胸膜炎时可出现呼吸困难，合并 ARDS 时出现呼吸窘迫。

（4）伴随症状或体征：①全身浅表淋巴结肿大，以锁骨上窝和腋窝淋巴结群肿大多见；②少数特殊患者可有高热。

（5）诊疗经过：出现症状后是否就诊，用过何种药物及其效果如何。

（6）结核的全身反应：午后低热、夜间盗汗、乏力、纳差、消瘦。

（7）既往健康状况：密切接触者有无结核病病史，既往有无弱病质、免疫力低下等。

2. 病情观察

（1）生命体征等的观察：包括呼吸、血压、脉搏、体温、动脉血氧饱和度等。咯血量大者可

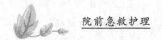

出现急性周围循环衰竭的症状,如脉搏细速、呼吸急促、血压降低甚至休克,出现烦躁不安、精神萎靡、四肢湿冷、口唇发绀、意识模糊等。

（2）严重程度的评估:密切关注重度咯血患者,估计出血量。

（二）救治方法

（1）给患者治疗及体检前,医护人员应戴手套、口罩等,防止感染。

（2）吸氧,心电监护,测血压,尤其对大咯血及肺结核合并气胸的患者,应加强生命体征的监测。

（3）开放静脉通道,合理科学补液,纠正酸碱平衡失调。

（4）对肺结核合并气胸的患者,应按气胸处理原则处理,立即行胸腔闭式引流减压。

（5）对肺结核大咯血患者的处理如下。

① 患者取侧卧位,大咯血时迅速体位引流,清除口、鼻腔内血块,必要时行气管插管,吸出血块,确保呼吸道通畅,防止窒息。

② 吸氧,保持脉搏血氧饱和度在95%以上。

③ 烦躁、恐惧者可应用地西泮 10 mg 肌内注射,但呼吸功能差及出现意识障碍者禁用。

④ 剧烈咳嗽者可给予止咳药物,如应用可待因 30 mg 肌内注射。

⑤ 迅速应用止血药物,如垂体后叶素 5～10 U 加入 5% 葡萄糖溶液 40 mL 中,于 10～20 min 静脉推注,后可应用垂体后叶素 10 U 加入 5% 葡萄糖溶液 500 mL 中静脉滴注,或用止血芳酸 0.6 g 或 6-氨基已酸 6 g 加入 5% 葡萄糖溶液 500 mL 中静脉滴注。

（6）转运途中加强生命体征的监测,保持呼吸通畅,发现问题及时对症处理。

第四节　破　伤　风

破伤风是破伤风杆菌芽胞通过微小创口侵入机体,破伤风外毒素阻滞中枢神经系统中的抑制径路,以肌痉挛和自主神经功能紊乱为主要特征的一系列临床综合征。

（一）病情评估

1. 资料收集

（1）环境与现场特点:现场患者有无关节疼痛、僵硬,牙关紧闭,颈项强直,痉挛及惊厥发作。

（2）起病情况与患病时间:患者何时有下颌关节疼痛及僵硬、张口困难,何时出现肌强直、惊厥发作,每次发作持续时间,患者发病前有无外伤史,有无破伤风接种史,发作前有无明显因素诱导发作。

（3）主要症状、体征:①下颌关节疼痛及僵硬;②张口困难,牙关紧闭;③面肌僵硬而导致典型的苦笑面容;④肌强直致使缩颈及脊柱过伸;⑤压力或噪音可致痛性痉挛;⑥惊厥发作;⑦自主神经功能紊乱,包括交感神经及副交感神经。

（4）伴随症状或体征:出汗、高血压、心动过速、心律失常、高热、心动过缓、心脏骤停。

（5）诊疗经过:在外伤后是否注射破伤风抗毒素,在首次发作后是否就诊治疗及治疗对策。

（6）既往史：既往有无破伤风疫苗接种史，发病前有无外伤史。

2. 病情观察

（1）生命体征等的观察：包括脉搏、呼吸、血压、体温、瞳孔、神志、皮肤、尿量。因严重痉挛可致呼吸衰竭，所以应加强对呼吸、脉搏血氧饱和度、皮肤等生命体征的监测。

（2）痉挛严重程度的评估：当患者出现喉头痉挛、颈项强直、呼吸窘迫时，须及时对症进行解痉、镇静处理。

（二）救治方法

（1）将患者置于安静、黑暗的环境中，避免噪音、强光等压力因素，侧卧位防止呕吐导致误吸。

（2）保持呼吸道通畅，吸痰，吸氧，建立静脉通道，必要时行气管插管。

（3）用纱布包裹的压舌板或牙垫置于上、下磨牙之间，防止舌咬伤。

（4）发作时注意防护，避免继发损伤。

（5）立即控制抽搐，首选地西泮 $10\sim20$ mg 缓慢静脉注射，可 30 min 后重复给药。静脉注射地西泮的同时，若控制抽搐不理想时可以苯巴比妥钠 $0.1\sim0.2$ g 肌内注射。

（6）有脑水肿者可给予 20% 甘露醇 $125\sim250$ mL 静脉注射。

（三）转运注意事项

（1）痉挛、抽搐如不好转，途中继续给予处理。

（2）保持安静，继续吸氧、输液。

（3）加强途中生命体征的监护，特别是呼吸，必要时行人工呼吸。

小 结

麻疹是由麻疹病毒引起的呼吸系统传染病，主要症状有发热、上呼吸道炎、结膜炎等，以皮肤出现红色斑丘疹和颊黏膜上有麻疹黏膜斑为特征。其救治重点为加强护理、对症处理和防治并发症。

狂犬病是狂犬病毒所致的急性传染病，人兽共患，临床表现为特有的恐水、恐声、怕风及咽肌痉挛、进行性瘫痪等。其救治重点在于做好防护，保持气道通畅，镇静，建立静脉通道，监测生命体征。

肺结核的救治要点为做好个人防护，咯血患者须保持气道通畅，吸氧，止血，镇静，转运途中加强生命体征监测，发现问题及时对症处理。

破伤风是由破伤风杆菌芽胞通过微小创口侵入机体，以肌痉挛和自主神经功能紊乱为主要特征的一系列临床综合征。其救治措施为保持气道通畅，及时对症处理。

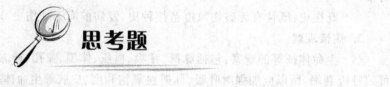

思考题

1. 麻疹的院前救治措施？
2. 狂犬病狂躁患者的急救护理？
3. 肺结核大咯血患者的急救处理？
4. 破伤风转运途中注意事项？

（宁红萍　金　丹）

第十章 创 伤

第一节 概 述

创伤是当今世界各国面临的普遍问题,其导致的死亡在发达国家仍然居高不下,在发展中国家则持续上升。世界各国的实践都证明,建立有组织的创伤急救体系能显著改善创伤患者的预后,而院前急救是创伤救治体系中非常重要的环节,对患者预后有显著的影响。院前急救是指从创伤发生到伤员进入医院前这段时间,包括现场和转运中的救治。创伤急救的内容包括由急救技术员完成的基础心肺复苏、创口包扎止血、骨折固定、给氧等基本急救措施,以及由医助、急诊或麻醉医生实施的有创操作如气管插管、建立静脉通道、静脉输液用药、使用抗休克裤等高级创伤急救技术。创伤院前急救的成败则由各医院规模、急救保障体系、急救医护人员的水平决定。

一、伤情评估

(一)初级评估

创伤救治医院在接到求救电话时,应询问伤情,救治人员快速准备必备物品。到达现场后快速评估现场环境是否安全。简要询问病史,初次接触伤员时,应首先迅速对伤员的生命状况进行评估,如发现有生命危险的伤员或伤情,按 A、B、C、D、E 操作依次进行评估。

1. 气道(A,airway) 判断气道是否通畅,有无梗阻情况。气道阻塞的特征是吸气性呼吸困难,而气道不完全阻塞时在呼吸时则可发出喉鸣音,咽喉部较气管更为明显,声音高而尖。严重伤员出现喉鸣音常是生命受到严重威胁的标志。

2. 呼吸(B,breath) 判断呼吸是否正常,包括呼吸快慢、困难程度,有无呼吸窘迫及停止,胸廓运动是否正常,有无反常呼吸和端坐呼吸以及发绀等。

3. 循环(C,circulation) 观测脉率、血压、肤色、毛细血管再充盈时间以及尿量等,是评价机体血流动力学和组织、器官灌注状态的常用指标。

4. 神经系统状况(D,disability) 通过观察瞳孔大小及对光反射、昏迷评分以及是否存在偏瘫或截瘫等来迅速评估意识障碍程度,或判断有无神经系统功能损害。

5. 充分暴露(E,exposure) 应在不过多影响体温的情况下,充分显露身体各部,依次解开伤员的衣领、纽扣以及腰带等,以避免遗漏,有助于抢救操作的实施,但完毕后应注意保暖。

(二)次级评估

对伤员的严重程度进行初步评估后,按照 CRAMS 评分法对伤员进行创伤分类,确定救治的具体措施及需转送医院的要求。

1. CRAMS 评分法 CRAMS 评分法是 1985 年 Clemmer 综合了 RPM 法和 RSM 法建立的以循环、呼吸、胸腹情况、运动、语言为评判标准的评分方法。每项评分内容分为 0～2 三个分值,将五项的分值相加即为伤员的 CRAMS 得分,总分 9～10 分为轻伤,7～8 分为重伤,6 分为极重度伤。此评分方法简单易行,适用于院前创伤评分。

2. CRAMS 评分内容 具体见表 10-1。

表 10-1 CRAMS 评分

指标	分值		
	2	1	0
循环(C)	毛细血管充盈正常 收缩压>100 mmHg	毛细血管充盈迟缓 收缩压 85～100 mmHg	无毛细血管充盈 收缩压<85 mmHg
呼吸(R)	正常	费力,浅或大于 35 次/分	无自主呼吸
胸腹(A)	无压痛	有压痛	连枷胸、板状腹或有穿透伤
运动(M)	正常	只对疼痛刺激有反应	无反应
语言(S)	正常	言语错乱,语无伦次	说话听不懂或不能发音

二、初步应急处理

生命评估应与创伤抢救同时进行,一旦发现有威胁生命的伤情或紧急的问题,应及时给予处理,不能按照常规先诊断、后治疗的方式,更不能一味强调明确诊断而延误抢救时机。威胁生命的主要危险因素如下。

(一)畅通气道

1. 气道清理 迅速清除鼻、咽、口腔内的血液或血凝块、分泌物、呕吐物、义齿以及其他异物等,对于有活动性出血或分泌物较多者应连续性吸引。

2. 气道控制

(1)舌后坠所致的阻塞,可用手或舌钳将舌拉起固定,或抬起两侧下颌角。

(2)无呼吸道保护性反射者,可置口咽或鼻咽导管。

(3)必要时可行气管插管。

3. 气道开放 通过上述处理仍不能有效改善通气时,应行环甲膜穿刺或气管切开等。

(二)维持呼吸、解除呼吸功能障碍

1. 封闭开放创口 胸部开放性创口应立即用压迫敷料封闭。

2. 穿刺排气减压 严重的张力性气胸,紧急时可在第 2 或第 3 肋间用粗针穿入排气或与装有 200 mL 盐水的水封瓶连接。

3. 固定软化胸壁 应及时用大块厚棉垫加压包扎固定,无条件时可用衣物、枕头等代用品压迫包扎于伤侧,紧急时可使伤员处于伤侧卧位,以改善呼吸。

4. 胸腔闭式引流 无论是大量血、气胸还是连枷胸或纵隔气肿等严重的胸部创伤,应及时行胸腔闭式引流。

5. 心包穿刺抽血 明确心包填塞后,立即行心包穿刺。

6. 尽早给氧支持呼吸 凡重伤员能自主呼吸,无论是胸部创伤性还是非胸部创伤性的伤情,均应采用常规鼻导管给氧或加压面罩给氧。若仍不能改善呼吸窘迫,应行气管插管或气管切开,进行控制性给氧。

7. 机械辅助或人工呼吸 若缺乏有效的自主呼吸,甚至呼吸骤停,应迅速建立起有效的机械辅助呼吸;如无条件时,应及时进行人工辅助呼吸。

（三）稳定循环

1. 扩容补液

（1）通道方式和部位:迅速建立有效静脉输液通道,依具体情况选择静脉穿刺。通道部位最好是上肢静脉或颈外静脉,尤其是腹部以下的创伤应避免用下肢静脉。

（2）输液种类和比例:输液种类应晶体与胶体液互补兼顾。宜先晶体液,后胶体液,常首选平衡盐液。重度失血伤员应在迅速灌注平衡液的同时,输注血浆代用品。

（3）输注速度和入量:院前液体复苏的选择最根本上应该由伤员受伤情况决定,对于无法控制的活动性出血及没有采取确切止血措施前应采取允许性低血压的补液原则,同时加快转运。但严重脑外伤例外,要尽可能把血压维持在正常水平。

2. 控制出血

（1）外出血:多采用局部填塞压迫或加压包扎,止血带法往往是在加压包扎仍不能有效控制出血时才考虑采用,尤其是四肢大血管破裂时能有效制止出血,但应注明时间和标记。

（2）内出血:多数需要确定性手术止血,院前急救措施主要是输液、扩容或应用抗休克裤等,同时避免过多检查或转运,尽可能缩短伤后及手术止血时间。

（3）心肺复苏:伤员一旦出现呼吸、心跳骤停,应立即进行心肺复苏。

（4）药物应用:①创伤急救中一般不宜用血管活性药物来替代补充创伤后出现的血容量不足,尤其是血管收缩剂应当禁忌,必要时在快速、足量输血补液的同时可考虑过渡性地少量使用。②在充分输血补液后,休克表现仍未明显改善,且排除了其他因素时,可适当地考虑应用血管扩张剂,常用多巴胺,常量为 $20\sim40$ mg 加入 $250\sim500$ mL 葡萄糖溶液中。

3. 包扎固定

（1）覆盖暴露创面:尽量采用无菌绷带或纱布包扎,在无条件时也可用其他替代物如干净毛巾、衣服、布块甚至被单等覆盖创面。包扎时注意严密,避免暴露,可稍加压力,尽量不要弄破创面水疱。

（2）避免继发损伤:有内脏脱出或骨折端外露者尽量不要还纳,包扎时注意保护内脏或骨折端,避免干燥、受压或再损伤等。

（3）注意伤口控制:颅脑开放性损伤常伴有粉碎性骨折,包扎时注意采取保护性控制措施,以免颅骨骨折片陷入颅内。

（4）限制颈部活动:凡疑有颈椎损伤、颈椎可触及畸形或伴有高位截瘫伤员,应采用颈部固定器材或替代物限制其活动。

（5）固定伤残肢体:肢体骨折或大面积软组织伤均应用夹板固定制动,固定范围需包括骨折或伤口上下两个关节。在无条件的情况下,可就地取材,也可将上肢固定于胸壁,下肢固定于对侧健肢。

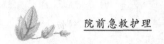

4. 药物处理

(1) 降低颅内压：常用甘露醇，实施中应注意下列情况。循环稳定的伤员，可1次静脉给予20%甘露醇125～250 mL或按1～3 g/kg计算，宜在10～15 min内快速滴入。严重脑水肿或颅脑损伤者，脱水剂与利尿剂交替使用或联合用药。血容量不足者多不用或慎用，这类伤员处于生理性脱水状态，可自然地获得颅内压下降。

(2) 肾上腺皮质激素：首选地塞米松，用量可为10～20 mg，静脉推注；也可早期采用冲击量给药，即首次给予大剂量地塞米松，用量可达到100 mg以上或按3～6 mg/kg计算。

(3) 缓解疼痛：药物用量一般不宜过大，如布桂嗪100 mg或哌替啶50～100 mg，应避免短期内重复运用，不能作为常规应急措施，特别是伤情尚未弄清之前，更应慎重或忌用。

(4) 控制抽搐：可用下列药物处理急救中出现的痉挛、抽搐或癫痫等。

地西泮：10 mg静脉注射，必要时2～4 h重复1次。

苯巴比妥钠：0.2～0.4 g稀释后静脉注射或肌内注射。

硫喷妥钠：50～100 mg稀释后静脉缓慢注射，对未做气管插管或气管切开的伤员，在静脉注射时应警惕喉头痉挛以免发生窒息。

5. 支持措施

(1) 急救体位：一般就地平卧或卧位制动，尤其是低血容量患者，多置于休克体位，头略放低，下肢宜抬高15°～30°；合并有胸部损伤者，可采取半卧位；有昏迷或窒息危险的伤员，宜采取俯卧位。

(2) 注意制动：及时给伤员制动，减少其活动或搬运，急救中切勿对患者任意制动，尤忌粗暴搬动或拍打操作。

(3) 避免刺激：一切对伤员产生不良刺激的各种因素，甚至包括言语、情绪及噪声等在创伤急救中均应尽量避免。

(4) 加强保温：伤员不宜暴露过多，特别是在冬季。对处于休克的伤员，应进行适当的保温，在扩容补液的基础上常能得到意想不到的效果。

6. 正确搬动

(1) 伤员搬动时，需遵循操作要领，平托式法较为安全可靠，尤其是疑有脊椎损伤患者，应特别小心。一般需3～4人将其身体呈水平状抬起，再置于担架或平车上。颈椎伤者，还需一人负责固定伤员的头颈部，保持其头与躯干呈直线。放置平稳后，于头颈两侧用纱带或替代物固定，切忌将伤员屈曲伏地抱起或抬起。无条件时，可就地取材制成简易担架或用木板替代。

(2) 大批量伤员搬动：

① 大批量伤员搬动原则：在存在大批量伤员时，伤员的数量和严重程度超过当地救治单位的现场救治能力时，要充分发挥现有的人力、物力，以抢救尽可能多的伤员为原则。分拣伤员时要识别有生命危险但可以救活的伤员，以便优先进行救治和转运。

② 抢救中应采用批量伤员分拣法。

危重伤：适用于有生命危险需立即救治的伤员，用红色标记。需立即进行创伤基本生命支持，并尽快转运至相关医院。

重伤：伤情并不立即危及生命，但又必须进行手术的伤员，可用黄色标记。

轻伤：所有轻伤，用绿色标记。

濒死伤:抢救费时而又困难、救治效果差、生存机会不大的危重伤员,用黑色标记。

三、创伤基本生命支持

创伤基本生命支持主要包括通气、止血、包扎、固定和搬运。

(一)现场心肺复苏

对有呼吸困难或呼吸停止的伤员,应紧急开放气道,保证呼吸道通畅及进行呼吸支持,对心跳骤停者进行连续胸外心脏按压。

(二)止血

止血方法有很多种,可根据具体伤情选择。

(1)指压法。

(2)加压包扎止血法。

(3)填塞止血法。

(4)止血带法。

(5)钳夹止血法。

(三)包扎法

包扎的目的是保护伤口、减少污染、固定敷料和协助止血。

(1)绷带包扎法。

(2)三角巾包扎法。

(3)便捷材料包扎法。

(四)固定术

对骨折部位尽早进行临时固定,可以有效防止因骨折断端的移位而损伤血管、神经等组织,减轻伤员痛苦。

1. 固定原则　注意伤员全身情况,对外露的骨折端暂不应送回伤口,对畸形的伤部也不必复位,固定要牢靠,松紧要适度。

2. 固定目的　限制受伤部位的活动度,避免再伤,便于转运,减轻在搬运与运送中增加伤员的痛苦。

3. 固定方法　夹板固定法、自体固定法、锁骨骨折固定、常见的四肢骨折固定,如颈椎骨折固定,对于可疑为颈椎损伤或昏迷的患者,应常规以颈托保护。

(五)搬运

1. 搬运目的　及时、迅速、安全地将伤员搬离事故现场,避免伤情加重,并迅速送往医院进一步救治。

2. 急救人员应考虑的因素　伤员伤势,必须在原地检伤、包扎止血及简单固定后再搬运。

3. 搬运伤员的注意事项

(1)凡怀疑有脊柱、脊髓损伤者,搬运前应先固定,搬动时将伤员身体以长轴方向拖动,不可从侧面横向拖动。

(2)严密观察伤员生命体征,维持呼吸通畅,防止窒息,注意保暖。

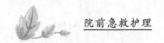

4．徒手搬运方法

（1）扶行法：适用于清醒、无骨折、伤势不重、能自己行走的伤员。

（2）背负法：适用于老幼、体轻、清醒的伤员。

（3）拖行法：适用于体重、体型较大的伤员，不能移动，现场又非常危险需立即离开的情况，拖拉时不要弯曲或旋转伤员的颈部和背部。

（4）轿杠式：适用于清醒伤员。

（5）双人拉车式：适用于意识不清的伤员。

5．器械搬运及各部位损伤搬运法

（1）担架搬运：方便省力，适于病情较重，不宜徒手搬运，又需要转送较远路途的伤员。①四轮担架：可从现场平稳地推至救护车、救生艇、飞机舱或在医院内转接伤员。②铲式担架：适用于脊柱损伤等不宜随意翻动、搬运的危重伤员。③帆布折叠式担架：适用于一般伤员的搬运，不宜转运脊柱损伤的伤员。

（2）担架搬动方法：急救人员以 2～4 人为一组，将伤员水平托起，平稳放在担架上，脚在前，头在后，以便观察。抬担架的步调、行动要一致，平稳行进。向高处抬时（如过台阶），前面的人要放低，后面的人要抬高，以使伤员保持在水平状态，下台阶时则相反。

（3）抬担架时的注意事项：①担架员应边走边观察伤员生命体征，如神志、呼吸、脉搏。有病情变化时应立即停下抢救，先放脚，后放头。②用汽车搬运时，要固定好担架，防止车启动、刹车时碰伤。

（4）颈椎骨折的转运：颈椎损伤应由专人牵引伤员头部，颈下需垫一小软垫，使头部与身体成一水平位置，颈部两侧用沙袋固定或使用颈托，肩部略垫高，防止头部左右扭转和前屈、后伸。

（5）胸、腰椎骨折的搬运：急救人员分别托扶伤员头、肩、臀和下肢，动作一致地把伤员固定抬到或翻到担架上，使伤员取俯卧位，胸上部垫高，注意取出伤员衣袋内的硬物品，将伤员固定在担架上。

（6）开放性气胸搬运：首先用敷料严密地堵塞伤口，搬运时伤员应采取半卧位并斜向伤侧。

（7）颅脑损伤搬运：保持呼吸道通畅，头部两侧应用沙袋或其他物品固定，防止摇动。

（8）颌面伤搬运：伤员应采取健侧卧位或俯卧位，便于口内血液和分泌液向外流，保持呼吸道的通畅，防止窒息。

第二节　特殊创伤急救

一、多发伤

多发伤是指在同一伤因的打击下，人体同时或相继有两个或两个以上解剖部位的组织或器官受到严重创伤，其中至少有一处可危及生命。

（一）临床特点

1. 伤情变化快、死亡率高 由于多发伤严重影响机体的生理功能,此时机体处于全面应激状态,其数个部位创伤的相互影响很容易导致伤情迅速恶化,出现严重的病理生理紊乱而危及生命。多发伤的主要死亡原因大多是严重的颅脑外伤和胸部损伤。

2. 伤情严重、休克率高 多发伤伤情严重、伤及多处、损伤范围大、出血多,甚至可直接干扰呼吸和循环系统功能而威胁生命,特别是休克发生率甚高。

3. 伤情复杂、容易漏诊 多发伤的共同特点是受伤部位多、伤情复杂、明显外伤和隐蔽性外伤同时存在,开放伤和闭合伤同时存在,而且大多数伤员不能述说伤情,加上各专科医生比较注重本专科的损伤情况、忽略他科诊断而易造成漏诊。

4. 伤情复杂、处理矛盾 多发伤由于伤及多处,往往都需要手术治疗,但手术顺序上还存在矛盾。如果没有经验,就不知从何下手。此时医务人员要根据各个部位伤情、影响生命程度、累及脏器不同和组织深浅来决定手术部位的先后顺序,以免错过抢救时机。

5. 抵抗力低、容易感染 多发伤伤员处于应激状况时一般抵抗力都较低,而且伤口大多是开放性伤口,有些伤口污染特别严重,因而极其容易感染。

6. 多发伤的三个死亡高峰

(1)第一死亡高峰:出现在伤后数分钟内,为即时死亡。死亡原因主要为脑、脑干、高位脊髓的严重创伤或心脏主动脉等大血管撕裂,往往来不及抢救。

(2)第二死亡高峰:出现在伤后 6～8 h 之内,这一时间称为抢救的"黄金时间",死亡原因主要为脑内、硬膜下及硬膜外的血肿、血气胸、肝脾破裂、骨盆及股骨骨折,以及多发伤大出血。如抢救迅速、及时,抢救措施得当,大部分患者可免于死亡。这类患者是抢救的主要对象。

(3)第三死亡高峰:出现在伤后数天或数周,死亡原因为严重感染或器官功能衰竭。无论在院前或院内抢救多发患者时,都必须注意预防第三死亡高峰。

（二）病情评估

1. 资料收集

(1)环境与现场特点:评估现场有无同一致病因素再次发生的可能。观察致伤因素、部位,有无其他危重伤员及死亡伤员。

(2)致伤时间及伤情发展:何时受伤,伤后是否有昏迷、呕吐、抽搐、疼痛、出血、肢体瘫痪等。

(3)诊疗经过:伤后经过何种诊疗及其效果。

(4)既往史:既往有无呼吸、循环系统疾病及肝炎、结核病等,有无出血倾向性疾病如血液系统疾病。

2. 病情观察

(1)生命体征及一般情况:包括体温、脉搏、呼吸、血压、瞳孔、神志、皮肤、尿量。

(2)仔细查体:按照"CRASH PLAN"顺序检查,以免漏诊。其含义为 C(cardiac,心脏)、R(respiration,呼吸)、A(abdomen,腹部)、S(spine,脊柱)、H(head,头部)、P(pelvic,骨盆)、L(limb,四肢)、A(arteries,动脉)、N(nerves,神经)。

(3)必要的辅助检查如穿刺,简单、快速、经济、安全、准确率较高,可反复进行,为腹部创

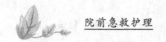

伤的首选方法。临床有时可出现假阳性及假阴性。

（三）紧急救护原则

1. 先处理后诊断，边处理边诊断

（1）以颅脑伤为主者应首先输入甘露醇以降低颅内压，然后再进行各项检查。

（2）以失血为主者应立即补液，迅速止血。

（3）将各部位的创伤视为一个整体，根据伤情的需要从整体的观点制订抢救措施、手术顺序及器官功能的监测与支持，切不可将各部位的损伤孤立地隔离起来。

2. 可迅速致死而又可逆转的严重情况先处理

（1）通气障碍：其中以上呼吸道堵塞最为常见，如果不能及时解除堵塞，任何抢救都无济于事。

（2）循环障碍：

① 低血容量：多发伤出血是十分常见的，无论是内出血还是外出血都可导致低血容量性休克。如果救治措施不得力，将进入一种不可逆状态，死亡在所难免。立即抗休克治疗：取头低脚高体位，迅速建立两条以上静脉通道，有条件时可行深静脉穿刺，便于补液输血及监测CVP。快速输入0.9％氯化钠溶液1000～2000 mL。红细胞及血浆是抗休克最好的胶体液，其他胶体液如白蛋白、右旋糖酐等均可使用。当血容量基本补足后可使用血管活性药物，扩张小动、静脉，降低外周阻力，可用小剂量多巴胺或酚妥拉明。

② 心力衰竭和心搏骤停：多发伤的突然打击可以导致心搏骤停，也可以由其他许多综合因素而引起心力衰竭，此种情况应及时处理。

③ 张力性气胸：因胸腔气体对心、肺的明显压迫，可严重干扰呼吸和循环功能，可迅速致死。应立即行穿刺或胸腔闭式引流术。

④ 开放性气胸：使纵隔来回摆动，严重干扰心肺功能而致死。可用无菌凡士林纱布，外加棉垫覆盖，再以胶布或绷带包扎，变开放性气胸为闭合性气胸，然后穿刺胸膜腔抽气减压。

⑤ 连枷胸：由于多发性多段肋骨骨折，局部胸壁失去支架作用，与呼吸运动相对形成一种反常运动，严重影响心、肺功能而致死。可用厚敷料覆盖，胶带固定患侧胸部。

⑥ 心包填塞：明显影响静脉回流，心排血量也因此而严重不足，最终导致死亡。若心包填塞明显影响血流动力学稳定，应行心包穿刺术。

3. 出血不止 无论是内出血还是外出血，如果出血不止且出血量大也是致死原因。现场急救时，如果经大量补充血容量后血压仍不能纠正者，要考虑出血未止的可能，应追究其原因：①检查伤口，外出血是否停止。②是否存在胸腔出血，如胸壁血管破裂。③是否存在腹部内出血，如肝、脾破裂。④是否存在腹膜后出血，如肾损伤、骨盆骨折等。⑤四肢骨折如果损伤大血管则出血量大，局部形成大血肿，而且血肿还会不断扩大。

二、复合伤

复合伤（combined injury）是指由两种或两种以上的致伤因素同时或相继作用于人体所造成的损伤。常见原因是工矿事故、交通事故、火药爆炸、严重核事故等各种意外事故，其中一种主要致伤因素在伤害的发生、发展中起着主导作用，临床上依据主要损伤的特征来命名，如创伤复合伤、烧伤复合伤等。复合伤与多发伤是两个不同的概念。复合伤不是单处伤的简单相加而是互相影响,所致机体病理生理紊乱常较多发伤和多部位伤更加严重而复杂。

（一）病情评估

1. 致伤因素 有两种以上致伤因素受伤史,如冲击伤、烧伤、创伤。

2. 创面与创口 间接推测可能发生的伤情,如冲击伤体表创面为轻伤,但内脏损伤多较重。

3. 症状与体征 不同的损伤部位可出现不同的症状和体征,如肺冲击伤可伴有胸痛、胸闷、咳嗽、咯血或呼吸困难等。

4. 全身性反应 可有不同程度的休克,严重的低氧血症,创伤后感染发生早且较严重。

（二）救治方法

（1）迅速而安全地使伤员离开现场,避免再度受伤和继发性损伤。

（2）保持呼吸道通畅。

（3）心跳、呼吸骤停时立即行心肺复苏。

（4）给予止痛、镇静剂,有颅脑损伤或呼吸抑制者禁用吗啡或哌替啶。

（5）放射性损伤应尽早消灭创面或创口,创口用生理盐水反复冲洗,注意保护创口,防止带有放射性物质的洗液进入创口。

（6）其他部位或内脏损伤参考多发伤的处理原则。

三、挤压综合征

挤压综合征是指四肢或躯干肌肉丰富的部位遭受重物长时间挤压,在解除压迫后,出现以肢体肿胀、肌红蛋白尿、高血钾为特点的急性肾功能衰竭。筋膜间隔区压力升高造成肌肉缺血坏死形成肌红蛋白血症,而无肾功能衰竭,只能称为挤压伤或筋膜间隔区综合征。严重创伤亦可发生急性肾功能衰竭,如无肌肉缺血坏死、肌红蛋白尿和高血钾,则不能称为挤压综合征。

（一）病因

挤压综合征多发生于房屋倒塌、工程塌方、交通事故等意外伤害中。在战争、发生强烈地震等严重灾害时可成批出现。此外,偶见于昏迷与手术的患者,肢体长时间被固定体位的自压而致。挤压综合征的发生主要是通过创伤后肌肉缺血坏死和肾缺血两个中心环节,只要伤势足以使这两个病理过程继续发展,最终将导致以肌红蛋白尿为特征的急性肾功能衰竭。

（二）临床表现

1. 局部症状 局部出现疼痛,肢体肿胀,皮肤有压痕、变硬,皮下淤血,皮肤张力增加,在受压皮肤周围有水疱形成。

2. 全身症状

（1）休克:部分伤员早期可不出现休克,或休克期短而未发现。有些伤员因挤压伤强烈的神经刺激、广泛的组织破坏、大量的血容量丢失可迅速产生休克,而且不断加重。

（2）肌红蛋白尿:这是诊断挤压综合征的一个重要条件。伤员在伤肢解除压力后 24 h 内出现褐色尿或自述血尿,应该考虑肌红蛋白尿。

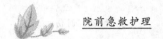

院前急救护理

（3）因为肌肉缺血坏死，大量的细胞内钾离子进入循环，大量磷酸根、硫酸根等酸性物质释出，会出现高钾血症、酸中毒及氮质血症等水、电解质代谢紊乱。

（三）救治方法

1. 治疗原则 挤压综合征是外科急重症，应及时抢救，做到早期诊断、早期伤肢切开减张与防治肾功能衰竭。

2. 具体措施

（1）抢救人员应迅速进入现场，力争及早解除重物压力，减少本病发生机会。

（2）伤肢制动，以减少对组织分解毒素的吸收及减轻疼痛，尤其对尚能行动的伤员要说明活动的危险性。

（3）伤肢用凉水降温或暴露在凉爽的空气中，或用凉水降低伤肢的温度。

（4）伤肢不应抬高，禁止按摩与热敷，以免加重组织缺氧。

（5）伤肢有开放伤口和活动出血者应止血，但避免应用加压包扎和止血带止血。

（6）凡受压伤员一律饮用碱性饮料（每 8 g 碳酸氢钠溶于 1000～2000 mL 水中，再加适量糖及食盐），既可利尿又可碱化尿液，避免肌红蛋白在肾小管中沉积。如不能进食者，可用 5% 碳酸氢钠 150 mL 静脉滴注。

（7）有明显挤压伤史、有 1 个以上筋膜间隔区受累、局部张力高、明显肿胀、有水疱及相应的运动感觉障碍者，尿肌红蛋白试验阳性（包括无血尿时潜血阳性）应早期切开减压，需切开每一个受累的骨筋膜室，从上至下充分暴露肌肉，皮肤切口也应与筋膜一致，通常沿肢体纵轴方向切开减压。

四、大面积皮肤撕脱伤

大面积皮肤撕脱伤并不少见，且常合并有肌肉、肌腱、神经、血管、骨与关节等深部组织损伤，是现代创伤外科经常遇到的复杂损伤之一。

（一）病因与发病机制

手及上肢皮肤撕脱伤多由于工人操作机器不慎，手指或全手乃至上肢被卷入滚轴机中碾压撕脱所致，如为带有热力的滚压机，还可能同时产生皮肤灼伤。由于压力一般较大，机器转动速度极快，受伤者又企图猛力抽回伤手，使手部皮肤受到严重挤压、碾搓而和深部组织完全分离。下肢的大面积皮肤撕脱伤绝大多数都是车轮碾轧损伤，如交通事故中的汽车轮碾压伤、采矿工人被有轨车碾压伤等。大面积皮肤撕脱伤的病理损害较为复杂，大片的皮肤连带皮下组织自深筋膜的浅层撕脱，而肌肉、肌腱等深部组织可以保持完整，也可有不同程度的挫伤及外露，甚至还可有骨折及骨与关节的外露等。皮肤本身因受压轧、碾搓及抽拉等综合因素的作用严重挫伤与撕裂，供应皮肤的血管亦有广泛的挫伤和断裂。四肢皮肤的血液供应来自直接皮动脉或肌皮动脉，二者均起源于深动脉干，穿过深筋膜至浅筋膜进入其网状层，撕脱伤严重破坏了皮肤赖以生存的肌皮动脉或直接皮动脉。有时虽然有较宽的蒂部与正常组织相连，甚至暂时尚有血运，但随着时间的推移，亦常继发血栓形成及坏死。

（二）临床分型

1. 片状撕脱伤 常见的下肢被汽车碾压损伤多为此型，其特点为大面积的皮肤连带皮下组织自深筋膜上呈大片状撕脱,肌肉、肌腱等深部组织可保持完整,或合并有不同程度的碾挫伤,有时合并有骨折。这种撕脱正常的供应皮肤的营养血管多有广泛断裂,损伤区皮肤活力多因血运障碍而丧失,因此如将皮肤直接原位缝合,往往因血运丧失而逐渐坏死,导致早期治疗失败。

2. 套状撕脱伤 如上肢被卷入高速转动的机器中绞压损伤,其皮肤连带皮下组织自损伤肢体近端向远端呈"脱袖套"样撕脱,深部组织多有损伤。此种套状撕脱伤皮肤受到严重挤压、碾搓,与深层组织完全分离。

3. 潜行剥脱伤 临床特点是皮肤伤口很小或完全没有伤口(闭合性),皮肤外表仍保持完整,但皮肤自皮下与深筋膜之间有广泛的潜行剥脱分离,有时可使整个肢体一圈都完全剥脱分离。

(三)伤情判断

1. 全身状况 因创伤面积大、出血量多,合并深部组织损伤、疼痛,半数以上大面积撕脱伤患者会发生创伤性休克,大面积的皮肤撕脱伤接诊后一定要测血压、脉搏、呼吸等生命体征和尿量。

2. 合并伤 伤情较复杂,接诊时容易将注意力一开始就集中在体表的创伤,容易忽略合并伤,因此,应先进行全身系统检查,特别是颅脑外伤和内脏合并伤,在初期处理中比撕脱伤本身更为重要。漏诊必然延误患者的治疗,甚至造成危及生命的后果。

3. 深部组织损伤 不能忽略深部骨、关节、血管、神经、肌腱和肌肉等的检查,下肢大面积皮肤撕脱伤中有三分之二左右有肌肉挫伤,一半的病例合并骨、关节损伤,检查撕脱伤时要探明深部组织的伤情。

4. 皮肤撕脱伤的检查 检查清楚部位、范围及撕脱的深度、面积和损伤的程度,特别是表皮挫伤的深度、伤口污染的程度、血管损伤的情况和出血量。

5. 潜行皮肤撕脱伤的判断
(1)肢体被车轮碾压,表皮擦伤,肢体肿胀明显。
(2)受伤部位有波动感或捻发音。
(3)皮肤可攥捏提起,有松动感或漂浮感或滑动感。
(4)皮肤有花斑样改变或变紫,充血反应加快或变慢。
(5)局部感觉减退,特别是痛觉减退,有小伤口,可见破碎的脂肪颗粒随血液涌出。

(四)救治措施

1. 初步伤情判断 在处理大面积皮肤撕脱伤之前,首先要做好生命的抢救工作,积极预防和治疗创伤失血性休克,颅脑损伤应优先处理,待生命体征平稳后,再处理局部的皮肤撕脱,否则可能危及生命。

2. 院前即建立输液通道,立即给予大量快速补液 对严重休克者,应该迅速输入 $1\sim2$ L的等渗平衡盐溶液。加压包扎伤口,对伴有骨折的给予妥善固定,必要时肌内注射杜冷丁止痛。

小　结

　　创伤的院前急救是救治体系中非常重要的环节,对患者预后有显著的影响。院前急救主要指创伤发生到伤员进入医院前这段时间,包括现场和转运中的救治。创伤急救的内容包括由急救技术员完成的基础心肺复苏、创口包扎止血、骨折固定、给氧等基本急救措施,以及由医护、急诊或麻醉医生实施的有创伤操作如气管插管、建立静脉通道、静脉输液用药、使用抗休克裤等高级创伤急救技术。创伤院前急救的成败则由各医院规模、急救保障体系、急救医护人员的水平决定。

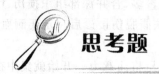

思考题

1. 止血方法有哪些?
2. 创伤固定的目的是什么?
3. 多发伤和复合伤如何鉴别诊断?
4. 多发伤的紧急救护原则是什么?

(肖　娟　李　玲)

第十一章　常见妇产科急症

第一节　产后出血

产后出血（postpartum hemorrhage，PPH）是指胎儿娩出后 24 h 内阴道出血量超过 500 mL，是分娩期的严重并发症，居我国产妇死亡原因首位。其发生率占分娩总数的 2%～3%。由于分娩期收集和测出血量有一定难度，通常估计失血量偏少，实际发病率更高。

（一）病情评估

1. 资料收集

（1）环境与现场特点：产妇精疲力竭、面色苍白、肢体厥冷，衣裤或床单血染，阴道流血量超过月经量。

（2）起病情况与患病时间：何时出现规律宫缩，胎儿胎盘何时娩出，阴道出血何时开始，是否存在胎位异常、粗暴助产，胎盘有无残留。

（3）主要症状及进展特点：①软产道裂伤：胎儿娩出后阴道流血多，色鲜红，可凝固。②子宫收缩乏力性出血：胎儿娩出后，阴道持续多量流血，子宫底升高、轮廓不清、质软。③胎盘因素：胎盘娩出前后，阴道多量暗红血流出，胎盘胎膜不完整。④凝血功能障碍：胎儿娩出后阴道流血不凝。⑤失血性休克表现：产妇烦躁、皮肤苍白湿冷、脉搏细速、尿量减少。

（4）伴随症状或体征：有无头晕、乏力、恶心、呕吐等。

（5）诊疗经过：阴道流血后是否就诊、疗效如何。

（6）产后出血的身心反应：麻木、淡漠。

（7）既往健康状况：既往有无子宫手术史；是否合并贫血等慢性疾病；产妇是否过度紧张、产程有无延长；是否为巨大儿、多胎妊娠、羊水过多；是否有前置胎盘、胎盘早剥及妊娠期高血压等并发症。

2. 病情观察

（1）生命体征等的观察：观察孕妇血压、脉搏、呼吸、体温等，并监测尿量。

（2）产后出血量的观察：①称重法：出血量（mL）＝（产程中所用敷料湿重－干重）/1.05。②面积法：10 cm² 相当于 10 mL。③休克指数法。④血液分析：血红蛋白及血细胞比容均降低。

（3）产后出血原因分析：①检查胎盘、胎膜完整性。②仔细检查有无软产道裂伤。③B 超检查有助于明确有无胎盘残留。

（4）失血性休克的监测：①监测血压脉搏休克指数（推荐）＝脉率/收缩压，休克指数为 0.5 时，血容量正常；休克指数为 1 时，丢失血量 10%～30%（500～1500 mL）；休克指数大于 1.5

时,丢失血量 30%～50%(1500～2500 mL);休克指数大于2.0时,丢失血量 50%～70%(2500～3500 mL)。②尿量监测:若尿量＜400 mL/24 h(17 mL/h),应警惕继发肾功能障碍。

(5)鉴别诊断:不同病因所致产后出血需做鉴别诊断。

(二)救治方法

1. 救治原则 针对出血原因,迅速止血;补充血容量,纠正失血性休克;防止感染。

2. 具体措施

(1)子宫收缩乏力:加强子宫收缩止血。

排空膀胱后可采用以下方法:①按摩子宫:术者一手的拇指在前,其余四指在后,在下腹部有节律均匀地按摩子宫,直到宫缩恢复。②应用缩宫剂:催产素 20 U 静脉滴注或宫体注射;米索前列醇 200 μg 舌下含化或者直肠用药;卡前列甲酯栓 1 mg 阴道后穹窿放置;欣母沛 250 μg 肌内或宫体注射。③宫腔纱条填塞:术者用卵圆钳将宽 6～8 cm,长 1.5～2 m 的无菌纱布自宫底开始自内而外填塞宫腔,压迫止血,24 h 后取出。④水囊填塞:将自制水囊置入宫腔,向水囊内注水,压迫止血。

(2)软产道损伤:应彻底止血,按解剖层次缝合。

(3)胎盘因素出血:①胎盘滞留,则手取胎盘;②胎盘粘连,则徒手剥离胎盘;③压迫止血,迅速转运;④胎盘、胎膜残留可行清宫。

(4)出血性休克处理:开通两条有效静脉通道;迅速补充晶体平衡液及胶体、血液、冷冻血浆等,纠正低血压;给氧,纠正酸中毒,应用升压药物及肾上腺素皮质激素改善心肾功能。

(5)预防感染:应用广谱抗生素。

典型案例:孕妇王某,女,28 岁,因"孕 40 周胎儿娩出后阴道流血 30 min"入院。

资料收集:30 min 前在家中自然分娩,胎儿胎盘娩出后开始阴道大量流血,暗红色,有血凝块。产妇渐感精神疲惫。

病情评估:产妇 BP 80/55 mmHg,P 100 次/分,T 36.8 ℃,R 25 次/分;腹部未触及明显子宫轮廓,质软,外阴血染,阴道口有活动性流血。检查软产道无裂伤,胎盘、胎膜完整。考虑子宫收缩乏力性出血。

救治方法:立即开通静脉通道,补充血容量,采用广谱抗生素预防感染。按摩子宫,宫体注射缩宫素,含服米索前列醇,急诊运往医院。入院后询问病史。给予介入栓塞治疗,术后出血停止,7 天后出院。

第二节 胎膜早破

胎膜早破(premature rupture of membrane,PROM)是指在临产前胎膜自然破裂。胎膜早破是围生期常见并发症,可导致早产率、围生儿病死率、宫内感染率及产褥感染率升高。常见原因有创伤,宫颈内口松弛,生殖道病原微生物上行性感染,支原体感染,羊膜腔压力增高,胎儿先露部与骨盆入口衔接不好,胎膜发育不良,孕妇缺乏铜、锌微量元素。

（一）病情评估

1. 资料收集

（1）环境与现场特点：孕妇衣裤被打湿，观察阴道排液量及颜色，有无胎粪、胎脂等。

（2）起病情况与患病时间：何时开始阴道流水，是否发生于剧烈咳嗽、用力排便及性生活之后，是否进行过人工剥膜。

（3）主要症状及进展特点：孕妇突然感到有较多液体自阴道排出，有时混有胎脂和胎粪，无腹痛及其他产兆。

（4）伴随症状或体征：有无发热、腹痛、阴道流血、脐带脱垂等。

（5）诊疗经过：阴道流水后是否就诊、疗效如何。

（6）早破水的身心反应：恐惧、紧张、担心。

（7）既往健康状况：有无阴道炎、宫颈炎病史；有无宫颈机能不全病史；是否为多胎妊娠、巨大儿；孕期是否存在羊水过多、胎位异常。

2. 病情观察

（1）生命体征等的观察：观察孕妇血压、脉搏、呼吸、体温等，并监护胎儿心率。若合并感染，孕妇和胎儿心率均增快，子宫压痛，孕妇体温升高。

（2）胎膜早破的观察：①窥阴器检查见阴道后穹窿有羊水积聚或宫口有羊水流出；②肛查上推胎先露或孕妇变动体位观察有无液体由阴道口流出；③阴道液 pH≥6.5，提示胎膜早破；④阴道液涂片见羊齿状结晶，尼罗蓝染色见橘黄色胎儿上皮；⑤B超动态检测羊水指数，若进行性减少可助确诊。

（3）感染的监测：①孕妇体温≥37.5 ℃；②孕妇白细胞>15×10^9/L；③孕妇脉搏>120 次/分；④胎心率>160 次/分；⑤阴道分泌物脓性、有臭味；⑥羊水、阴道分泌物培养有细菌生长；⑦C反应蛋白>8 mg/L。

（4）鉴别诊断：羊水需与尿液及阴道分泌物相鉴别。

（二）救治方法

1. 救治原则　根据孕周、是否感染、有无胎儿窘迫、有无羊水过少，及本院救治新生儿水平决定诊疗方案。

2. 具体措施

（1）期待治疗：妊娠 28～35 周，不伴感染，羊水平段≥3 cm。

① 一般处理：绝对卧床，保持外阴清洁，避免不必要的肛查及阴道检查，密切观察产妇体温、心率、宫缩、阴道分泌物性状及白细胞计数。

② 胎膜早破超过 12 h，预防性应用抗生素。

③ 有宫缩者，应用硫酸镁抑制宫缩。

④ 妊娠小于 35 周、破膜时间在 24 h 内者，给予激素促进胎肺成熟：倍氯米松 12 mg，1 次/天，静脉滴注，共 2 次；地塞米松 10 mg，1 次/天，静脉滴注，共 2 次。

（2）终止妊娠：一旦胎儿成熟或有感染存在应尽早终止妊娠。

① 阴道分娩：因胎儿已经成熟，为预防感染原则上应尽快终止妊娠，破膜后 12～24 h 仍不临产者应予以引产。

② 快速转运入院行剖宫产：胎头高浮，胎位异常，宫颈不成熟，胎肺成熟，明显羊膜腔内感染，胎儿窘迫，抗感染同时剖宫产。做好新生儿复苏准备。

③ 妊娠 28 周前依据新生儿医学水平决定可以选择终止妊娠，特别是妊娠未满 24 周者。

典型案例：孕妇，女，28 岁，因"孕 33 周阴道流水 2 h"入院。

资料收集：2 h 前剧烈咳嗽后，突感阴道大量流水，清亮、无异味，不伴腹痛及阴道流血。无发热及胎动异常。

病情评估：产妇 BP 120/75 mmHg，P 80 次/分，T 36.8 ℃，R 18 次/分，胎心率 140 次/分。阴道口见清亮液体流出，无异味，pH 试纸变蓝色。B 超检查提示羊水平段为 3.1 cm。考虑胎膜早破。

救治方法：立即嘱患者取左侧卧位，途中观察生命体征及胎膜早破情况，送往医院。入院后询问病史。给予吸氧，促进胎肺成熟治疗，3 天后终止妊娠。

第三节　急　产

宫缩力强，使产程进展迅速，总产程在 3 h 以内称为急产。多见于经产妇，亦见于有中孕引产史的妇女。

（一）病情评估

1. 资料收集

（1）环境与现场特点：急产多发生在非医务场所，如列车上、家中等。胎儿随时可能娩出或者已经娩出。

（2）起病情况与患病时间：何时开始腹痛，宫缩强度及节律如何，胎儿是否已经娩出，新生儿情况如何，阴道出血量多少等。

（3）主要症状及进展特点：产妇感到疼痛难忍，常常大声呼叫，辗转不安，呼吸急促。检查发现宫缩力强、子宫坚硬、宫缩频繁，持续时间长，虽有间歇，常只有 1~2 min。宫口开大迅速，胎儿先露部下降快。

（4）伴随症状或体征：若合并产后出血，可能出现心悸、头晕、乏力、面色苍白、肢体厥冷、血压下降、脉搏增快。新生儿若有颅内出血，可有囟门张力增高、反应迟钝等表现。

（5）诊疗经过：产妇及新生儿是否经过专科医生诊疗，效果如何。

（6）急产的身心反应：患者情绪一般比较紧张，若合并产后出血则有心悸、气促、肢体冰冷等休克表现。

（7）既往健康状况：多见于 18 岁以下或 40 岁以上的孕妇；孕妇患有贫血、甲亢、高血压等疾病；有胎儿过小、双胎、胎位不正、胎盘异常等情况，但没有遵循常规产前检查。

2. 病情观察

（1）生命体征等的观察：监测产妇血压、脉搏、呼吸、体温及新生儿一般情况。

（2）急产的观察：立即检查有无软产道裂伤，有无胎盘滞留，有无异常产后出血。检查新生儿生命体征，进行新生儿 Apgar 评分，评估新生儿状况，检查新生儿有无产伤及颅内出血征象（表 11-1）。

表 11-1　新生儿 Apgar 评分

体征	应得分数		
	0 分	1 分	2 分
心率	0	少于 100 次/分	100 次/分以上
呼吸	0	浅慢且不规律	佳
肌张力	松弛	四肢稍屈	四肢活动
喉反射	无反射	有些动作	咳嗽、恶心
皮肤颜色	青灰或苍白	手足青紫	红润

满分 10 分为正常新生儿;7 分以上只需一般处理;4～7 分缺氧较严重,需采取清理呼吸道、人工呼吸、吸氧、用药等措施才能恢复;4 分以下缺氧严重,需紧急抢救,行喉镜直视下气管插管并给氧。

（二）救治方法

1. 救治原则　积极救治产妇及新生儿,预防产伤、产褥感染及产后出血。

2. 具体措施　若胎儿尚未娩出,处理过程如下。

（1）安置产妇:立即将产妇移到避风处,注意保暖。叮嘱产妇张口呼吸,不要用力屏气。

（2）检测胎心,并开放静脉通道。

（3）助产:①产妇臀部垫无菌巾或清洁的衣物;②嘱产妇两腿屈曲,向两侧分开,露出外阴部,用肥皂水或清水清洗,再用新洁尔灭或高锰酸钾溶液或碘伏消毒(若无上述物品可用白酒代替);③婴儿头部露出时,用无菌巾托住胎头部,当婴儿肩部露出时,用两手托着头和身体,慢慢地向外提出,等待胎盘自然剥离;④胎儿娩出后按摩子宫或注射缩宫素促进子宫恢复;⑤胎盘娩出后检查胎盘完整性及有无软产道裂伤;⑥注射抗生素及破伤风抗毒素。

（4）新生儿处理:胎儿娩出后,如果手边没有消毒的工具不要急于断脐。在脐带中段用干净的线扎住,等待胎盘娩出。然后,将新生儿用衣服包裹好,连同胎盘一起送到医院做进一步消毒后再行断脐。清理新生儿口鼻内的羊水,必要时面罩给氧,注射抗生素、维生素 K_1 及破伤风抗毒素。

（5）尽快转运至医院,做进一步治疗。

典型案例:孕妇,女,18 岁,因孕"37 周阵发性腹痛 1 h"呼叫"120"。

资料收集:孕妇 1 h 前开始阵发性腹痛,0.5 h 前开始阴道流水,伴有肛门坠胀。

病情评估:产妇 BP 120/75 mmHg,P 80 次/分,T 36.8 ℃,R 18 次/分;胎心率 140 次/分,胎位 LOA,先露头。阴道检查:胎头显露,宫口开全。考虑急产。

救治方法:立即就地接产,并做好抢救新生儿准备,迅速将母子转往医院。

小 结

产后出血指胎儿娩出后 24 h 内阴道出血量超过 500 mL,是分娩期严重并发症,居我国产妇死亡原因首位。救治原则:针对出血原因,迅速止血;补充血容量,纠正失血性休克;防止感染。

胎膜早破是围生期常见并发症,可导致早产率、围生儿病死率、宫内感染率及产褥感染率升高。其院前急救中重要的是防止羊水进一步丢失及脐带脱垂的发生。

急产指宫缩力强,使产程进展迅速,总产程在 3 h 以内。救治原则为积极救治产妇及新生儿,预防产伤、产褥感染及产后出血。

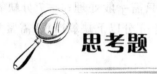

思考题

1. 产后出血采用哪些方法可排空膀胱?
2. 胎膜早破如何诊断?
3. 急产新生儿如何处理?

(吕海燕)

第十二章　常见儿科急症

第一节　新生儿窒息

　　新生儿窒息(asphyxia of newborn)是指由于产前、产时或产后的各种病因,使胎儿缺氧而发生宫内窘迫或娩出过程中引起呼吸、循环障碍,出生后无自主呼吸或呼吸抑制而导致的缺氧状态。以低氧血症、高碳酸血症和酸中毒为主的病理生理改变是围生期新生儿死亡和致残的重要原因之一,必须积极抢救和正确处理,以降低新生儿死亡率及预防远期后遗症。

　　(一)病情评估

　　1. 资料收集

　　(1)环境与现场特点:患儿是否为早产儿、小于胎龄儿或巨大儿,羊水是否被胎粪污染呈黄绿色或黑绿色,患儿是否有皮肤青紫或苍白、反应差、哭声不响亮。

　　(2)起病情况与患病时间:患儿娩出时间,娩出时有无脐带受压、打结、绕颈等,手术产患儿有无高位产钳、臀位抽出术、胎头吸引不顺利等,有无羊水或胎粪吸入。

　　(3)主要症状及进展特点:呼吸慢或不规则,患儿身体皮肤红但四肢青紫或全身皮肤青紫,随病情进展甚至出现呼吸暂停。

　　(4)伴随症状或体征:出现心率减慢(心率<100 次/分)甚至心跳停止,肌张力表现为四肢略屈曲甚至松弛,对弹足底或插鼻管仅皱眉或无反应。

　　(5)诊疗经过:患儿病后行哪些抢救措施及其效果。

　　(6)身心反应:患儿反应差或无反应。

　　(7)既往孕母因素:孕母有无全身性疾病如糖尿病、心肾疾病、严重贫血和急性传染病等;孕母在怀孕期间有无产科疾病如妊娠高血压综合征(妊高征)、前置胎盘、胎盘早剥等;孕母有无吸毒、吸烟或大量被动吸烟等;孕母有无多胎妊娠或年龄≥35 岁或年龄<16 岁。

　　2. 病情观察

　　(1)生命体征等的观察:重点是呼吸、心率,同时观察体温、神志、瞳孔,注意保暖。

　　(2)病情严重程度评估:Apgar 评分是一种简易的临床评价刚出生新生儿窒息程度的方法,内容包括心率、呼吸、对刺激的反应、肌张力及皮肤颜色五项,每项 0~2 分,总分 10 分。评分越低,表示窒息程度越重,0~3 分表示重度窒息,4~7 分为轻度窒息,一般 8 分以上表示正常。Apgar 评分在生后 1 min 进行,根据窒息程度决定干预方式,如 5 min 评分低于 6 分者,神经系统受损较大。

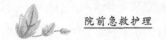
（二）救治方法

1. ABCDE复苏方案

（1）A（尽量吸净呼吸道黏液）：胎儿一经产道娩出，应立即设法彻底清理呼吸道中的分泌物，使呼吸道保持通畅。

（2）B（建立呼吸，增加通气）：采取拍打足底、臀部等方法刺激呼吸。

（3）C（维持正常循环，保证足够心搏出量）：心率<100次/分，可在气囊加压给氧的同时，予以胸外心脏按压，如仍无效，予以1∶10 000肾上腺素0.1～0.3 mL/kg静脉注射，并酌情扩容、纠酸等。

（4）D（药物治疗）：一定要在彻底清理呼吸道的基础上经其他抢救措施仍无效时，才考虑使用。

（5）E（进行动态评价）：复苏5 min后，应对复苏效果再次进行Apgar评分，以决定是否需要继续进行复苏。

A、B、C最重要，其中A是根本，B是关键，E贯穿于整个复苏过程之中。

2. 复苏程序　复苏程序包括初步复苏、通气复苏、复苏技术及复苏后观察监护。

3. 心电监护　转运途中行车平稳，密切观察病情变化；向家属交代病情及途中可能出现的风险。

第二节　早产儿呼吸暂停

早产儿呼吸暂停是指早产儿呼吸停止超过20 s，或呼吸停止不超过20 s但伴有心率减慢（心率<100次/分）、皮肤青紫或苍白、肌张力减低。呼吸暂停是一种严重现象，是因呼吸调节中枢发育不健全所致，如不及时处理，长时间缺氧可引起脑损害，对将来小儿智力发育造成影响。

（一）病情评估

1. 资料收集

（1）环境与现场特点：现场患儿有无体温改变、呛奶、呕吐等。

（2）起病情况与患病时间：患儿发病前有无窒息、呼吸系统疾病、中枢神经系统疾病、感染性疾病、先天性心脏病等可诱发呼吸暂停。患儿何时出现呼吸暂停，原发性呼吸暂停发生时间较早，多在出生后3天内起病；继发性呼吸暂停发病时间可较迟，在新生儿期可阶段发病。

（3）主要症状与进展特点：患儿多有呼吸频率不规则、呼吸减慢，逐渐出现呼吸停止，长达20 s以上，以后又逐渐出现呼吸运动。

（4）伴随症状或体征：病程中可因缺氧出现面色青紫及心率减慢。

（5）诊疗经过：发病后有无就诊及诊疗效果。

（6）分娩史及既往健康情况：母亲分娩时是否使用过量镇静剂、麻醉剂，或有吸毒等不良嗜好史。患儿是否为低体重儿。

2. 病情观察　应鉴别是否为早产儿；观察患儿面色、四肢有无青紫；观察自主呼吸是否平稳,有无呼吸停止长达 20 s 以上;听诊心率有无减慢,心脏有无杂音,肺部有无呼吸音减低及啰音;有无发热、黄疸、惊厥、四肢肌张力下降等。

（二）救治方法

1. 症状轻微,无明显青紫者 保持呼吸道通畅,给予吸氧,并行物理刺激,如拍打足底、摇动胸部等刺激呼吸,积极治疗原发疾病,如抗生素的应用和维持水、电解质平衡等。

2. 有呼吸暂停反复发作者 应给予呼吸兴奋剂如氨茶碱治疗。氨茶碱用法:胎龄＜34周者,先给予负荷剂量 4 mg/kg;胎龄＞34 周者先给予负荷剂量 6 mg/kg,均用 5%葡萄糖稀释后缓慢静脉滴注,12 h 后每次均用 2 mg/kg 稀释后静脉滴注,2 次/天,至呼吸暂停消失后每次用 2 mg/kg 稀释后静脉滴注,1 次/天。

3. 心电监护 转运途中行车平稳,密切观察病情变化,向家属交代病情,并通知欲到达的医院。

第三节　高热惊厥

高热惊厥为 6 个月至 3 岁小儿惊厥常见的原因,可由任何突发的高热引起,表现为突然发作的全身性或局限性肌群强直性和阵挛性抽搐,多伴有意识障碍,持续时间短。既往可有高热惊厥发作史。惊厥常发生在病初体温骤然升高阶段,多由呼吸道感染引起。当体温超过 39 ℃时称为高热。

（一）病情评估

1. 资料收集

（1）环境与现场特点:现场有无呕吐物,有无唇舌咬伤。

（2）起病情况与患病时间:患者何时出现惊厥及持续时间。

（3）主要症状及进展特点:发作是全身性还是局限性肌群强直性和阵挛性抽搐,发作时多伴有意识障碍,发作后渐清醒。

（4）伴随症状或体征:发作前可伴有咳嗽、咳痰、发热等呼吸道症状或其他急性感染症状;发作时可伴有双眼凝视、斜视、上翻;惊厥严重时可发生发绀。

（5）诊疗经过:惊厥发生后有无就诊及其效果。

（6）惊厥后的身心反应:惊厥发生后患者表情淡漠、反应迟钝,后逐渐恢复正常。

（7）既往健康状况:既往有无类似发作史及家庭史。

2. 病情观察

（1）生命体征等的观察:包括体温、脉搏、呼吸、血压、瞳孔、神志及皮肤发绀等。

（2）严密观察惊厥发作情况及保持呼吸道通畅,防止舌及口唇咬伤。

（二）救治方法

1. 具体措施

（1）保持安静,取侧卧位,防止呕吐物误吸。

（2）保持呼吸道通畅、吸痰、吸氧,必要时气管插管。

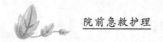

（3）建立静脉通道。

（4）用纱布包裹压舌板置于上、下磨牙之间,防止舌咬伤。

（5）用冰袋或冷毛巾湿敷(将冰袋置于颈部、腋下、腹股沟等大动脉走行处)或用30%～40%酒精擦浴等物理降温法降温。重者药物降温(布洛芬每次5～10 mg/kg 口服;或对乙酰氨基酚每次8～15 mg/kg 口服或塞肛;或复方氨林巴比妥注射液每次0.8～2 mL 肌内注射,8月龄以上可用,1岁以上者每增加1岁药量加0.1 mL,儿童最高用量2 mL)。

（6）抗惊厥:安定0.1～0.2 mg/kg 缓慢静脉注射(1 mg/min,3～5 min 后可重复用;应用过程中注意有无呼吸中枢抑制)。

（7）有脑水肿者,可给予20%甘露醇125～250 mL 静脉滴注(每次0.5～1 g/kg,60 min内滴完)。

2. 转送注意事项

（1）向家属交代病情及途中可能出现的危险。

（2）保持安静,继续吸氧、输液。

（3）抽搐如不好转,途中继续给予处理。

（4）严密观察患者的呼吸、面色并对症处理。做好途中监护,严密观察患者生命体征,特别是呼吸,必要时进行人工呼吸。

第四节 新生儿转运与监护

随着新生儿重症监护室(NICU)的广泛建立,新生儿病死率及远期发病率明显下降。新生儿重症监护是对病情不稳定的危重新生儿给予持续的护理、复杂的外科处置、连续的呼吸支持或其他加强干预。NICU 一般设置在医学院校的附属医院或较大的儿童医院,应具备高水平的新生儿急救医护人员、完善的监护治疗设备及新生儿转运系统,负责1、2级新生儿病房及院外转来的危重新生儿的抢救及治疗。

（一）新生儿监护

1. 监护对象

（1）应用辅助通气及拔管后24 h 内的新生儿。

（2）重度围生期窒息儿。

（3）严重心肺疾病或呼吸暂停儿。

（4）外科大手术后(尤其是24 h 内)。

（5）极低出生体重儿和超低出生体重儿。

（6）接受全胃肠外营养或需换血手术儿。

（7）顽固性惊厥儿。

（8）多器官功能衰竭儿(如休克、DIC、肺出血、心力衰竭、肾功能衰竭等)。

2. 监护内容

（1）心电监护:主要监测患儿的心率、节律和心电波形变化。

（2）呼吸监护:主要监测患儿的呼吸频率、呼吸节律变化及呼吸暂停。

（3）血压监护。

（4）体温监护。

（5）血气监护。

（6）微量生化测定：包括血糖、电解质、肝功能、肾功能等。

（7）影像检查：X 线检查、CT、MRI 等。

（二）新生儿转运

1. 转运原则

（1）转运全过程包括转运前的复苏和稳定、转运中监护治疗，以保证患儿安全。

（2）组织有序的转运小组可保证患儿在院间和院内转运中的重症监护环境。

（3）转运医院和接收医院之间良好的通讯和协调是保证患儿转运安全的基础。

（4）救人如救火，但要防止忙中出错，转运中保持沉着冷静非常重要。

（5）对转运途中可能出现的复杂情况有所预见是保证转运顺利的关键。

2. 转运指征

（1）窒息，需经气管插管复苏的新生儿。

（2）呼吸窘迫，经处理未见好转，而又无机械通气条件。

（3）早产儿，出生体重<1500 g，胎龄<32 周，宫内发育迟缓。

（4）休克或严重贫血。

（5）中枢神经系统疾病。

（6）母亲糖尿病，新生儿溶血症、出凝血疾病。

（7）严重酸中毒，低或高血糖症。

（8）各种严重先天性畸形（膈疝、脊髓脊膜膨出、肠胃道闭锁、食管气管瘘等）。

（9）产伤。

（10）疑有先天性心脏病。

（11）严重感染。

（12）情况不好，原因不明。

3. 转运电话　急救中心设立 24 h 专线电话，接到转诊电话后记录转诊医院的地址、患儿的病情、初步诊断及联系的电话号码，派出转诊医护人员各一名前往接诊，在当地医院现场抢救，待病情稳定后，转运至 NICU。如果途中病情变化，就利用救护车上现有的抢救设备进行抢救，并运用移动电话与 NICU 联系，做好随时抢救的准备。

4. 转运安排　转诊医院的医生通过电话提出转诊要求，接电话者立即通知值班的转运医生，使双方直接通话。转运医生与转诊医院医生直接电话联系，讨论内容如下。

（1）患儿姓名、年龄，父母姓名。

（2）围生史（产前史、分娩史、Apgar 评分、复苏史）。

（3）出生体重、胎龄。

（4）患儿状况，如生命体征（体温、心率、呼吸、血压）。

（5）是否需吸氧及机械通气。

（6）实验室检查。

转运医生应检查所有转运器械和物品是否齐全，功能是否完备。出发之前告知对方到达

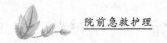

医院估计所需的时间。准备工作应在 20～30 min 内完成并出发。

5. 人员配备 转运小组至少需要 2 人,一般由医生和护士各一名组成,他们必须明确所担负的责任,具有独立工作以及和其他人员协同工作的能力。医生需由儿科专业高年住院医生担任,能够独立作出医疗方面的判断以及掌握必要的技术操作,需掌握的技术如下。

(1) 气管插管、呼吸气囊人工通气及机械通气技术。

(2) 建立周围静脉通道,如穿刺置入短塑料导管、脐血管插管。

(3) 胸腔穿刺排气和引流。

(4) 输液及纠正代谢异常,如防止低血糖、酸中毒。

(5) 特殊治疗如窒息、败血症、休克、抽搐等的治疗,外科有关问题的处理。

(6) 熟悉小儿急诊用药的剂量和方法。

(7) 掌握转运所需监护、治疗仪器设备的应用和数据评估。

6. 转运主要设备 转运暖箱,心电、血氧饱和度监护仪,输液泵,抢救药物,呼吸复苏器,吸引器,气管插管用物,呼吸机,专用救护车。

7. 转运小组离开时应携带的资料

(1) 孕妇医疗图表的复印件。

(2) 患儿医疗图表的复印件。

(3) 母亲的血液标本(5～10 mL)。

(4) 脐血标本。

(5) 实验室资料。

(6) 同意转运的签字记录。

(7) 同意治疗的目录。

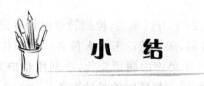

小 结

新生儿窒息是围生期新生儿死亡和致残的重要原因之一,必须积极抢救和正确处理,以降低新生儿死亡率及预防远期后遗症。

早产儿呼吸暂停是一种严重现象,如不及时处理,长时间缺氧,可引起脑损害,对将来小儿智力发育造成影响。

小儿高热惊厥指小儿体温超过 39℃ 及以上、突然发作发全身性或局限性肌群强直性和阵挛性抽搐,多伴有意识障碍,持续时间短。救治原则为立即降温,抗惊厥,监测病情变化及对症处理。

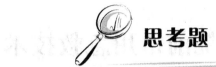

思考题

1. 新生儿窒息的复苏步骤有哪些?
2. 高热惊厥的物理降温方法有哪些?

(徐红双)

第十三章　院前常用急救技术

第一节　徒手心肺复苏术

徒手心肺复苏术是以徒手操作来恢复猝死患者的自主循环、自主呼吸和意识,抢救突然意外死亡的患者,包括人工呼吸法、胸外心脏按压法,两者结合有节奏地交替重复进行。

一、成人徒手心肺复苏术

1. 适应证　各种原因引起的心跳、呼吸骤停,年龄在 8 岁以上的患者。

2. 相对禁忌证

(1) 心跳停止的患者:一般指恶性肿瘤晚期、恶病质、不可逆性疾病晚期或高龄衰老等引起的可预见的心脏停搏。该类患者面临的是生物死亡,不属于临床心肺复苏(CPR)的对象。

(2) 其他:心脏破裂、胸主动脉瘤血肿破裂等。

3. 操作方法(单人)

(1) 确认现场是否存在威胁患者和急救人员安全的危险因素,如有尽可能排除,防止意外发生。

(2) 迅速检查患者反应:呼叫姓名,轻拍肩部,如无反应且不能正常呼吸(即无呼吸或仅仅是喘息),立即启动急救系统并找到除颤仪(或由其他人帮忙取来)。

(3) 使患者仰卧在硬板床或坚硬平面上,身体无扭曲。如果是软床,胸下垫胸外心脏按压板。松解衣领、裤带。

(4) 检查脉搏:触摸颈动脉有无搏动,判断时间<10 s。如果 10 s 内没有明确触摸到脉搏,立即开始胸外心脏按压并早期使用除颤仪。

按压部位:胸骨中下 1/3 处,即两乳头连线与胸骨交界处。

按压手法:一手掌根部放于按压部位,另一手平行重叠于第一只手手背上,十指交扣离开胸壁,只以掌根部接触按压处。双臂位于患者胸骨正上方,双肘关节伸直,使肩、肘、腕在一条直线上,并与患者身体垂直,利用上身力量垂直下压。手掌根部不离开患者胸部,2 次胸外心脏按压之间的胸部要完全回弹。

按压幅度:胸骨下陷 5~6 cm。

按压频率:100~120 次/分,节律要均匀。

(5) 按压 30 次后仰头抬颏法开放气道(怀疑有外伤者用推举下颌法),如有明确的呼吸道分泌物,清理呼吸道。仰头抬颏法开放气道的方法:操作者一手的小鱼际(手掌外侧缘)部位置于患者的前额,另一手食指、中指置于下颏将下颌骨上提,使耳垂与下颌角连线与地面垂直。

（6）人工呼吸 2 次，以下两种方法任选一种即可。

① 口对口人工呼吸：保持气道通畅，用压额之手的拇指、食指捏紧双侧鼻孔。正常吸一口气，屏气，双唇包绕密封患者口部，平稳地向内吹气，注意不要漏气。吹气有效，胸廓上抬。吹毕，口唇离开，并松开捏鼻的手指，使气体呼出。重复吹气 1 次，观察胸部上抬情况。每次吹气时间为 1 s，吹气量 400～600 mL。

② 应用简易呼吸器：将呼吸器连接氧气，氧流量 5～10 L/min。一手以"EC"法固定面罩，另一手挤压呼吸器，观察胸部上抬情况。每次送气 400～600 mL。

（7）胸外心脏按压 30 次，人工呼吸 2 次，交替进行。连续操作 5 个循环后，检查呼吸和脉搏，判断复苏是否有效。如已恢复，行进一步生命支持；如未恢复，继续心肺复苏。

判断复苏有效指征：呼吸恢复；能触摸到大动脉搏动；瞳孔由大变小，光反射存在；面色、口唇由发绀转为红润；有眼球活动或睫毛反射。

4. 注意事项

（1）人工呼吸时送气量不宜过大，避免过度通气。

（2）定位时，掌根部不要偏左或偏右，手指翘起不要压胸肋部，以免造成肋骨骨折，刺伤心脏或导致气胸。

（3）胸外心脏按压时要确保足够的频率及深度，尽可能不中断按压，每次按压后要让胸廓充分地回弹，以保证心脏得到充分的血液回流。

（4）胸外心脏按压时肩、肘、腕要在一条直线上，并与患者身体长轴垂直。按压时手掌掌根不能离开患者胸壁。

5. 现场 CPR　应坚持连续进行。现场复苏时，决定终止复苏应慎重。如有以下情况可考虑停止。

（1）自主呼吸及心跳已恢复良好。

（2）有医生到场，确定患者已死亡。

（3）脑死亡。

脑死亡是脑的功能完全丧失，大脑、小脑、脑干的神经组织全部处于不可逆状态。脑死亡患者不仅深度昏迷，而且对各种刺激完全无反应。

脑死亡的临床评定标准如下：①深昏迷；②脑干反射全部消失；③无自主呼吸。

二、小儿徒手心肺复苏术

小儿（8 岁以内）心脏骤停多是由气道或呼吸的疾病引起，而不是心脏本身的问题。根据年龄阶段分，1 个月以内为新生儿，1 岁以内为婴儿，1～8 岁为儿童，操作方法也有所不同，下面仅讲述婴儿和儿童徒手心肺复苏术。

1. 操作方法（单人）

（1）确保环境安全：评估现场是否有潜在危险，如有危险尽可能排除，防止意外发生。

（2）判断反应：轻拍儿童双肩并大声呼叫儿童名字或轻轻拍打婴儿足底，判断有无反应，如无反应且不能正常呼吸（即无呼吸或仅仅是喘息），立即启动急救系统并找到除颤仪（或由其他人帮忙取来）。

（3）摆放体位，置于平卧位。

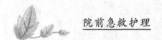

（4）判断有无脉搏：儿童触摸颈动脉，婴儿触摸肱动脉或股动脉，触摸时间 5～10 s。如 10 s 内未触到脉搏或脉率低于 60 次/分，并出现低灌注征象（如肤色差等），应立即进行胸外心脏按压 30 次。

按压部位：两乳头连线与胸骨交界处。

按压手法：一手掌根部放于按压部位，另一手平行重叠于第一只手手背上，十指交扣离开胸壁，只以掌根部接触按压处。双臂位于患者胸骨正上方，双肘关节伸直，使肩、肘、腕在一条直线上，并与患者身体垂直，利用上身力量垂直下压；手掌根部不离开患者胸部，2 次胸外心脏按压之间的胸部要完全回弹。对于非常小的儿童或婴儿，可以用一只手进行胸外心脏按压。

按压幅度：至少为胸廓前后径的 1/3，儿童大约为 5 cm，婴儿大约为 4 cm。

按压频率：100～120 次/分，节律要均匀。

（5）打开呼吸道，清除口腔异物，行人工呼吸 2 次。婴儿口对口鼻吹气法，吹气时密封婴儿的口鼻。

（6）胸外心脏按压 30 次，人工呼吸 2 次，交替进行。连续操作 5 个循环后，检查呼吸和脉搏，时间不超过 10 s。一般前 5 s 检查呼吸，后 5 s 检查脉搏和观察循环征象。

（7）如复苏不成功，继续进行心肺复苏。

（8）电除颤：儿童发生心脏骤停时，如果施救者没有目睹其发生心脏骤停，则在启动急救系统和获取除颤仪前，应当先进行 5 个周期的心肺复苏；对于有目击的儿童心脏骤停，应早期使用除颤仪。婴儿建议使用儿童手动除颤仪或儿科剂量衰减自动体外除颤仪。除颤剂量为 2～4 J/kg，可逐渐增加剂量，但不能超过 10 J/kg。

2. 婴儿和儿童心脏按压要点　儿童与成人大致相同。新生儿心脏骤停基本都是窒息性骤停，所以保留 A—B—C 复苏程序（按压与通气比为 3∶1），但心脏疾病导致的骤停除外。

按压与吹气比例：①单人：婴儿 30∶2，儿童 30∶2。②双人：婴儿 15∶2，儿童 15∶2。

第二节　人工气道的建立

人工气道是指将导管经鼻腔或口腔插入鼻咽或口咽部，或气管切开所建立的气体通道，是解除呼吸道梗阻、保证呼吸道通畅和进行辅助通气的有效途径，也是危重症患者抢救的重要手段。

一、咽插管术

咽插管术又称口咽通气道的置入。通过放置口咽通气道下压舌体、支撑舌腭弓及悬雍垂，达到防止舌后坠、解除呼吸道梗阻、保持上呼吸道通畅及吸引咽部积痰的目的。

1. 结构　口咽通气道由翼缘、牙垫及咽弯曲三部分组成（图 13-1）

2. 适应证

（1）麻醉诱导后有完全性或部分性上呼吸道梗阻且意识不清的患者。

（2）癫痫发作、痉挛性抽搐及昏迷患者。

（3）院外呼吸、心跳骤停患者，无气管插管条件时，可利用口咽通气道进行口对口人工

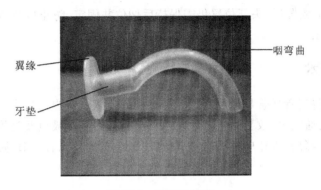

图 13-1 口咽通气道

呼吸。

（4）全身麻醉气管内插管患者拔管后的气道管理。

3. 禁忌证

（1）清醒或浅麻醉患者（短时间应用的除外）。

（2）张口困难、口腔创伤、下颌骨骨折、上下中切牙松动、口腔手术及口腔感染等。

4. 操作方法

（1）正向插入法：把口咽通气道的咽弯曲凸面朝向腭部插入口腔。

①选择规格合适的口咽通气道（一般导管的长度为门齿到下颌角的距离，过长易使通气导管抵达会厌部，引起完全性喉梗阻），用石蜡油润滑。

②患者取仰卧位，颈肩部垫一小枕头，使颈部过度伸展，呈头后仰位。用左手或开口器将患者口腔打开，清除口鼻腔分泌物。

③插入导管：先用压舌板将舌体下压，然后再将口咽通气道凹面沿舌面滑入，直至其末端突出门齿 1～2 cm。右手托起患者下颌，将左手的拇指放置在翼缘上，向下推送直至口咽通气道的翼缘到达唇部的上方，咽弯曲段正好位于舌根后。

④妥善固定：确定位置适宜、气流通畅后再用胶布固定。

（2）反向插入法：把口咽通气道的咽弯曲凹面朝向腭部插入口腔。

①、②步同正向插入法。

③插入导管：打开患者的口腔，将口咽通气道的咽弯曲凹面朝向腭部，凸面沿着患者舌面插入口腔。当导管插入全长的 1/2 时，将导管旋转 180°并向前推进至合适的位置。

④双手托起患者下颌，将双手的拇指放置在翼缘上，向下推送，直至口咽通气道的翼缘到达唇部的上方，妥善固定。

5. 注意事项

（1）放置口咽通气道前先清除口鼻腔内分泌物，再开放气道。

（2）口咽通气道长度大约相当于门齿到下颌角的长度，长度过长时可将会厌向后、向下推进而造成气道的完全堵塞；太短不到位时，咽弯曲段末端顶在舌体上可将舌紧紧推向咽后壁引起更严重的梗阻。

（3）操作过程中应防止嘴唇和舌的撕裂伤。

（4）应检查口腔，防止舌或唇夹于牙齿和口咽通气道之间。

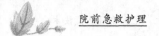

（5）口咽通气道放置后，头部位置仍需保持后仰位并固定，防止口咽通气道在患者剧烈咳嗽及变换体位时脱出。

二、气管插管术

气管插管术是将气管插管导管经口或鼻通过声门插入气管内的技术。它是建立人工气道的可靠途径，能为畅通气道、改善通气、吸引气道分泌物、防止误吸以及气管内给药等提供最佳条件。气管插管术是急救工作中常用的重要抢救技术，对抢救患者生命、降低病死率可起到至关重要的作用。

1. 适应证

（1）呼吸衰竭、呼吸肌麻痹、自主呼吸骤停者，需紧急建立人工气道行机械通气者。

（2）呼吸功能不全或有呼吸困难综合征，需行机械通气者。

（3）全身麻醉或静脉复合麻醉手术者。

（4）呼吸道梗阻需保持呼吸道通畅，清除气管内分泌物者。

（5）颌面部、颈部等大手术，呼吸道难以保持通畅者。

（6）婴幼儿气管切开前需行气管插管定位的。

2. 相对禁忌证

（1）喉头水肿、气道急性炎症、喉头黏膜下血肿、插管创伤引起的严重出血等。

（2）咽喉部烧灼伤、肿瘤或异物存留者。

（3）主动脉瘤压迫气管者，插管易造成动脉瘤损伤出血。

（4）下呼吸道分泌物潴留难以从插管内清除而应行气管切开置管术者。

（5）颈椎骨折、脱位者。

3. 操作方法　经口明视插管术是最方便而常用的插管方法，也是快速建立可靠人工气道的方法。

（1）体位：患者取仰卧位，头向后仰，使口、咽、喉轴线基本重叠于一条轴线。如喉头暴露仍不好，可在患者肩部垫一小枕，使头部尽量后仰。

（2）开口：操作者站于患者头侧，用右手拇指推开患者下唇及下颌，食指抵住上门齿，以二指为开口器，使口张开。

（3）暴露会厌：待口完全张开时，操作者左手持喉镜，使带照明的镜片呈直角倾向喉头，由右口角顺舌面插入。镜片抵咽部后，使右侧的镜柄转至正中位，并轻轻将喉镜向左靠，使舌偏左，扩大镜片下视野，此时可见到悬雍垂（此为暴露声门的第 1 个标志）。然后顺舌背将喉镜片稍深入至舌根，上提喉镜，即可看到会厌的边缘（此为暴露声门的第 2 个标志）。

（4）暴露声门：看到会厌边缘后，如用弯喉镜，使喉镜片前端置入会厌与舌根交界处，然后上提喉镜即可看到声门；如使用直镜片，则将镜片插至会厌下方直接挑起会厌暴露声门。声门呈白色，透过声门可以看到暗黑色的气管，在声门下方是食管的黏膜，呈鲜红色并关闭。

（5）插入导管：暴露声门后，右手持已润滑好的导管，如持笔式持住导管的中上段，由右口角进入口腔，直到导管接近喉头时再将管端移至喉镜片处。同时双目经过镜片与管壁间的狭窄间隙监视导管前进方向，在患者吸气末，顺势轻柔、快速地将导管插入。导管插过声门 1 cm 左右，迅速拔除导管芯，将导管继续旋转深入气管，成人 4～6 cm，小儿 2～3 cm。

（6）气囊充气：用注射器向导管前端的气囊注入适量空气（一般 3～5 mL），注气量不宜过多，以气囊恰好封闭气道而不漏气为准。气囊充气可避免机械通气时漏气，也可防止呕吐物、分泌物等反流至气管内。

（7）确认插管部位：于导管旁置入牙垫，然后退出喉镜。操作者将耳部凑近导管外端，感觉有无气体进出。若患者呼吸已停止，可用嘴对着导管吹入空气或用呼吸囊挤压，观察患者胸部有无起伏运动，并用听诊器听诊两肺呼吸音，注意是否对称。如呼吸音两侧不对称，可能为导管插入过深，进入一侧支气管所致，此时可将导管稍稍后退直至两侧呼吸音对称。行床边胸片检查了解插管位置。

（8）固定：证实导管已准确插入气管后，用长胶布妥善固定导管和牙垫。

（9）吸引：用吸痰管吸引气管内分泌物，了解呼吸道通畅情况。

4. 注意事项

（1）插管前，检查插管用具是否齐全，型号是否合适，特别是喉镜是否明亮，气囊是否漏气。

（2）气管插管时患者应呈中度或深昏迷，咽喉反射消失或迟钝。如患者神志清楚或嗜睡、咽喉反应灵敏，应行咽喉部表面麻醉，然后插管。

（3）喉镜的着力点应始终放在喉镜片的顶端，并采用上提喉镜的方法，不要以门牙为支撑点（有义齿的应取下义齿）。声门显露困难时，可请助手按压喉结部位，有助于声门显露；或利用导管管芯将导管弯成"L"形，用导管前端挑起会厌，施行盲探插管。必要时，可施行经鼻腔插管、逆行导管引导插管或纤维支气管镜引导插管。

（4）插管动作要轻柔，操作迅速、准确，勿使缺氧时间过长，以免引起反射性心跳、呼吸骤停。

（5）插管后吸痰时，必须严格执行无菌操作，吸痰持续时间一次不应超过 15 s，必要时提高吸氧浓度后再吸引。吸入气体必须注意加温湿化，防止气管内分泌物稠厚结痂，影响呼吸道通畅。

（6）导管留置时间一般不宜超过 72 h，72 h 后若病情不见改善，可考虑气管切开术。

（7）防止插管意外。气管插管时，尤其是在挑起会厌时，由于迷走神经反射有可能造成患者的呼吸、心跳骤停，特别是生命垂危或原有严重缺氧、心功能不全的患者更容易发生。因此，插管前应向家属交代清楚，取得理解和配合。插管时应充分吸氧，并进行监测，备好急救药和器械。

三、简易呼吸器的使用

简易呼吸器又称加压给氧气囊，它是进行人工通气的简易工具。与口对口人工呼吸比较，它具有供氧浓度高、操作简便等优点。尤其是病情危急，来不及气管插管时，可利用加压面罩直接给氧，使患者得到充分的氧气供应，改善组织缺氧状态。

（一）结构

简易呼吸器由四部分（弹性呼吸囊、储氧袋、面罩、氧气连接管）、六个阀（呼出阀、单向阀、压力安全阀、储氧安全阀、储氧阀、进气阀）组成（图 13-2）。

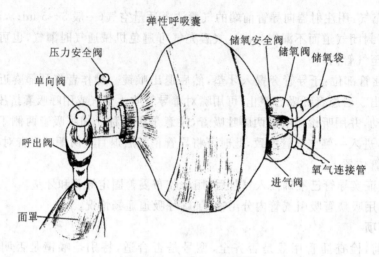

弹性呼吸囊
储氧安全阀
压力安全阀
储氧阀
储氧袋
单向阀
呼出阀
氧气连接管
进气阀
面罩

图 13-2　简易人工呼吸器

（二）适应证

（1）急症患者，呼吸微弱或呼吸停止者。

（2）气管插管前正压给氧，增加氧储备。

（3）使用呼吸机者，协调呼吸机，膨肺。

（三）相对禁忌证

中等以上活动性咯血、心肌梗死、大量胸腔积液等。

（四）操作程序

（1）病情评估：有无意识、自主呼吸，呼吸道是否通畅，有无义齿，患者的脉搏、血压、血气分析值等。

（2）开放气道，清除上呼吸道分泌物和呕吐物，松解患者衣领等。

（3）连接简易呼吸器及氧气，调节氧气流量为 6～8 L/min，使储氧袋充盈。检查呼吸囊连接是否正确、有无漏气。

（4）操作者站于患者头侧，使患者头后仰，托起下颌。用面罩罩住患者口鼻，并用左手食指和大拇指固定面罩按紧不漏气，另外三指托起患者下颌维持气道畅通（"EC"手法），或放置面罩固定带固定面罩，另一手挤压呼吸囊。若气管插管或气管切开患者使用简易呼吸器，应充分吸引呼吸道分泌物，储氧袋充气后再应用。

（5）双手挤压呼吸囊的方法：两手捏住呼吸囊中间部分，两拇指相对朝内，四指并拢或略分开，两手均匀挤压呼吸囊，待呼吸囊重新膨起后开始下一次挤压。对有自主呼吸的患者，应尽量与患者呼吸同步，吸气时挤压呼吸囊送气。

（6）使用时注意潮气量、呼吸频率、送气时间等。

① 潮气量：一般潮气量为 6～8 mL/kg（通常成人 400～600 mL 的潮气量就足以使胸壁抬起，潮气量男性 600 mL、女性 400 mL），以通气适中为宜。挤压呼吸囊时，压力不可过大，以挤压呼吸囊的 1/3～2/3 为宜。

② 呼吸频率：成人 12～16 次/分，小儿 20～25 次/分，婴幼儿 30 次/分，新生儿 40 次/分。

快速挤压呼吸囊时,应注意呼吸囊的频次和患者呼吸的协调性。在患者呼气与呼吸囊膨胀复位之间应有足够的时间,不能在患者呼气时挤压呼吸囊。

③ 吸呼时间比:成人一般为 1：(1.5～2);慢性阻塞性肺疾病、ARDS 患者呼吸频率为 12～14 次/分,吸呼时间比为 1：(2～3),潮气量略少。

(7) 观察及评估患者:使用过程中,应密切观察患者对简易呼吸器的适应性、胸廓起伏、皮肤黏膜颜色、听诊呼吸音、生命体征、血氧饱和度等。

（五）使用简易呼吸器有效的判断方法

(1) 面罩内有气雾。

(2) 患者口唇发绀消失。

(3) 随着送气看到患者胸廓随之起伏。

(4) 鸭嘴阀随送气打开。

（六）注意事项

(1) 使用简易呼吸器时要专人保管,定时检查、测试、维修和保养。

(2) 使用前应检查简易呼吸器各阀的性能是否完好。

(3) 挤压呼吸囊时,压力不可过大,亦不可时快时慢,以免损伤肺组织,造成呼吸中枢紊乱,影响呼吸功能恢复。

(4) 发现患者有自主呼吸时,辅助加压呼吸必须和患者自主呼吸同步,应按患者的呼吸动作加以辅助,以免影响患者的自主呼吸。

(5) 对清醒患者做好心理护理,解释应用简易呼吸器的目的和意义,缓解紧张情绪,使其主动配合,并边挤压呼吸囊边指导患者"吸——"或"呼——"。

(6) 清洁与消毒:将各配件按序拆开,用流水冲洗、擦干后以 1000 mg/L 有效氯浸泡 30～60 min,取出后再冲洗、晾干、安装好后备用。储氧袋以 75％酒精擦拭,特殊感染患者用环氧乙烷熏蒸消毒。

(7) 呼吸囊不宜挤压变形后放置,以免影响弹性。

四、有自主呼吸患者紧急插管术

在危重患者的救治过程中,有些有自主呼吸的患者需要快速建立人工气道,以保证有效通气。针对有自主呼吸患者进行有效插管技术,可以减少插管的风险性,防止因刺激迷走神经反射引起心跳、呼吸骤停。

（一）目的

(1) 预防和处理误吸或呼吸道梗阻。

(2) 治疗呼吸功能不全,需行机械通气者。

（二）用物准备

(1) 麻醉盘内:弯喉镜(灯光良好)、气管导管(充气气囊不漏气)、导引钢丝、注射器、牙垫与胶布、吸引装置与吸痰管、呼吸气囊、听诊器。

(2) 准备好各种抢救药品和器械。

（3）准备好常用气管插管辅助药物。

（三）操作步骤

（1）患者仰卧，清洁口、鼻腔异物，头后仰，向后上方托下颌，充分给氧。

（2）准备好插管器械，选择合适的气管导管。

（3）选择合适的麻醉药物。

（4）评价麻醉的效果。

（5）抢救者用右手拇、食指分开患者口唇并打开口腔。

（6）左手持弯喉镜沿右口角置入口腔，将舌体推向左侧，使喉镜片移至正中位，可见悬雍垂。慢慢推进使弯喉镜顶端抵达舌根，向前、向上方提喉镜，以挑起会厌后显露声门。

（7）右手持气管导管，导管斜口对准声门裂，如患者自主呼吸未消失，于患者吸气末将导管通过声门插入气管。导管插过声门 1 cm 左右，迅速拔除导管芯，将导管继续旋转深入气管，成人 4～6 cm，小儿 2～3 cm。

（8）气管导管插入气管后，放入牙垫，退出弯喉镜，调节气管导管的插入深度。气管导管气囊充气后听诊胃部无气过水声，再听诊两肺呼吸音一致后，将导管和牙垫一起妥善固定。

（9）连接呼吸机，行机械通气。

（10）清理用物，洗手并记录。

（四）注意事项

（1）对呼吸困难者，插管前应先行人工呼吸、纯氧吸入等，以免因插管费时而增加患者缺氧时间。

（2）插管前检查插管用具是否齐全、适用，根据患者年龄、性别、身材及插管途径选择合适的气管导管。检查喉镜灯泡是否明亮、气囊有无漏气，准备胶布，以及评估患者有无义齿及是否为困难插管者，如为困难插管者应做好相应准备。

（3）患者仰卧，头、颈、肩相应垫高，使头后仰并抬高 8～10 cm。插管时应使喉部暴露充分、视野清晰。喉镜的着力点应始终放在喉镜片顶端，并采用上提喉镜的方法。

（4）插管动作要轻柔，操作迅速、准确，勿使缺氧时间过长，以免引起反射性心跳、呼吸骤停。

（5）正确、合理使用表面麻醉和静脉麻醉药物。用药原则为患者呈镇静状态或对刺激无反应。一定要保证气道通畅，在有呼吸机的情况下使用。使用表面麻醉和静脉麻醉药物时，镇静药物用量应该适当减少，以防止循环紊乱。对咽喉反射极弱的重症患者可以不给镇静及麻醉药物即行气管插管。

（6）置入后注意先听胃部是否有气过水声，再听双肺呼吸音是否存在且一致。

五、气囊滞留物清除技术

人工气道建立后，将气管导管气囊充气达到密闭气道的目的，可预防口腔分泌物和胃内容物的误吸，同时可保证正压通气的有效实施。定时对气囊上滞留物进行清除可有效预防呼吸机相关肺炎（ventilator associated pneumonia，VAP）的发生。

（一）目的

经口或经鼻气管插管及气管切开时间大于 24 h 的患者,每 4～6 h 进行 1 次气囊滞留物清除,可有效清除气囊上分泌物而预防口咽部细菌在下呼吸道定植,同时可防止被污染的分泌物误吸入下呼吸道导致 VAP 的发生。

（二）用物准备

简易呼吸器、吸痰管、手套、10 mL 注射器。

（三）操作步骤

（1）操作者到床边核对患者床号、姓名,评估患者的生命体征情况,并向患者说明气囊滞留物清除的目的和方法,取得患者的理解和配合。

（2）操作者衣帽整洁,洗手、戴口罩后携用物至患者床边,再次核对患者姓名。

（3）协助患者取平卧位或头低脚高位。

（4）充分吸引气管导管内及口、鼻腔内分泌物。

（5）两人合作完成。一人将简易呼吸器与气管导管连接,在患者吸气时,轻轻挤压简易呼吸器,以充分换气,并与患者呼吸同步。

（6）在患者第 2 次吸气末呼气初,用力挤压简易呼吸器,给予一较大潮气量,助手同时用注射器抽尽气囊内气体,并在患者呼气末时迅速再次充气囊。

（7）迅速再一次吸引口、鼻腔内分泌物。如此反复操作 2～3 次,直到完全清除气囊上的分泌物为止。

（8）恢复患者体位,检查气囊压力。

（9）清理用物,洗手并记录。

（四）注意事项

有以下情况时禁忌行气囊滞留物清除:生命体征不稳定、病情危重、血氧饱和度差、肺纤维化、肺大疱、气胸、ARDS(高 PEEP)的患者。

（1）检查简易呼吸器的完好性以及安全阀。

（2）患者准备:至少禁食 2 h,防止胃内容物反流;体位要求头低脚高位或平卧位,以免重力的作用使清出的滞留物又流入气道。

（3）操作前患者吸入纯氧 2 min。

（4）要求两人协调配合,有无菌观念,能准确判断患者呼吸节律,简易呼吸器操作时应与自主呼吸同步。

第三节　便携式呼吸机

便携式呼吸机是一种能代替、控制或辅助患者呼吸,改善通气,增加气体交换,减少呼吸功消耗,纠正病理性呼吸动作的装置。呼吸机在机械通气过程中可看成是由吸气触发、吸气相、吸呼气切换和呼气相四个阶段组成的。便携式呼吸机主要适用于各种急、危、伤、重症患者在家中、医院、急救机构及转运途中使用。

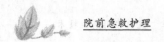

（一）基本结构

呼吸机由动力系统、通气源、控制系统、呼吸气路、监测报警系统等组成。

（二）基本原理

绝大多数较常用的呼吸机是由气囊（或折叠风箱）内外双环气路进行工作,内环气路、气流与患者气道相通,外环气路、气流主要用以挤压气囊,将气囊内的新鲜气体压向患者肺泡内,以便进行气体交换,又称驱动气。因其与患者气道不相通,可用空气。

（三）特点

（1）突出的便携特征:整机小巧,主机轻便,可以根据患者的状况和场地随意放置,并且交、直流电两用(可与任何汽车点烟器相连),同时内置电池。

（2）多种通气模式:具有辅助/控制通气、同步间歇指令通气、窒息后备通气、呼气末正压通气、自主通气等基本模式,并且以上基本模式可自由组合。

（3）适用范围广,新生儿、儿童及成人均可使用。

（4）具有完善的自检功能,从而保证了呼吸机的精确度。

（5）面板设计合理,有多项参数显示。

（四）适应证

（1）严重通气功能不良。

（2）严重换气功能障碍。

（3）神经肌肉麻痹。

（4）窒息、心肺复苏、任何原因的呼吸停止或异常呼吸。

（五）禁忌证

（1）未经减压及引流的张力性气胸,纵隔气肿。

（2）大量胸腔积液,中等量以上的咯血。

（3）重度肺囊肿或肺大疱。

（4）低血容量性休克未补充血容量之前。

（5）急性心肌梗死伴有心功能不全者。

（六）常用通气模式

1. 控制通气　患者的呼吸频率、通气量、气道压力完全受呼吸机控制,适用于重症呼吸衰竭患者的抢救。

（1）容量控制通气是最常用的通气模式,优点是可以保证通气量。

（2）容量控制通气加长吸气,又称自动间歇肺泡过度充气,在容量控制的基础上每 100 次呼吸中有 1 次相当于 2 倍潮气量的长吸气。

（3）压力控制通气模式,优点是气道压力恒定,不易发生肺的气压伤。

2. 辅助通气　在自发呼吸的基础上,呼吸机补充自主呼吸通气量的不足,呼吸频率由患者控制,吸气的深度由呼吸机控制,适用于轻症患者或重症患者的恢复期。可分为容量辅助通气和压力辅助通气。

3. 辅助/控制通气　辅助/控制通气是上述两种通气方式的结合。自主呼吸能力超过预设呼吸频率为辅助通气,低于预设呼吸频率则为控制通气。有定容型和定压型两种。

4. 间歇指令通气(intermittent mandatory ventilation,IMV) 间歇指令通气属于辅助通气方式,呼吸机管道中有持续气流,若干次自主呼吸后给一次正压通气,保证每分钟通气量。IMV 的呼吸频率成人一般小于 10 次/分,儿童为正常频率的 $1/2 \sim 1/10$。呼吸机于一定的间歇时间接收自主呼吸导致气道内负压信号,同步送出气流,间歇进行辅助通气。

5. 同步间歇指令通气(synchronized intermittent mandatory ventilation,SIMV) 同步间歇指令通气即 IMV 同步化,特点是呼吸机皆设一定的触发窗,一般为呼吸周期的后 25%。在这段时间里,自主吸气动作可触发呼吸机送气。若无自主呼吸,在下一呼吸周期开始时,呼吸机按 IMV 的设置要求自动送气。

6. 持续气道内正压(continous positive airway pressure,CPAP)通气 在自主呼吸的前提下,在整个呼吸周期内患者自己施以一定的压力。可防止气道内萎陷。除了调节 CPAP 旋钮外,一定要保证足够的流量,应使流量加大 $3 \sim 4$ 倍。CPAP 正常值一般为 $4 \sim 12$ cmH_2O,特殊情况下可达 15 cmH_2O。

7. 压力支持通气(pressure support ventilation,PSV) 压力支持通气指自主呼吸触发和维持整个吸气过程中,呼吸机给予一定的压力辅助。

8. 双水平气道内正压(biphasic positive airway pressure,BIPAP)通气 患者在不同高低的正压水平自主呼吸,可视为 PSV+CPAP+PEEP。

9. 呼气末正压(positive end-expiratory pressure,PEEP)通气 呼气末借助于呼气管道中的阻力阀等装置使呼气相气道压高于大气压水平即获得 PEEP。作用是改善氧合和通气。

(七)呼吸机参数的调节

呼吸机四大参数:潮气量、通气压力、流量、时间(含呼吸频率、吸呼比)。

1. 潮气量 设置原则为避免气道压过高,使平台压不超过 30 cmH_2O。为避免气压伤的发生,目前主张选择较小的潮气量,一般成人 $8 \sim 12$ mL/kg,儿童 $5 \sim 6$ mL/kg,慢性阻塞性肺疾病常设在 $8 \sim 10$ mL/kg。ARDS、肺水肿、肺不张等肺顺应性差者可设在 $6 \sim 8$ mL/kg 并与呼吸频率配合,以保证一定的分钟通气量。

2. 呼吸频率 ①与潮气量配合,保证一定的分钟通气量。②根据原发病而定:慢性阻塞性肺疾病患者可以慢频率通气而有利于呼气,ARDS 等限制性通气障碍的疾病患者则以较快的频率通气。③根据自主呼吸能力而定。

3. 吸呼比 一般为 $1 : (1.5 \sim 2)$,阻塞性通气障碍可调至 $1 : 3$ 或更长的呼气时间,并配合慢频率;限制性通气障碍时吸呼比为 $(1 : 1) \sim (1 : 1.5)$,并配合较快频率。

4. 通气压力 一般指气道峰压,当肺部顺应性正常时,吸气压力峰值一般为 $10 \sim 20$ cmH_2O;轻度肺部病变时为 $12 \sim 20$ cmH_2O,中度为 $20 \sim 25$ cmH_2O,重度为 $25 \sim 30$ cmH_2O;ARDS、肺出血时可达 40 cmH_2O。新生儿较上述压力低 5 cmH_2O。

5. 吸氧浓度 原则是在保证氧合的情况下,尽量使用较低的吸氧浓度。吸氧浓度大于 60% 时需警惕氧中毒。

6. PEEP 不同病种常规所需的 PEEP 水平差别很大。当严重换气障碍时(ARDS、肺水肿、肺出血)可达 $10 \sim 15$ cmH_2O,病情严重者可达 $15 \sim 20$ cmH_2O 或以上。慢性阻塞性肺疾

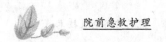

病患者可予 $3\sim6$ cmH_2O。PEEP 每增加或减少 $1\sim2$ cmH_2O,都会对血氧产生很大影响,这种影响数分钟内即可出现。减少 PEEP 应逐渐进行,并注意监测血氧饱和度、血流动力学变化。

7. 吸气峰流速　一般为 $40\sim80$ L/min。

8. 气道压力上下限报警、气源压力报警、其他报警　一般为设定值上下 30%。

(八)准备工作

(1)行呼吸机自检,检查呼吸机各项工作性能是否正常,各管道间的连接是否紧密、有无漏气,各附件是否齐全,送气道或呼气内活瓣是否灵敏。

(2)检查电源和地线。

(3)氧气钢瓶内压力是否足够(氧气压力>10 kg/cm^2)。

(4)湿化器是否清洁。

(九)操作流程

1. 操作方法

(1)连接呼吸机管道。

(2)根据患者具体情况,选择合适的通气模式。若无自主呼吸或自主呼吸比较微弱的患者,选择控制通气模式;若存在自主呼吸而通气不足的患者,则采用辅助通气模式,辅助的强度根据患者自主呼吸的能力确定。选择适当的呼吸频率和吸呼比。

(3)供气压选择在 $0.1\sim0.25$ kPa(小儿酌减)。

(4)选择合适的氧浓度。

(5)同步吸入压调至最小,灵敏度置适中位置。先打开氧气瓶总阀开关,然后打开减压表上的旋钮,接通电源,机器开始向患者送气。逐步增大同步吸入压直至通气充足。

(6)若患者有自主呼吸,选择合适的同步灵敏度,调至刚好能触发机器为宜。

(7)使用过程中应密切注意严密观察、监测患者生命体征、皮肤颜色、血气分析结果,并做好记录。同时观察呼吸机运行情况,有无报警发生,若有及时处理,解除引起报警的原因。

(8)自主呼吸恢复、缺氧情况改善后可试停机,转运入 ICU 后可换用复合型呼吸机。

(9)脱机步骤:①清醒患者给予解释,消除患者紧张、恐惧心理;②使用 SIMV、CPAP 呼吸模式;③面罩或鼻导管吸氧,间断停机;④逐渐停机,如停机失败可再开机,待患者病情缓解后应积极停机。停机顺序:关呼吸机—关压缩机—关氧气—切断电源。

(10)用后注意呼吸机的清洁、卫生。

(11)记录呼吸机使用时间及性能,清理用物归还原处。

2. 注意事项

(1)使用过程中,注意各管道和电源接插头的连接情况,观察有无气道松动、漏气或脱落现象。

(2)严密观察患者生命情况变化并做好记录,严格执行无菌操作,吸痰前后应给予纯氧吸入。

(3)呼吸机使用完毕应将呼吸回路管送供应室用环氧乙烷灭菌,防止交叉感染。

(十)消毒方法

(1)平时加强对呼吸机的清理,外壳最好每天使用软布擦净。凡是连接于患者与呼吸机之间的各螺纹管、连接管、接头、湿化器、呼气瓣和鼻罩使用后应彻底清洁、消毒。呼吸机消毒面罩、管道、直接与患者呼吸系统相连部分是受污染最直接、最严重的部分,需要与供应室对换或进行浸泡消毒,做到万无一失。管道、面罩等耗材,如属价格低廉的,可按一次性医用废弃物销毁处理,防止交叉感染。

(2)空气过滤网每48～72 h就要用清水洗净表面尘埃,再用力甩干或烘干;或者用吸尘器吸尽灰尘,然后放回原位。

(3)呼吸机内部传感器、压缩机、电路板是特殊电子零件,不能用水冲洗也不能用消毒液浸泡,以免损坏其性能,需在厂家专业人员指导下用75％的酒精棉球十分小心地轻轻擦干净或浸泡,自然晾干。呼吸机内部的气路系统是吸入室内被污染空气的部分,可以用环氧乙烷熏蒸法进行消毒。

(4)电路、机壳、控制部分也受到室内空气的污染,这部分可以用防腐、防水的消毒剂进行熏蒸、喷雾、擦洗。

第四节 心脏电复律术

心脏电复律术是用电能治疗异位快速心律失常的一种方法,在极短的时间内用除颤仪释放高能量电脉冲直接或经胸壁作用于心脏,使心肌同时除极,终止异位心律,重建窦性心律。心脏电复律术是除药物和人工心脏起搏以外挽救危重病例的一种有效措施。根据电复律时发放的脉冲是否与 R 波同步,分为同步和非同步电复律。非同步电复律常称为电除颤。

(一)适应证

非同步电复律(电除颤)适应证:室颤、室扑、无脉性室性心动过速。建议电除颤与心肺复苏联合使用,推荐一次电击方案。即每次双相波除颤仪直接选择120～200 J,放电后无论成功与否都行 2 min CPR 再评价效果,若不成功则重复以上步骤。

同步电复律适应证:除非同步电复律适应证以外的所有快速心律失常,如房颤、房扑、阵发性室上性心动过速、室性心动过速等。常用能量为 100～150 J,房扑能量为 50～200 J。

(二)相对禁忌证

(1)洋地黄中毒及严重低血钾引起的快速心律失常。

(2)风心病、二尖瓣病变伴有心脏明显增大、心功能减退者及风湿活动者。

(3)心房纤颤持续 5 年以上者。

(4)心房颤动(扑动)、心室率缓慢或有三度房室传导阻滞者。

(5)慢-快综合征而发作房颤时。

(6)心肌炎的急性期及心肌病伴有房颤者。

(三)复律前准备

1. 同步电复律 患者通常神志清楚,电复律当日晨禁食,术前排空大小便、去除义齿。给予少量镇静剂,如地西泮缓慢静脉注射,使患者逐渐进入嗜睡状态。记录全套心电图留作对照。

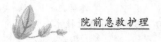

2. 非同步电复律 无需做术前准备。

（四）操作方法

1. 择期性电复律 使用同步电复律时,做好电复律前准备工作即可开始进行电复律。步骤如下。

（1）患者仰卧于绝缘的硬板床上,床旁备有抢救复苏设备,建立静脉通道。

（2）在除颤仪的心电示波器上选以 R 波为主且较高大的导联,并检查同步性能。选择除颤仪工作模式为"同步",仪器显示为"Sync"。

（3）患者充分吸氧 5～10 L/min。

（4）将两电极板板面涂导电胶或包 4 层盐水纱布。

（5）缓慢静脉注射(>5 min)地西泮 20 mg 左右或咪唑安定 3～5 mg 做静脉麻醉,同时行面罩吸氧。当患者处于朦胧状态,睫毛反射、痛觉消失时,即可进行电复律。

（6）安置电极板,两电极板分别置于胸骨右缘第 2 肋间及心尖部,或左背肩胛区及心尖部。

（7）任何人不得接触患者及病床。

（8）调节至所需要的能量,使用双相波除颤仪时,房颤首选 120 J,房扑、室上性心动过速建议首选 50～100 J。如果首次电复律失败,再逐步增加能量。

（9）按"充电"按钮充电,按"放电"按钮放电,完成电复律。

（10）放电后严密观察示波器并记录,观察成功与否。若转为窦性心律,记录 9～12 导联心电图,以便与术前对照。未能转复可行第 2 次、第 3 次电复律,电能量可加大,但不要超过300 J,一般不超过 3 次。

（11）术后每小时观察血压、脉搏、呼吸 1 次,共 3 次。若病情不稳定继续观察,有条件者持续心电监护 8 h。

（12）操作结束后维护除颤仪,保持除颤仪充电备用。

2. 紧急电复律 使用非同步电复律(电除颤)。在室颤、室扑等紧急情况下,不用麻醉,不需检查同步性能。

（1）立即将患者去枕仰卧于硬板床上,检查并除去金属及导电物质,松开衣扣,暴露胸部。

（2）接通电源。

（3）将两电极板板面涂导电胶或包 4 层盐水纱布。

（4）选择电能,充电至所需水平(双相波 120～200 J,单相波 360 J),选择"非同步"按钮。

（5）将电极板置于患者胸部正确部位(分别置于心尖部和心底部),紧贴皮肤并稍施以压力。

（6）工作人员稍离开床缘,避免与患者和床接触。

（7）充电至所需能量后再次观察心电图,若确实需要除颤,两手拇指同时按压电极板上"放电"按钮,迅速放电除颤。

（8）放电结束后立即给予患者 2 min CPR,以保证重要脏器的供血。再观察患者心电图或者心电监护仪的图像变化,观察除颤成功与否并决定是否需要再次除颤或者给予药物治疗。

（9）操作完毕,用纱布擦净患者皮肤,帮患者穿好衣裤。

（10）将能量开关回复至零位,做好除颤仪的清洁与维护,并充电备用。

（11）记录。

（五）注意事项

（1）电复律前确定患者电除颤部位无潮湿、无敷料。如患者带有植入性起搏器,应避开起搏器部位至少 10 cm。

（2）电复律前确定周围人员无直接或间接与患者接触。

（3）操作者身体不能与患者接触,不能与金属类物品接触。

（4）动作迅速、准确。

（5）保持除颤仪完好。

第五节　心电监护技术

多功能监护仪是一种以测量和监控患者生理参数,并可与已知设定值进行比较,若出现超标可发出警报的装置或系统。心电监护是监护系统中最主要的部分,常用于急危重症患者,可监测心律失常的发生及药物的治疗效果。

（一）心电监护仪的分类

根据功能可将心电监护仪分为三类:床边监护仪、中央监护仪、遥测监护仪。院前急救时多用床边监护仪。

1. 床边监护仪　床边监护仪是设置在床边与患者连接在一起的仪器,能够对患者的各种生理参数或某些状态进行连续的监测,有若干时间的记忆储存功能,它也可以与中央监护仪构成一个整体来进行工作。

2. 中央监护仪　中央监护仪又称中央系统监护仪,它是由主监护仪和若干床边监护仪组成的,通过主监护仪可以控制各床边监护仪的工作,对多个被监护对象的情况进行同时监护,它的一个重要任务是完成对各种异常的生理参数和病历的自动记录。

3. 遥测监护仪　遥测监护仪是由中心台和床边台或发射机组成的,是患者可以随身携带的小型电子监护仪,可以在医院内外对患者的某种生理参数进行连续监护,供医生进行非实时性的检查。

（二）用物准备

心电监护仪 1 台,心电、血压、血氧输出电缆线各 1 条,一次性电极片,75％酒精,棉签或纱布,必要时备电插线板。

（三）操作步骤

（1）携用物至患者抢救床旁或置于救护车内仪器固定架上,核对床号、姓名,并向患者解释,取得合作。

（2）插上电源(亦可使用备用电池),仪器指示灯亮,打开电源开关,根据病情摆好患者体位,清洁患者皮肤,使用酒精棉签脱脂。

（3）依次连接血氧指夹、血压袖带、心电导联线,固定电极于选定的导联位置上。

（4）选择合适的导联、振幅,设置报警参数。

（5）随时观察心电监护仪显示情况，做好监测记录，发现异常要及时处理。

（6）使用完毕，关电源开关，清理患者皮肤，整理用物。

（四）注意事项

（1）使用前应检查各电缆线有无破损、断裂。

（2）电极安放应避开心前区，以备紧急电除颤和常规 12 导联心电图时电极放置。

（3）操作过程中注意患者的保暖和隐私的保护，定期更换电极位置，以防皮肤长久刺激而发生损伤。

（4）血压测量禁止在输液或插管肢体上进行。

（5）及时排除各种信号干扰。

（五）仪器保养

（1）心电监护仪应放置在固定位置，通风，避免阳光直射。

（2）心电导联线不能过度弯曲，防止导联线断裂。

（3）使用期间遵守操作规程，不得随意开关和移动仪器。

（4）用柔软的干布擦除尘埃，保持仪器清洁。

（5）定期检测仪器性能，出现故障及时维修。

第六节　深静脉穿刺置管术

一、适应证和禁忌证

临床上常采用深静脉穿刺置管术进行输液、测压、营养等，在危重症患者的救治中已广泛应用。

（一）适应证

（1）体外循环下各种心血管手术。

（2）估计术中将出现血流动力学变化较大的非体外循环手术。

（3）严重外伤、休克以及急性循环衰竭等危重患者的抢救或需定期监测 CVP 者。

（4）需长期高营养治疗或经静脉抗生素治疗或需经静脉输入高渗溶液或强酸强碱类药物者。

（5）经静脉放置临时或永久心脏起搏器。

（6）血液净化时需经静脉建立临时或永久性血管通道。

（二）禁忌证

（1）凝血功能异常或近期有血栓形成病史。

（2）穿刺血管区域有恶性肿瘤病史。

（3）穿刺血管区域感染或有外伤（局部破损）。

（4）穿刺血管解剖位置异常。

（5）躁动不安、极不配合者。

（三）深静脉穿刺置管的分类

根据置管的形式不同，可将深静脉穿刺置管大致分为以下四类。

1. 无隧道式置管　无隧道式置管是指导管直接由锁骨下静脉、颈静脉插入上腔静脉并原位固定。如锁骨下静脉穿刺置管。

2. 隧道式置管　隧道式置管是指导管前端在上腔静脉，后半部分在胸壁皮下潜行。如带涤纶套的 Hickman 导管，经右颈内静脉建立永久性血液透析血管通道。

3. 输液港　基本操作同隧道式置管，不同之处在于需用手术方法将输液港放在前胸或腹部的皮下，应用时将针头刺入输液港，建立中心静脉输液通道。

4. 经外周静脉置入中心静脉导管（PICC）　多由上臂头静脉、贵要静脉等将很细的导管插入中心静脉。导管很细，但强度很好，可以在体内保存 1～2 年，适用于长期中心静脉输液。

（四）急诊急救中常用的穿刺置管方法与导管材料

1. 穿刺置管方法　目前在急诊中多采用经皮穿刺，放置导管到右心房或靠近右心房的上、下腔静脉并原位固定（无隧道式）。常用的穿刺部位有锁骨下静脉、颈内静脉和股静脉。其中，常用穿刺置管路径包括锁骨上路和锁骨下路，颈内静脉前位路径、中央路径和后侧路径。

2. 导管材料的特点与选择　导管可由不同特性的材料构成，具体包括聚四氟乙烯、聚氯乙烯、聚乙烯、聚氨酯和硅胶等。不同特性材料的导管与置入时和置入后的并发症有一定相关性。例如，聚氨酯、硅胶导管置入后发生血栓形成的概率较小，所以目前常用。硅胶导管具有质地软的特性，因此血管损伤小。目前也有可经 Seldinger 技术置入的硅胶导管，但往往需手术置入，不适用于紧急情况。而聚氨酯导管可经皮穿刺置入，操作简单，但因其硬度大易损伤血管内皮，所以形成血栓的几率较高。随着科学技术的发展，已研制出部分常温下质地硬、血温下质地变软的聚氨酯导管且部分用于临床。因此，应根据临床需要科学、合理地选择导管。

二、锁骨下静脉穿刺置管术

锁骨下静脉是临床上深静脉穿刺置管常选用的部位之一，穿刺路径包括锁骨下路和锁骨上路两种。

（一）解剖结构特点

锁骨下静脉是腋静脉的延续，起于第 1 肋骨的外侧缘，成人长 3～4 cm。前面是锁骨的内侧缘，在锁骨中点稍内位于锁骨与第 1 肋骨之间略向上、向内，呈弓形而稍向内下，向前跨过前斜角肌于胸锁关节处与颈内静脉汇为无名静脉，再与对侧无名静脉汇合成上腔静脉。与其毗邻的结构有：胸膜顶，位于锁骨下静脉下方；左侧胸导管及右侧淋巴管，在靠近颈内静脉交界处进入锁骨下静脉上缘，与锁骨下动脉伴行（图 13-3）。

（二）锁骨下路穿刺置管方法

1. 体位

（1）患者取平卧位，最好取头低足高位，床脚抬高 $15°～25°$，以提高静脉压使静脉充盈。这一措施同时能保证静脉内的压力高于大气压，从而使插管时不易发生空气栓塞，但对重症患

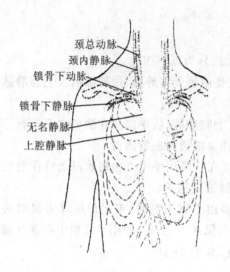

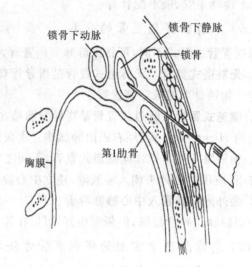

(a) 锁骨下静脉的正面解剖位置　　　(b) 锁骨下静脉的侧面解剖位置

图 13-3　锁骨下静脉

者不宜勉强。

（2）在两肩胛骨之间直放一小枕，使双肩下垂，锁骨中段抬高，借此使锁骨下静脉与肺尖分开。

（3）患者面部转向穿刺者对侧，但头部略偏向穿刺者。

2. 选择穿刺点（图 13-4）

（1）如选右锁骨下静脉穿刺，穿刺点为锁骨与第 1 肋骨相交处，即锁骨中 1/3 段与外 1/3 交界处，可为锁骨下缘 1~2 cm 处，也可在锁骨中点附近进行穿刺。

（2）如选左锁骨下静脉穿刺，穿刺点可较右侧稍偏内，可于左侧锁骨内 1/3~1/4 处，沿锁骨下缘进针。

3. 操作步骤

（1）严格遵循无菌操作原则，有条件时应在手术室进行。

（2）局部皮肤常规消毒后，铺手术巾。

（3）局部麻醉后，用注射器细针做试探性穿刺，使针头与皮肤呈 30°~45° 角向内、向上穿刺，针头保持朝向胸骨上窝的方向，紧靠锁骨内下缘徐徐推进，边进针边抽动针筒使管内形成负压，一般进针 4 cm 可抽到回血。如果以此方向进针已达 4~5 cm 仍不见回血时，不要再向前推进，应慢慢向后撤针并边退边抽回血。在撤针过程中若仍无回血，可将针尖撤至皮下后改变进针方向，使针尖指向甲状软骨，以同样的方法进针。

（4）试穿确定锁骨下静脉的位置后，即可换用导针穿刺置管，导针的穿刺方向与试探性穿刺相同，一旦进入锁骨下静脉的位置后即可抽得大量回血，此时再推进 0.1~0.2 cm。

（5）指导患者吸气后屏息，取下注射器，以一只手固定导针并以手指轻抵针尾插孔，以免发生气栓或失血。

（6）采用 Seldinger 技术将导管或导丝自导针尾部插孔送入，使管端达上腔静脉，退出导针。如用导丝,则将导管引入中心静脉后再退出导丝。

(7) 抽吸与导管连接的注射器,如回血通畅,说明管端位于静脉内。

(8) 取下注射器,将导管与输液器连接,先滴入少量等渗液体。

(9) 妥善固定导管,敷贴覆盖穿刺部位。

(10) 若条件允许,推荐导管放置后常规行 X 线检查,以确定导管的位置。

(三) 锁骨上路穿刺置管方法

1. 体位　同锁骨下路。

2. 选择穿刺点(图 13-5)　在胸锁乳突肌锁骨头后缘与锁骨夹角的平分线或在胸锁乳突肌锁骨头的外侧缘,锁骨上缘约 1.0 cm 处进针。以选择右侧穿刺为宜,因在左侧穿刺容易损伤胸导管。

3. 进针方法　穿刺针与身体正中线呈 45°角,与冠状面保持水平或稍向前呈 15°角,针尖指向胸锁关节,缓慢向前推进,且边进针边回抽,一般进针 2～3 cm 即可进入锁骨下静脉,直到有暗红色回血为止。然后导针由原来的方向变为水平,以使导针与静脉的走向一致,其他同锁骨下路,采用 Seldinger 技术。

(四) 两种穿刺路径示意图(图 13-4、图 13-5)

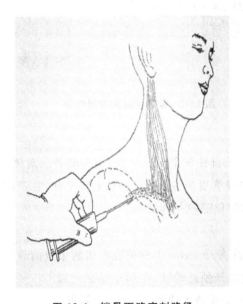

图 13-4　锁骨下路穿刺路径

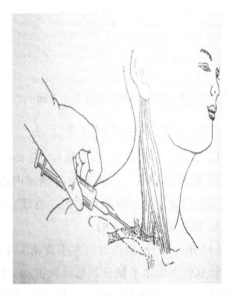

图 13-5　锁骨上路穿刺路径

(五) 置管位置示意图(图 13-6)

三、颈内静脉穿刺置管术

颈内静脉是临床上深静脉穿刺置管常选用的部位,因其穿刺置管后便于观察与护理,深受广大临床医务工作者的青睐。颈内静脉穿刺的进针点和方向,根据颈内静脉与胸锁乳突肌的关系,可分为前位路径、中央路径、后侧路径三种。

（一）解剖结构特点

颈内静脉起源于颅底,颈内静脉全程均被胸锁乳突肌覆盖,上部位于胸锁乳突肌的前缘内侧,中部位于胸锁乳突肌锁骨头前缘的下面和颈总动脉的后外侧,下行至胸锁关节处与锁骨下静脉汇合成无名静脉,继续下行与对侧的无名静脉汇合成上腔静脉进入右心房。颈内静脉走行大体上可分为三段:上段位于胸锁乳突肌胸骨头内侧,中段位于胸锁乳突肌两个头后方,下段位于胸锁乳突肌胸骨头、锁骨头构成的颈动脉三角内(图13-7)。

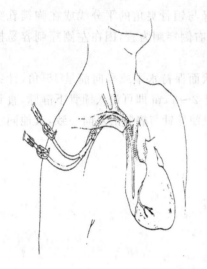

图13-6　右锁骨下静脉置管位置示意图

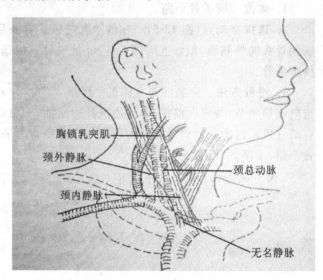

图13-7　颈内静脉的解剖位置

（二）颈内静脉穿刺置管方法

1. 体位　患者仰卧,取头低位,右肩部垫起,头后仰使颈部充分伸展,面部略转向对侧。

2. 选择穿刺点　一般选用右侧颈内静脉穿刺置管更为方便,因右侧无胸导管,右颈内静脉至无名静脉入上腔静脉几乎为一直线,且右侧胸膜顶部较左侧低。

3. 进针方法（图13-8）

（1）前位路径:操作者以左手食指和中指在中线旁开3 cm,于胸锁乳突肌的中点前缘相当于甲状软骨上缘水平触及颈总动脉搏动,并向内侧推开颈总动脉,在颈总动脉外缘0.5～1 cm处进针,针干与皮肤呈30°～40°角,针尖指向同侧乳头或锁骨的中、内1/3交界处。

（2）中央路径:在锁骨与胸锁乳突肌的锁骨头和胸骨头所形成的三角区的顶点进针,颈内静脉正好位于此三角形的中心位置,该点距锁骨上缘3～5 cm,进针时针干与皮肤呈30°角,与中线平行直接指向足端。如果穿刺未成功,将针尖退至皮下,再向外倾斜10°左右,指向胸锁乳突肌锁骨头的内侧后缘,常能成功。一般选用中央路径穿刺,因为此点可直接触及颈总动脉,可以避开颈总动脉,误伤动脉的机会较少。另外此处颈内静脉较浅,穿刺成功率高。

（3）后侧路径:在胸锁乳突肌的后外缘中、下1/3处或在锁骨上缘3～5 cm处进针。在此处颈内静脉位于胸锁乳突肌的下面略偏外侧,针干一般保持水平,在胸锁乳突肌的深部指向锁

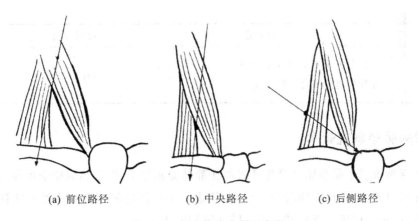

| (a) 前位路径 | (b) 中央路径 | (c) 后侧路径 |

图 13-8　颈内静脉穿刺示意图

骨上窝方向。针尖不宜过分向内侧深入,以免损伤颈总动脉,甚至穿入气管内。

4. 置管基本操作　同锁骨下静脉穿刺置管,采用 Seldinger 技术。颈内静脉穿刺置管深度:左侧 10.0 cm,右侧 13.0～15.0 cm。

(三)右颈内静脉穿刺中央路径示意图(图 13-9)

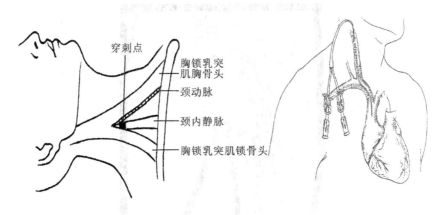

(a)右颈内静脉穿刺中央路径　　　　(b)右颈内静脉置管位置

图 13-9　右颈内静脉穿刺中央路径示意图

(四)颈内静脉穿刺三种路径穿刺方法比较(表 13-1)

表 13-1　颈内静脉穿刺路径和穿刺点选择

穿刺路径	穿刺点	穿刺方向	穿刺深度
前位路径	胸锁乳突肌中点前缘颈总动脉搏动外侧 0.5～1 cm 处	同侧乳头	4 cm
中央路径	胸锁乳突肌胸骨头、锁骨头及锁骨形成的三角之顶点	同侧乳头	3.5～4 cm

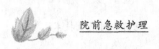

续表

穿刺路径	穿刺点	穿刺方向	穿刺深度
后侧路径	胸锁乳突肌锁骨头后缘锁骨上 3～5 cm 或颈外静脉与胸锁乳突肌交点上方	胸骨上切迹	5～7 cm

四、股静脉穿刺置管术

股静脉穿刺置管术是临床上最先开展的深静脉穿刺技术,因其相对安全可靠,置管相关的严重并发症相对较少,临床应用较为广泛,尤其适用于紧急情况必须快速置入导管者、心肺功能较差的患者、颈内或锁骨下静脉置管失败或卧床的患者。

（一）解剖结构特点

在腹股沟韧带的下方,髂前上棘和耻骨联合连线的中点即是股动脉,其内侧为股静脉,外侧为股神经。股静脉全程与股动脉伴行,至股三角底部转至股动脉内侧,自腹股沟中点后方移行为髂外动脉(图 13-10)。

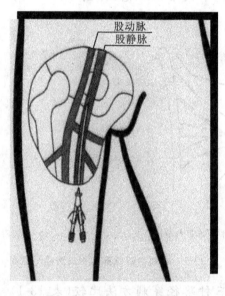

图 13-10　股静脉置管位置

（二）穿刺置管方法

1. 体位　一般取仰卧位,大腿外旋并外展,膝盖稍弯曲。

2. 穿刺点　腹股沟中点,股动脉搏动最强点内侧 0.5～1.0 cm,腹股沟韧带下 2.0～3.0 cm。如股动脉搏动不能扪及,可按下述方法确定穿刺点:在髂前上棘与耻骨联合间作一连线,其中点有股动脉穿过,于此中点下 2.0～3.0 cm 处的内侧 0.5～1.0 cm 处穿刺。

3. 穿刺方向　以左手食指和中指摸准股动脉的确切位置,在股动脉内侧 0.5～1.0 cm 处平行进针,针尖大致指向脐或剑突的方向,针干与皮肤呈 30°角。

4. 置管方法　与锁骨下静脉穿刺置管相同,采用 Seldinger 技术。置管深度约 40.0 cm,如仅用于输液,置管深度以进入股静脉为宜。

附　Seldinger 技术介绍

利用 Seldinger 技术穿刺置管的操作流程如下。

(1) 消毒皮肤。

(2) 局部麻醉。

(3) 采用 Trendelenburg 体位,即取平卧位,最好取头低足高位,床脚抬高 15°～25°,以提高静脉压使静脉充盈。

(4) 在皮肤上切一小切口,一般约 0.5 cm。

(5) 穿刺深静脉。

(6) 置入导引钢丝。

(7) 拔除穿刺针。

(8) 扩张器扩张皮肤及皮下组织。

(9) 置入适合型号的导管。

(10) 移除导引钢丝。

(11) 检测血流量。

(12) 盐水快速冲洗导管内腔并肝素封管。

(13) 将导管固定在皮肤上并覆盖敷料。

建议采用 X 线检查导管置入位置。

五、深静脉穿刺置管注意事项

(1) 严格执行无菌操作,严防感染。

(2) 掌握正确的穿刺置管方法和多种穿刺进针技术,不可在同一部位反复多次穿刺,以免造成局部组织的严重创伤和血肿。

(3) 掌握各种穿刺路径的操作要点。

(4) 穿刺过程中,若需改变穿刺方向,必须将针尖退至皮下,以免增加血管的损伤。

(5) 熟悉穿刺静脉的解剖关系。例如锁骨下静脉穿刺如操作不当,可发生气胸、血胸、气栓、血肿等并发症,故操作者应熟悉该静脉周围解剖关系。一般来说,右侧穿刺较左侧易成功。

(6) 加强穿刺置管后的观察与护理。

(7) 避免空气栓塞的可能,因中心静脉在吸气时可能形成负压。穿刺过程中,若更换输液器及导管和接头脱开时,尤其是头高半卧位的患者,容易发生空气栓塞。穿刺时患者应取头低位,插管时嘱患者不要大幅度呼吸。

(8) 导管质地不可太硬,插入深度以导管顶端插至上腔静脉与右心房交界处即可,不宜过

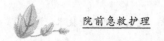

深,以免发生大血管及心脏损伤。

（9）穿刺成功后应立即缓慢推注生理盐水,以免血液在导管内凝固,阻塞管腔。导管固定要牢固,以防脱出。

六、深静脉穿刺置管后的观察与护理

1. 输液速度的观察与调节 液体经深静脉导管的重力滴速可达 80 次/分以上,如果发现重力滴速很慢应仔细检查导管固定是否恰当,有无打折或移动。如经导管不能顺利抽得回血,可能是导管自静脉内脱出或导管有血凝块,此时应考虑在对侧重新置管。如应用输液泵输液,则每天至少 1 次将输液管道脱离输液泵,检查重力滴速是否正常,以便及时发现上述问题。

2. 液体泄漏的观察及导管的护理 当导管老化、折断或自静脉内脱出时,都可造成液体自导管的破损处或穿刺点外漏。如发现上述情况,应立即更换导管。因导管一旦破裂,整个输液系统的严密性就会遭到破坏,如不及时将导管拔除,容易造成微生物的入侵而导致导管相关性败血症。

3. 敷料及输液管的更换 穿刺部位的敷料应每天更换 1~2 次。更换敷料时要严格遵循无菌操作原则。操作手法应轻,切勿在去除旧敷料及胶布时误将导管拔出。穿刺部位皮肤应常规消毒,必要时先用丙酮去除局部皮肤油脂及遗留在皮肤上的胶布印痕,并注意检查固定导管的缝线是否松动、脱落,穿刺点有无红肿等炎症表现。如发现固定导管的缝线松动,应及时拆除,并重新固定。如穿刺点有炎症反应或感染继续发展时,则应拔除导管。

4. 防止导管内血液凝固 为防止导管内血液凝固,输液完毕应用肝素液或生理盐水 10 mL 注入导管内。

七、深静脉穿刺置管的并发症与处理

深静脉穿刺置管的并发症:一类与操作时误伤其邻近的重要器官、组织有关,因此无论选用哪一种途径做深静脉穿刺置管都需要很好地了解该区域的局部解剖关系,减少并发症的发生;另一类则与导管感染有关,严格遵守无菌操作是减少感染并发症的重要措施。

（一）置管即刻并发症

1. 肺与胸膜损伤 气胸是常见的置管并发症,偶可发生张力性气胸或血胸。置管后常规 X 线检查,可及时发现有无气胸存在。少量气胸一般无明显临床症状,肺压缩小于 20% 可不做处理,但应每天做胸部 X 线检查,如气胸进一步发展,则应及时行胸腔闭式引流。如患者于置管后迅速出现呼吸困难、胸痛或发绀,应警惕张力性气胸的可能。一旦明确诊断,即应行粗针胸腔穿刺减压或置胸腔闭式引流管。如气胸经一般处理得到控制,且导管位置正常,则无须拔除导管。血胸往往是由于穿刺针太深误伤动脉并穿破胸膜引起。血胸严重时必须开胸止血。

2. 穿刺部位出血和血肿　原因为动脉及静脉损伤、进针不全、穿透血管等。穿刺部位出血和形成血肿者,需立即拔出穿刺针或导管,局部压迫止血。

3. 胸导管损伤　左锁骨下静脉插管可损伤胸导管,穿刺点可有清亮淋巴液渗出。确认或疑为胸导管损伤时,应拔除导管或穿刺针,局部加压包扎。如出现胸腔内有乳糜则应放置胸腔闭式引流管。

4. 纵隔损伤　纵隔损伤可引起纵隔血肿或纵隔积液,严重者可造成上腔静脉压迫,此时,应拔除导管并行急诊手术,清除血肿,解除上腔静脉梗阻。

5. 空气栓塞　空气栓塞常发生于放置导管时,在移去穿刺针上的注射器,将要由导针放入导管的瞬间发生。预防的方法为嘱患者屏气,以防深吸气造成胸腔内负压增加,CVP 低于大气压,空气即可由穿刺针进入血管。少量的空气栓塞不引起严重后果,大量空气栓塞需抢救。

6. 导管位置异常　最常见的导管位置异常是指导管进入同侧颈内静脉或对侧无名静脉。导管误入其他静脉,若能满足临床需要且不影响使用者,无需特殊处理;导管误入其他静脉,若不能满足临床需要或影响使用者,需要予以调整或更换。建议置管后常规行 X 线导管定位检查。

7. 心脏并发症　如导管插入过深,进入右心房或右心室内,可发生心律失常;如导管质地较硬,还可造成心肌穿孔,引起心包积液,甚至发生急性心包填塞。因此,应避免导管插入过深。

（二）导管留置期并发症

1. 静脉血栓形成　导管留置期间血栓形成可发生,常继发于异位导管所致的静脉血栓或血栓性静脉炎。常需由导管注入造影剂后方可明确诊断。一旦诊断明确,即应拔除导管,并进行溶栓治疗。静脉血栓形成与导管的材料组成有关,近年来应用的硅胶导管可明显降低静脉血栓形成的发生率。持续或间断滴入低剂量肝素对预防静脉血栓形成的作用尚不肯定。

2. 空气栓塞　除置管时可发生空气栓塞外,在输液过程中,由于液体滴空、输液管接头脱落未及时发现,也可造成空气栓塞。处理措施:一是每天检查所有输液管道的连接是否牢固,并避免液体滴空;二是如有条件最好使用输液管终端具有阻挡空气通过的输液滤器,这样即使有少量气泡也不会通过滤器进入静脉。一旦发生可让患者左侧卧位,用导管将气泡从右心室抽出。

3. 导管功能障碍

（1）早期原因是机械因素（如导管位置不正确、打折、固定太紧）。

（2）晚期原因是导管内血栓形成、导管阻塞、静脉血栓形成或狭窄、导管外鞘或内鞘形成（纤维附着于导管内外）。

（3）防治措施:防止导管扭曲、受压;输血前后用生理盐水充分冲洗;用稀释肝素液封管,可防止导管阻塞情况发生;疑有管腔堵塞时不能强行冲注,应调整位置、拔除导管。

4. 导管相关感染　导管留置期间血栓形成可发生导管相关感染,包括隧道口感染、隧道感染、导管相关性败血症、化脓性中心静脉炎等,置管时无菌操作和置管后管理是预防导管相关感染的主要措施。

（1）隧道口感染:给予适当抗生素治疗 1～2 周,无效拔管。

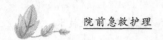

（2）隧道感染：拔管，给予适当抗生素治疗 1～2 周，有必要时可外科引流。

（3）导管相关性败血症：感染导管相关性败血症是指接受胃肠外营养或液体治疗的患者出现临床败血症，而全身各组织、器官又未能发现明确的感染源，且败血症的症状和体征在拔除中心静脉导管后得以控制或缓解。导管头端培养及血培养阳性可作为诊断的依据。导管相关性败血症一旦确诊，需立即拔除导管，加强抗感染治疗。迁延不愈建议造影或多普勒检查。

（4）化脓性中心静脉炎：拔管，给予适当抗生素治疗 4～6 周，全身抗凝，对新近形成血栓给予溶栓等治疗。

第七节 外伤止血、包扎、固定及搬运

一、止血

出血是创伤后主要的并发症之一，成年人出血量达 800～1000 mL 就可引起休克，危及生命。因此，止血是抢救出血伤员的一项重要措施。

（一）出血部位的判断

各种创伤一般都会有出血，可分为内出血和外出血。内出血是血液流向体腔或组织间隙，外出血是指血液自创面流出。现场急救止血主要适用于外出血，是对周围血管损伤出血的紧急止血。对于伤员，除了判断有无出血外，还要判断是什么部位、什么血管出血，以便采取正确、有效的止血方法。

1. 动脉出血　血色鲜红，血液随心脏的收缩而大量涌出，呈喷射状，出血速度快，出血量大。

2. 静脉出血　血色暗红，血液缓缓流出，出血速度较缓慢，出血量逐渐增多。

3. 毛细血管出血　血色鲜红，呈渗出性，可自行凝固止血。若伴有较大的伤口或创面时，不及时处理也可引起失血性休克。

夜间抢救、不易辨别出血的性质时，应从脉搏的强弱、快慢，呼吸是否浅而快，意识是否清醒，皮肤温度及衣服被血液浸湿的情况来判断伤员出血的程度，并迅速止血。

（二）止血方法的选择

若出血部位不同、出血的性质不同、危险性不同，则止血方法也有所区别。原则上应根据出血部位及现场的具体条件选择最佳方法，使用急救包、消毒敷料、绷带等止血。

在紧急情况下，现场任何清洁而合适的物品都可临时借用作为止血用物，如手帕、毛巾、布条、三角巾等，禁止用电线、铁丝、绳子等替代止血带。

小伤口出血，只需用清水或生理盐水冲洗干净，盖上消毒纱布、棉垫，再用绷带加压缠绕即可。静脉出血，除上述包扎止血方法外，还需压迫伤口止血。用手或其他物体在包扎伤口上方的敷料上施加压力，使血流变慢、血凝块易于形成，这种压力必须持续 5～15 min 才可奏效。较深的部位如腋下、大腿根部可将纱布填塞进伤口再加压包扎。将受伤部位抬高也有利于静脉出血的止血。动脉出血宜先采用指压止血法，根据情况再改用其他方法如加压包扎止血法、填塞止血法或止血带止血法。

（三）常用的止血方法

1. 加压包扎止血法　这是最常用的止血方法，毛细血管出血、静脉出血及前臂和足部动、静脉出血，均可用绷带、纱布加压包扎止血。

（1）用干净、已消毒、较厚的纱布覆盖在伤口表面，若无纱布，可用干净毛巾、手帕代替。

（2）在纱布上方用绷带、三角巾以适当压力缠住，一般 20 min 后即可达到止血目的。

2. 指压止血法　用手指、手掌或拳头压迫伤口近心端的动脉，将动脉压向深部的骨骼，阻断血液流通，达到止血的目的。适用于头、面、颈部和四肢的外出血。

常用的指压止血法如下。

（1）头后部出血：压迫枕动脉。搏动点位置：同侧耳后乳突下稍后方，将动脉压向乳突（图13-11）。

（2）面部出血：压迫面动脉。搏动点位置：同侧下颌骨下缘，咬肌前缘，将动脉压向下颌骨（图 13-12）。

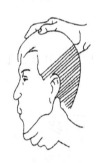
图 13-11　枕动脉指压法

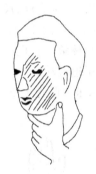
图 13-12　面动脉指压法

（3）颞部出血：压迫颞浅动脉。搏动点位置：同侧耳屏前方颧弓根部，将动脉压向颧骨（图13-13）。

（4）颈部出血：压迫颈总动脉。搏动点位置：同侧气管外侧与胸锁乳突肌前缘中点之间，用力压向第 5 颈椎横突处。压迫颈总动脉止血应慎重，绝对禁止同时压迫双侧颈总动脉，以免引起脑缺氧（图 13-14）。

（5）腋窝及肩部出血：压迫锁骨下动脉。搏动点位置：锁骨上窝中部，将动脉压向第 1 肋

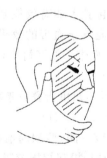
图 13-13　颞浅动脉指压法

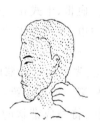
图 13-14　颈总动脉指压法

骨(图 13-15)。

(6) 前臂出血：压迫肱动脉。搏动点位置：肱二头肌内侧沟中部，用大拇指指腹将动脉压向肱骨干(图 13-16)。

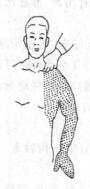

图 13-15　锁骨下动脉指压法

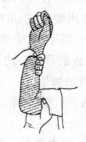

图 13-16　肱动脉指压法

(7) 手掌、手背出血：压迫桡、尺动脉。搏动点位置：手腕横纹稍上处的内外侧搏动点，将动脉分别压向尺骨和桡骨(图 13-17)。

(8) 手指出血：紧握拳头止血。

(9) 大腿出血：压迫股动脉。搏动点位置：大腿根部腹股沟中点稍下。动脉粗大，用双手拇指重叠用力将动脉压向耻骨上支(图 13-18)。

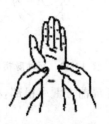

图 13-17　桡、尺动脉指压法

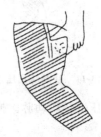

图 13-18　股动脉指压法

(10) 小腿出血：压迫腘动脉。搏动点位置：腘窝处(图 13-19)。

(11) 足部出血：压迫胫后、足背动脉。搏动点位置：胫前动脉位于足背中部近脚腕处，胫后动脉位于足跟与内踝之间(图 13-20)。

3. 止血带止血法　适用于四肢大动脉出血或加压包扎不能有效控制的大出血。专用的制式止血带有橡皮止血带、卡式止血带、充气止血带等，充气止血带的效果较好。在紧急情况下，也可用绷带、三角巾、布条等代替。使用时，要先在止血带下放好衬垫物。常用的几种止血带止血法如下。

(1) 勒紧止血法：先在伤口上部用绷带或带状布料或三角巾折叠成带状，勒紧伤肢并扎两道，第一道作为衬垫，第二道压在第一道上适当勒紧止血(图 13-21)。

(2) 绞紧止血法：将叠成带状的三角巾平整地绕伤肢一圈，两端向前拉紧打活结，并在一头留出一小套，以小木棒、笔杆、筷子等做绞棒，插在带圈内，提起绞棒绞紧，再将绞棒一头插入活结小套内，并拉紧小套固定(图 13-22)。

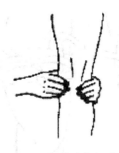

图 13-19　腘动脉指压法

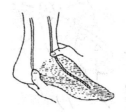

图 13-20　足背、胫后动脉指压法

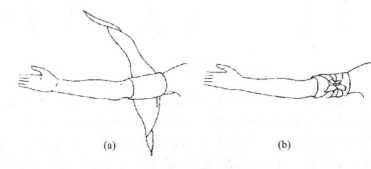

(a)　　　　　　　　　　　(b)

图 13-21　勒紧止血法

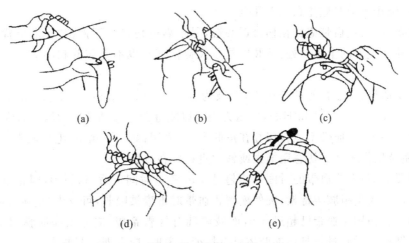

(a)　　　　　　　(b)　　　　　　　(c)

(d)　　　　　　　(e)

图 13-22　绞紧止血法

（3）橡皮止血带止血法：在肢体伤口的近心端，用棉垫、纱布或衣服、毛巾等物作为衬垫后再上止血带。以左手的拇指、食指、中指持止血带的头端，将长的尾端绕肢体一圈后压住头端，再绕肢体一圈。然后用左手食指、中指夹住尾端将其从止血带下拉过，由另一缘牵出，使之成为一个活结。如需放松止血带，只需将尾端拉出即可（图 13-23）。

（4）卡式止血带止血法：将涤纶松紧带绕肢体一圈，然后把插入式自动锁卡插进活动锁紧开关内，一只手按住活动锁紧开关，另一只手紧拉涤纶松紧带，直到不出血为止。放松时用手向后扳放松板，解开时按压开关即可。

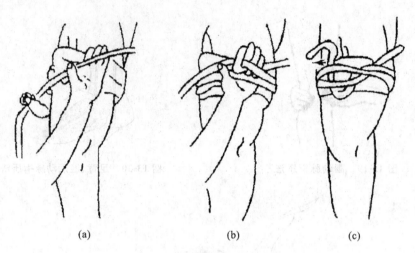

(a)　　　　　　　　(b)　　　　　　　　(c)

图 13-23　橡皮止血带止血法

(5) 充气止血带止血法:充气止血带是根据血压计原理设计的,有压力表显示压力的大小,压力均匀,效果较好。将袖带绑在伤口的近心端,充气后起到止血的作用。

(6) 注意事项:止血带是止血的应急措施,但也是危险措施。过紧会压迫、损害神经或软组织;过松起不到止血作用,反而增加出血;过久(超过 5 h)会引起肌肉坏死、厌氧菌感染,甚至危及生命。只有在必要时,如对加压包扎后不能控制的大、中动脉伤出血,才可暂时使用止血带止血,使用止血带时应注意以下几点。

①部位要准确:止血带应扎在伤口近心端,尽量靠近伤口。不强调"标准位置"(以往认为上肢出血应扎在上臂的上 1/3 处,下肢应扎在大腿根部),也不受前臂和小腿的"成对骨骼"的限制。

②压力要适当:止血带的标准压力,上肢为 33.3～40.0 kPa(250～300 mmHg),下肢为 40.0～66.7 kPa(300～500 mmHg),无压力表时以刚好使远端动脉搏动消失为度。

③衬垫要垫平:止血带不能直接扎在皮肤上,应先用棉垫、三角巾、毛巾或衣服等平整地垫好,避免止血带勒伤皮肤。切忌用绳索或铁丝直接扎在皮肤上。

④时间要缩短:上止血带的时间不能超过 5 h(冬天时间可适当延长),因止血带远端组织缺血、缺氧,产生大量组胺类毒素,突然松解止血带时毒素被吸收,可发生"止血带休克"或急性肾功能衰竭。若使用止血带已超过 5 h,而肢体确有挽救希望,应先做深筋膜切开术引流,观察肌肉血液循环。时间过长且远端肢体已有坏死征象时,应立即行截肢术。

⑤标记要明显:上止血带的患者要在手腕或胸前衣服上做明显标记,注明上止血带的时间,以便后续救护人员继续处理。

⑥定时要放松:应每隔 1 h 放松一次,放松时可用手压迫出血点上部血管临时止血,每次松开 2～3 min,再在稍高的平面扎上止血带,不可在同一平面反复缚扎。

4. 填塞止血法　将无菌敷料填入伤口内压紧,外加敷料加压包扎。此方法应用范围较局限,仅在腋窝、肩部、大腿根部出血且用指压止血法或加压包扎止血法难以止血时使用,且在清创取出填塞物时有再次大出血的可能,应尽快行手术彻底止血。

5. 屈曲肢体加垫止血法　多用于肘或膝关节以下的出血,在无骨关节损伤时可使用。在肘窝或腘窝部放置一绷带卷,然后强屈关节,并用绷带、三角巾扎紧(图 13-24)。此法伤员痛苦较大,有可能压迫到神经、血管,且不便于搬动伤员,不宜首选,对疑有骨折或关节损伤的伤员严禁使用。

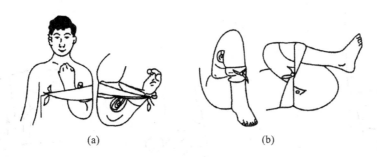

(a)　　　　　　　　　　(b)

图 13-24　屈曲肢体加垫止血法

6. 钳夹止血法　在直视下用止血钳夹出血点,同时妥善固定止血钳。

7. 结扎止血法　直视或显微镜下结扎出血的血管。

(四)注意事项

(1)首先要准确判断出血部位及出血量,决定采取哪种止血方法。

(2)指压止血法只适用于急救,压迫时间不宜过长。颈总动脉分出的颈内动脉为脑的重要供血动脉,所以对颈总动脉的压迫止血应特别注意,切勿同时压迫双侧颈总动脉。

(3)加压包扎时抬高患肢,防止静脉回流受阻而加重出血。

(4)用止血带止血时,患者需佩戴止血带卡,注明开始时间、部位、放松时间,便于照护者或转运时了解情况。止血时间以 1 h 为宜,不超过 5 h,每 1 h 放松止血带 2~3 min。止血带不能直接扎在皮肤上。观察远端明显缺血或有严重挤压伤时禁用此法。

(5)停用止血带时应缓慢松开,防止肢体突然增加血流,伤及毛细血管及影响全身血液的重新分布,甚至使血压下降。取下止血带后应轻轻抚摩伤肢。

二、包扎

包扎的目的是保护伤口免受再次污染,固定敷料、药品和骨折位置,压迫止血及减轻疼痛。原则上,包扎之前要覆盖创面,包扎松紧要适度,使肢体处于功能位,打结时注意避开伤口。常用的包扎物品有三角巾、绷带、丁字带和多头带等。

(一)常用的几种包扎方法

1. 绷带包扎法　绷带是传统实用的制式敷料,绷带包扎是包扎技术的基础。它可随肢体的部位不同变换包扎方法,用于制动、固定敷料和夹板,加压止血,促进组织液的吸收或防止组织液流失,支撑下肢以促进静脉回流。但绷带用于下肢及腹部伤包扎时,反复缠绕会增加伤员的痛苦且费时费力,其效果也不如三角巾。若包扎较松,敷料易于滑脱;胸腹部包扎过紧,会影响伤员的呼吸。

(1)环形包扎法:最常用的方法。用于肢体粗细相等的部位,如颈、胸、腹、四肢。

(2)蛇形包扎法:用于包扎直径基本相同的部位,如上臂、躯干、大腿等(图 13-25)。

（3）螺旋反折包扎法：用于粗细不等的四肢包扎，如前臂、小腿（图 13-26）。

（4）"8"字包扎法：用于屈曲的关节如肩关节、髋关节、膝关节等。缠绕部位在腋窝处需垫衬垫以减轻压迫（图 13-27）。

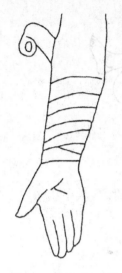 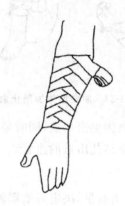 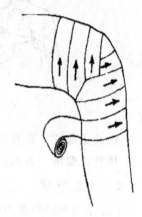

图 13-25　蛇形包扎法　　　　图 13-26　螺旋反折包扎法　　　　图 13-27　"8"字包扎法

2. 三角巾包扎法　三角巾底边长 130 cm，侧边长 85 cm，高 65 cm，顶角有一约 45 cm 的系带。使用三角巾时可根据需要折叠成不同形状。

（1）头顶部包扎法：把三角巾底边向上反折约 3 cm，其正中部位放于伤员的前额，与眉平齐，顶角拉向头后，三角巾的两底角经两耳上方，拉向枕后交叉，交叉时将顶角扫在一端、压在下面，然后绕到前额，打结固定（图 13-28）。

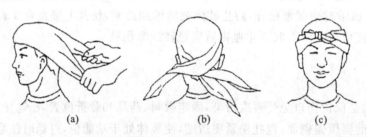

(a)　　　　　　　　　(b)　　　　　　　　　(c)

图 13-28　头顶部包扎法

（2）风帽式包扎法：将三角巾顶角和底边中央各打一结，做成风帽状，将顶角结放于额前，底边结放于后脑勺下方，包住头部，两角往面部拉紧，向外反折包绕下颌，然后拉到枕后，打结即成（图 13-29）。

（3）面具式包扎法：三角巾顶角打结套在颌下，罩住面部及头部，将底边两端拉紧至枕后交叉，再绕到前额打结，在眼、鼻和口部各剪一小口（图 13-30）。

（4）下颌部包扎法：将三角巾底边折至顶角呈三四横指宽，留出顶角和系带。将顶角及系带放于后颈正中，两端往前，右端包裹下颌，至伤员右耳前与左端交叉，两端分别经耳前与下颌部，在头顶连同系带拉上一同打结（图 13-31）。

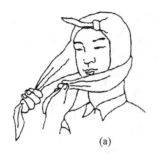 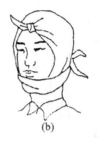 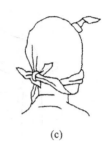

(a)　　　　　　　　　(b)　　　　　　　　　(c)

图 13-29　风帽式包扎法

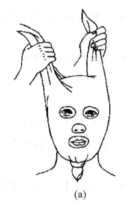 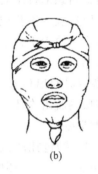

(a)　　　　　　　　　　　(b)

图 13-30　面具式包扎法

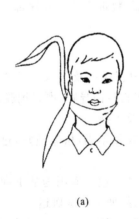 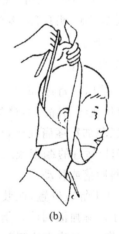

(a)　　　　　　　　　　　(b)

图 13-31　下颌部包扎法

（5）前胸和背部包扎法（燕尾巾包扎单肩法）：把燕尾巾夹角朝上，放在伤侧肩上。向后的一角略大并压住向前的角，燕尾底边包绕上臂上部打结，然后两燕尾角分别经胸、背拉到交叉时将顶角扫在一端，压对侧腋下打结（图 13-32）。

（6）三角巾臀部包扎法：三角巾顶角朝下，底边横放于脐部并外翻 10 cm，拉紧底角至腰背部打结，顶角经会阴拉至臀上方，同底角余头打结。

（7）三角巾上肢包扎法：将三角巾一底角打结后套在伤侧手上，结之余头留长些备用。另

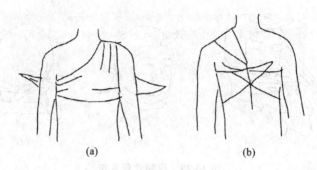

(a)　　　　　　　　　　(b)

图 13-32　燕尾巾包扎单肩法

一底角沿手臂后侧经背部拉到对侧肩上,顶角包裹伤肢并用系带绕伤肢两圈固定,前臂屈至胸前,拉紧两底角于对侧肩颈部打结固定。

（8）三角巾手足包扎法:手指或脚趾对着三角巾的顶角,将手或脚平放于三角巾中央,底边位于腕部,将顶角提起放于手背上,然后拉两底角在手背或足背部交叉压住顶角,再绕回腕部,于掌侧或背侧打结。

（9）三角巾腹腔内脏脱出包扎法:立即用保鲜膜或大块敷料覆盖伤口,用三角巾做环形圈,圈的大小以能将腹内脱出物环套为宜,用环形圈环套脱出物,然后用饭碗或茶缸将环形圈一并扣住,三角巾腹部包扎。

（10）三角巾伤口异物包扎法:敷料上剪洞套过异物,置于伤口上,用敷料卷放在异物两侧,将异物固定,用绷带或三角巾环形包扎。

（11）多头带包扎法:包括四头带、腹带、胸带、丁字带等,多用于不易包扎和面积过大的部位。四头带可用来包扎下颌、头顶部、鼻部和足跟部,腹带主要包扎腹部,胸带包扎胸部,丁字带常用于包扎肛门和会阴。

（二）包扎的注意事项

（1）先清洁伤口,盖以消毒纱布,再包扎。避免直接触及伤口。严禁用手和脏物触摸伤口,严禁用水冲洗伤口（化学伤除外）,严禁轻易取出伤口内异物,严禁把脱出体腔的内脏送回。操作时应小心谨慎,以免加重疼痛或导致伤口出血及污染。

（2）根据部位,选择适宜的绷带或三角巾。包扎要牢靠,松紧适宜,过紧会影响局部血液循环,过松容易使敷料脱落或移动。

（3）包扎时伤员处于舒适位置,四肢处于功能位。包扎原则为从下向上、由左向右、从远心端向近心端,以利于静脉血液回流。指端尽量外露,便于观察血运。

（4）打结应避开伤口,在肢体外侧面打结。禁忌在伤口处、骨隆突处打结。

（5）皮肤皱褶处、骨隆突处应用棉垫或纱布保护,防止局部皮肤受压发生压疮。

（6）解除绷带时,先解开固定结或取下胶布,然后以两手互相传递松解。紧急时或绷带已被伤口分泌物浸透干涸时,可用剪刀剪开。

三、固定

固定的目的是为了减少伤部活动,减轻疼痛,防止再损伤,便于搬运伤员。所有四肢骨折均应进行固定,脊柱损伤、骨盆骨折及四肢广泛软组织创伤在急救中也应相对固定。固定器材最理想的是夹板,类型有木质、金属、充气性塑料夹板或树脂做的可塑性夹板。但在紧急时应注意因地制宜、就地取材,选用竹板、树枝、木棒、镐把、枪托等代替,还可直接用伤员的健肢或躯干进行临时固定。固定还需另备纱布、绷带、三角巾或毛巾、衣服等。

（一）常见骨折的临时固定方法

1. 面部骨折　立即清理呼吸道,保持气道通畅,侧卧（未受伤一侧向下）。用无菌棉垫覆盖伤员的伤口,吸出口鼻流出的血或唾液,禁止填塞,避免逆行感染。检查头及颈部,配合医生处理伤口。

2. 下颚的骨折及脱位　让清醒伤员坐起,头向下垂,切勿固定下颚,用一块软垫承托下颚,切勿将脱位的下颚复位,要由专科医生进行复位术。

3. 锁骨骨折固定　用敷料或毛巾垫于两腋前上方,将三角巾叠成带状,两端分别绕两肩呈"8"字形,拉紧三角巾的两头在背后打结,并尽量使两肩后张（图 13-33）。也可先在背后放"T"字形夹板,然后在两肩及腰部各用绷带包扎固定。一侧锁骨骨折,可用三角巾把患侧手臂悬兜在胸前,限制上肢活动即可。

4. 上臂骨折固定　使用长、短两块夹板,长夹板置于上臂的后外侧,短夹板置于前内侧,然后用绷带或带状物在骨折部位上、下两端固定,再将肘关节屈曲90°使前臂呈中立位,用三角巾将上肢悬吊固定于胸前（图 13-34）。若无夹板,可用两块三角巾,其一将上臂呈90°悬吊于胸前,于颈后打结;其二叠成带状,环绕伤肢上臂包扎固定于胸侧（用绷带根据同样原则包扎也可取得相同效果）。

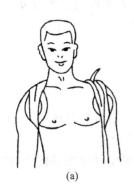
(a)
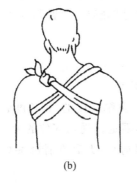
(b)

图 13-33　锁骨骨折固定

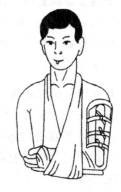

图 13-34　上臂骨折夹板固定

5. 肋骨骨折　让伤员取半坐卧位,侧向受伤一方,将软垫置于伤处与手臂之间,用三角巾固定手臂或用肋骨带固定。

6. 胸部陷伤　让伤员取半坐卧位,侧向受伤一方,用肩悬带固定伤侧手臂,再加横阔带以制止胸壁正常活动。

7. 脊柱骨折　应立即使伤员俯卧于硬板上,不可移动,必要时可用绷带固定伤员,胸部与腹部需垫上软枕,减轻局部组织受压程度（图 13-35）。

8. 骨盆骨折　让伤员仰卧,双腿伸直,用软垫置于双腿间,用横阔带固定双膝,用窄带固定双足。

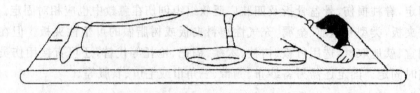

图 13-35　脊柱骨折固定

9. 大腿骨折　把长夹板或其他代用品（长度等于腋下到足跟）放在伤肢外侧，另用一短夹板（长度自足跟到大腿根部），关节与空隙部位加棉垫，用绷带、带状三角巾或腰带等分段固定。足部用"8"字形绷带固定，使脚与小腿呈直角（图 13-36）。

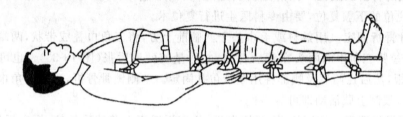

图 13-36　大腿骨折固定

10. 膝部骨折及脱位　让伤员躺下，在伤膝下置软垫作支持，膝关节的屈曲应以伤员感到舒适为准，用软垫包裹膝部，再用绷带包扎，检查足部感觉、脚趾活动能力及血液循环情况。

11. 小腿及足踝骨折　让伤员躺下，请旁人协助稳定伤肢，如有需要可割开裤管露出伤口，双腿中间加软垫，用绷带固定伤肢，检查足部感觉、脚趾活动能力及血液循环情况。

12. 足部骨折　抬高伤肢，局部冷敷。

（二）注意事项

（1）开放性骨折先止血、包扎伤口，再固定。

（2）应用夹板固定时，夹板要选择长短、宽窄适度的，其长度必须超过骨折肢体的上、下两个关节。夹板应放在受伤部位下方或两侧，固定在受伤部位的上、下两个关节。

（3）夹板不可与皮肤直接接触，应加以衬垫，尤其在骨隆突处和悬空处应加厚棉垫，防止受压或固定不牢。

（4）处理开放性骨折时，禁止将外露的骨折断端送回伤口，防止造成严重感染。

（5）固定松紧要适度，以免固定不牢或固定过紧影响局部血运。肢体骨折固定时，指（趾）端外露，随时观察末梢血运，以能摸到远端动脉搏动为宜。

（6）固定后挂上标记。

（7）固定后应避免不必要的搬动，不可强制伤员进行各种活动。

四、搬运

搬运伤员的基本原则是及时、安全、迅速地将伤员搬至安全地带，防止再次损伤。火线或现场搬运多为徒手搬运，也可用专用的搬运工具或临时制作的简单搬运工具，但不要因为寻找搬运工具而贻误搬运时机。

（一）常用的搬运方法

1. 担架搬运法 这是最常用的搬运方法,适用于病情较重、搬运路途较长的伤员。

（1）担架的种类:①帆布担架:构造简单,由帆布一幅、木棒两根、横铁或横木两根、负带两根、扣带两根组成,多为现成已制好的备用担架。②绳索担架:临时制成,用木棒或竹竿两根、横木两根捆成长方形的担架状,然后用坚实的绳索环绕而成。③被服担架:取衣服两件或长衫大衣,将衣袖翻向内侧成两管,插入木棒两根,再将纽扣仔细扣牢即成。④板式担架:由木板、塑料板或铝合金板制成,四周有可供搬运的拉手空隙。此种担架硬度较大,适用于 CPR 患者及骨折伤员。⑤铲式担架:由铝合金制成的组合担架,沿担架纵轴分为左、右两部分,两部分均为铲形。使用时可将担架从伤员身体下插入,使伤员在不移动身体的情况下被置于担架上。主要用于脊柱、骨盆骨折的伤员。⑥四轮担架:由轻质铝合金制成的带四个轮子的担架,可从现场平稳地推到救护车、救生艇或飞机等舱内进行转送,大大减少了伤员的痛苦和搬运不当的意外损伤。

（2）担架搬运的动作要领:搬运时由 3～4 人组成一组,将伤员移上担架。使伤员头部向后、足部向前,后面的担架员随时观察伤员的情况。担架员脚步行动要一致,平稳前进。向高处抬时,前面的担架员要放低,后面的担架员要抬高,使伤员保持水平状态;向低处抬时,则相反。

2. 徒手搬运法 适用于紧急抢救、短距离运送,不适用于怀疑脊柱受伤者。

（1）徒手单人搬运法:①扶行法:适用于清醒而能够行走的伤员。救护者站在伤员一侧,使伤员近侧手臂搂着自己的头颈,然后救护者用外侧手牵着他的手腕,另一手伸过伤员背部扶持他的腰,使其身体靠着救护者,扶着行走。②背负法:适用于清醒及可站立、行动不便、体重较轻的伤员。救护者站在伤员前面,呈同一方向,微弯背部将伤员背起。③手抱法:适用于体重较轻的伤员。救护者将伤员抱起行进,一手托其背部,一手托其大腿。伤员若有知觉,可让其一手抱住救护者的颈部。

（2）徒手双人搬运法:①双人扶腋法:适用于清醒、上肢没受伤的伤员。②前后扶持法:适用于没有骨折者,无论清醒程度如何均可用此种搬运法。③双手座:适用于清醒、软弱无力的伤员。④四手座:适用清醒、上肢没有受伤的伤员。

（3）其他器材搬运法:①轮椅:适用于神志清醒、无下肢骨折的伤员。②脊椎板:适用于创伤伤员、脊椎受伤者紧急运送。③救护车抬床:适用于所有伤员。④解救套:适用于怀疑脊椎受伤者(尤其是坐于车中的伤员)。

（二）特殊伤员的搬运方法

1. 腹部内脏脱出的伤员 将伤员双腿屈曲,腹肌放松,防止内脏继续脱出。已脱出的内脏严禁回纳腹腔,以免严重污染。应先用大小合适的碗扣住内脏或取伤员的腰带做成略大于脱出物的环,围住脱出的内脏,然后用三角巾包扎、固定。包扎后伤员取仰卧位,屈曲下肢,并注意腹部保温,防止肠管过度胀气(图 13-37)。

2. 昏迷伤员 使伤员侧卧或俯卧于担架上,头偏向一侧,以利于呼吸道分泌物的引流(图 13-38)。

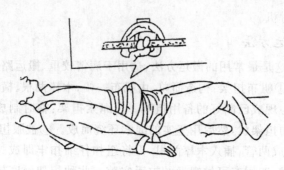

图 13-37 腹部内脏脱出的伤员搬运法

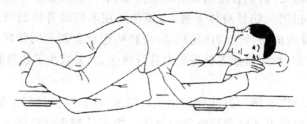

图 13-38 昏迷伤员搬运法

3. 骨盆损伤的伤员 先将骨盆用三角巾或大块包扎材料做环形包扎,再让伤员仰卧于门板或硬质担架上,膝微屈,膝下加垫(图 13-39)。

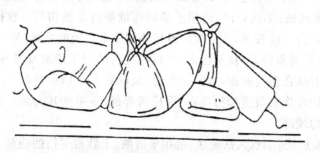

图 13-39 骨盆损伤的伤员搬运法

4. 脊柱、脊髓损伤的伤员 搬运此类伤员时,应严防颈部与躯干前屈或扭转,应使脊柱保持伸直。对于颈椎伤的伤员,要有 3～4 人一起搬运,1 人专管头部的牵引固定,保持头部与躯干成一直线,其余 3 人蹲在伤员的同一侧,2 人托躯干,1 人托下肢,一齐起立,将伤员放在硬质担架上,伤员的头部两侧用沙袋固定住(图 13-40)。对于胸、腰椎伤的伤员,3 人同在伤员的右侧,1 人托住背部,1 人托住腰臀部,1 人抱住伤员的两下肢,同时起立将伤员放到硬质担架上,并在腰部垫软枕,以保持脊椎的生理弯曲。

5. 身体带有刺入物的伤员 应先包扎好伤口,妥善固定好刺入物,才可搬运。搬运途中避免震动、挤压、碰撞,以防止刺入物脱出或继续深入。刺入物外露部分较长时,应有专人负责保护刺入物。

6. 颅脑损伤的伤员 使伤员取半卧位或侧卧位,保持呼吸道的通畅,保护好暴露的脑组织,并用衣物将伤员的头部垫好,防止震动。

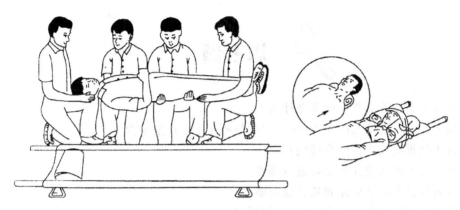

图 13-40 脊柱、脊髓损伤的伤员搬运法

7. 开放性气胸的伤员 搬运封闭后的气胸伤员时,应使伤员取半坐位,以坐椅式双人搬运法或单人抱扶搬运法为宜。

（三）搬运时的注意事项

（1）先行评估：评估伤员的伤势、体重、路程、体力。

（2）切勿假设伤员能坐起或站立,如没把握切勿尝试。

（3）保持平衡,腰部挺直,切忌忍着呼吸。

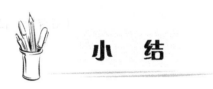

小 结

　　徒手心肺复苏术是以徒手操作来恢复猝死患者的自主循环、自主呼吸和意识,抢救突然意外死亡的患者,包括胸外心脏按压法、人工呼吸法,两者结合有节奏地交替重复进行。

　　人工气道是指将导管经鼻腔或口腔插入鼻咽或口咽部,或气管切开所建立的气体通道,是解除呼吸道梗阻、保证呼吸道通畅和进行辅助通气的有效途径,也是危重症患者抢救的重要手段。

　　便携式呼吸机主要适用于各种急、危、伤、重症患者在家中、医院、急救机构及转运途中使用。

　　心脏电复律术是除药物和人工心脏起搏以外挽救危重病例的一种有效措施。非同步电复律常称为电除颤。

　　多功能监护仪是监护系统中最主要的部分,常用于危急重症患者,可监测心律失常的发生及药物的治疗效果。

　　外伤急救技术包括止血、包扎、固定及搬运。正确、及时、有效地对外伤患者施救处理,可以挽救患者生命,减少疼痛和致残率。

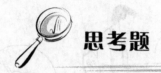

思考题

1. 徒手心肺复苏的有效标准是什么？
2. 成人、儿童、婴幼儿的单人、双人按压与通气比分别是多少？
3. 人工气道的建立方式有哪些？
4. 咽插管术的适应证和禁忌证有哪些？
5. 气管插管术的适应证和禁忌证有哪些？
6. 便携式呼吸机常用模式及适应证有哪些？
7. 如何进行便携式呼吸机的参数调节？
8. 使用心电监护仪注意事项有哪些？
9. 常用的深静脉穿刺部位及解剖特点是什么？
10. 如何预防导管相关性感染？
11. 常用的止血方法及注意事项有哪些？
12. 常用的包扎方法及注意事项有哪些？
13. 骨折患者如何转运？

（刘吉敏　高小敏　张春玲　王晓君）

第十四章　危重症患者转运途中的监护技术

　　危重症患者的转运包括搬动和运输。危重症患者的转运看似简单,实际存在着一定的风险。随着科技的迅猛发展以及各类新型便携式医疗器械的不断生产与使用,医疗转运越来越常见、范围越来越广,对危重症患者的转运也已实现。转运分为短途转运和长途转运:短途转运主要是指患者在医院内各科室之间的转运,如由急诊科到手术室,急诊科到 ICU,手术室到 ICU,ICU 到 CT 室等;长途转运是患者在各医院之间的转运,如患者由下级医院转运至上级医院。由医务人员参与完成的医疗转运,能使患者快速、安全地到达转运目的地。目前有些医院成立了流动 ICU,使危重症患者的转运更具科学性、合理性、安全性,不仅使患者得到了更进一步的救治,提高了患者抢救成功率,而且减少了医疗差错和事故。

第一节　转运前的准备

一、医护人员准备

　　(1) 具备全面的危重症监护理论和较广泛的多专科知识和实践经验,熟练掌握各种监护仪器的使用、管理,监护参数和图像的分析及其临床意义。

　　(2) 熟练掌握危重症患者的搬运技术,合理运用正确的搬运姿势。安全、轻巧的转运技术不仅可尽快将患者转运,还可以减轻患者因转运造成的痛苦,避免并发症的发生。

　　(3) 掌握省力的原则和方法,减轻疲劳,防止发生自身损伤。

　　(4) 具备良好的身体素质。危重症患者的转运工作节奏快、体力消耗大,所以护士必须具有强健的体格以适应紧张的工作需要。

　　(5) 了解患者体重,评估身体各部分的重量,大致确定各部分的重心位置,合理分配支托力量和选择着力点。搬运时力量应主要分配在躯干、大腿和臀部,着力点应在各部分重心位置。身体各部分的重量:头、颈和躯干约占体重的58%,两上肢各占5%,两下肢各占16%。

　　(6) 了解患者病情和病损部位,有针对性地采取保护措施,主要是防止患者病损部位受压和扭曲,加重原有病理损害和疼痛。如有肢体骨折时,患肢局部应妥善支托固定,使患部既不受压,也不悬空。

　　(7) 保持患者转运过程中平衡稳定,防止跌倒摔伤。保证患者安全、舒适。

二、患者及家属准备

　　(1) 向清醒患者及患者家属说明转运的目的、方法和配合事项,鼓励患者及患者家属积极参与转运。

（2）必要时建立有效的静脉通道，维持有效循环血量和保证治疗药物及时输注。

（3）身上安置有各种导管的患者，应先将各种导管和输液管妥善固定后再转运。

（4）外伤大出血患者应先止血再转运，否则可导致失血性休克，甚至死亡。

（5）心跳、呼吸骤停的患者应就地进行徒手心肺复苏后再转运，以免失去宝贵的抢救时间。

（6）脊柱骨折患者应先进行初步固定后再转运，否则可引起瘫痪等严重的并发症。

（7）必须在保持患者呼吸道通畅和生命体征稳定的情况下方可转运。

（8）为患者准备保暖用品。

三、转运工具准备

（1）根据患者病情选择合适的转运工具，如轮椅、平车、担架和救护车等。

（2）认真检查转运工具的安全技术性能，保证安全使用。

（3）配备必要的转运用品。使用轮椅时，应根据季节备毛毯、别针、软垫等。使用平车和担架时，上面应置以被单和橡胶单包好的垫子和枕头，带套的毛毯或棉被。如为骨折患者，应有木板垫于其上，并将骨折部位妥善固定。如为颈椎、腰椎骨折或病情较重的患者，应备有帆布中单或布中单等。

（4）短途转运时，根据患者病情需要准备各种急救物品和器械，如氧气袋、简易呼吸器、口咽通气道、舌钳、呼吸机等；长途转运时，护士应检查急救车上的急救药品、器械和设备，针对患者病情做好充分准备，确保转运途中能正常使用。

四、仪器设备准备

（1）根据患者病情选择合适的仪器设备，如心电监护仪、除颤仪、血糖仪、简易呼吸器、呼吸机以及吸痰器等。

（2）认真检查转运仪器设备的安全性能，各种仪器设备处于备用状态，保证安全使用。

（3）配备相应仪器设备的用品，如电源线、蓄电池、吸痰管等。

五、药品准备

（1）根据患者病情有针对性地准备药品，如抗心律失常药、降压药、升压药、强心药、利尿药等，以及静脉输液溶液，如生理盐水、林格氏液、706代血浆、甘露醇等。

（2）必要时携带急救箱，以确保患者的安全。

六、转运方式的选择

（一）常用转运方式

1. 目的

（1）协助不能行走的患者入院、出院，接受检查、治疗或户外活动。

（2）协助患者下床活动，促进血液循环和体力恢复。

2. 评估

（1）患者心理状态及合作程度。

（2）患者的体重、病情、意识状态与躯体活动能力，患者病损部位的大小与严重程度。

（3）转运工具各部件的性能是否良好。

3. 操作步骤

（1）核对患者信息。

（2）向患者或家属解释转运的目的、注意事项及配合方法。

（3）根据病情将转运工具如轮椅、平车、担架或转运车推至床旁，采用挪动法、一人搬运法、两人搬运法、三人搬运法、四人搬运法、滚动搬运法、平托法、担架搬运法或过床易转运法将患者转移至转运工具。

（4）整理好床单位，铺成暂空床。

（5）观察患者，确定其无不适处再推患者至目的地。

（6）把患者转移到床上（方法与上车时相同）。

（7）协助患者取舒适体位，并观察患者病情变化。

（8）整理好床单位，把转运工具送回原处放置，需要时做记录。

4. 注意事项

（1）应仔细检查转运工具各部件的性能，以保证安全使用。

（2）根据所选转运工具，以合适角度摆在患者床旁。

（3）搬运过程中，医护人员应注意观察患者的病情变化，并做好记录，及时处理发生的问题。

（4）保证各种管道的通畅，如气管插管、输液管、胃管、氧气管、导尿管和各种引流管等。

（5）颅脑损伤及颌面部外伤患者应卧于健侧，昏迷的患者应将头转向一侧，这是为了保持呼吸道通畅，防止舌后坠堵塞呼吸道，或分泌物、呕吐物吸入气管而引起窒息。

（6）对怀疑或已有颈椎损伤的患者，搬运时要保持头部处于中立位，并沿身体纵轴向上略加牵引颈部或由患者自己用双手托住头部，缓慢移至平车中央。患者取仰卧位，并在枕部垫小枕或衣服，以保持头、颈中立位，头颈两侧用衣物或沙袋加以固定，如果搬运不当会引起高位脊髓损伤，导致高位截瘫，甚至在短时间内死亡。脊柱、脊髓损伤的患者，放到硬质担架上，并在腰部垫一软枕，以保持脊柱的生理弯曲。

（7）搬运骨折者时，平车上应垫木板，并固定好骨折部位。

（8）患者坐在轮椅上，头和背应尽量向后靠，并抓紧扶手，不可前倾、自行站起或下轮椅。身体不能保持平衡者，应系安全带，以免发生意外。平车转运患者时，在推行患者的路途中应保持平稳，下坡应减速，并嘱患者抓紧扶手；过门槛时要翘起前轮，随后提起后轮，患者头部置于大轮端，避免过大的震动；上下坡时，患者的头部应位于高处，可减轻患者在运送过程中的不适，确保患者的安全。但是各种原因所致的休克患者，可保持担架水平或头部稍低位，切忌头高脚低位。用担架抬起患者行走时，患者应头部在后、足部在前，这样不仅有利于危重症患者头部的血液供应，而且便于后面抬担架者随时观察患者病情变化。

（9）转运中，转运工具有安全栏的要拉起。对烦躁患者应适当约束四肢，以防坠出。

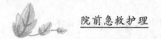

（10）转运工具每次用后应进行表面清洁，不定期进行消毒擦洗。

（二）机械通气患者的转运

1. 评估

（1）患者基本生命体征是否平稳。

（2）在呼吸支持的情况下，患者是否能保证充分的氧合。

（3）患者是否能维持稳定的血流动力学。

（4）是否需要持续的气道管理。

（5）转运组成员配备是否充足。

（6）患者是否有急性症状或其他转运禁忌的情况。

2. 资源、设备和人员

（1）转运前检查用于气道管理的紧急设备（如喉镜、气管插管导管等）。

（2）脉搏血氧饱和度监测仪。

（3）抢救药物：肾上腺素、阿托品、溶栓药物（用于肺栓塞的患者）等。

（4）便携式监护仪。

（5）听诊器、氧气袋、除颤仪、手动吸痰器、转运呼吸机、简易呼吸器、注射器。

（6）队伍至少有医生、呼吸治疗师、护士各一名。

3. 转运过程

（1）观察患者病情，对患者病情进行评估，注意是否有转运禁忌证。

（2）将转运原因告之清醒患者，组织转运人员，准备转运设备。

（3）转运时密切观察患者生命体征。

（4）随时处理可能的急性症状。

（5）将患者送到目的地后，应继续密切观察患者情况，及时处理可能发生的危险情况。

（6）倘若患者无需返回，则护送到目的地后护送完成；若需返回，则返回到病房后护送完成。

（7）将护送设备归还原位。

4. 监测要点

（1）心电图用于持续监测心率、心律。

（2）应持续监测血压，如果没有侵入性血压监测，也应采用脉压计间歇测定血压。

（3）间歇监测呼吸频率。

（4）如果使用转运用呼吸机，应监测气道压力。

（5）监测潮气量以确保合适的通气水平。

（6）对所有机械通气的患者在转运中应持续监测脉搏、血氧饱和度。

（7）间断听诊呼吸音。

5. 禁忌证

（1）对氧供要求比较高，而用手工通气方式、便携式呼吸机或标准的 ICU 呼吸机均不能保证提供充分氧供的患者。

（2）转运过程中，不能维持稳定的血流动力学的患者。

（3）转运过程中，不能充分监测心肺功能的患者。

（4）转运过程中，不能进行有效气道管理的患者。

（5）转运时，人员配备不齐。

6. 危险和并发症

（1）手工通气过程中出现过度通气，可导致呼吸性碱中毒、心律失常和低血压。

（2）PEEP/CPAP 的功能丧失可导致低氧血症和休克。

（3）体位的改变可能导致低血压、高碳酸血症和低氧血症。

（4）心动过速或其他心律失常。

（5）仪器的故障可导致监测数据误差或丧失其他检测功能。

（6）静脉输液通道的意外脱出可能导致血流动力学的不稳定。

（7）通气管道的脱开或意外拔管。

（8）血管通道的意外脱出。

（9）供氧的丧失引起低氧血症。

（10）与转运有关的呼吸机相关性肺炎。

（三）其他转运法

1. 救护车转运　特点是速度快、受气候条件影响小，但在不平的路面上行使颠簸较严重，给途中救护增加难度，而且部分患者易发生晕车，出现恶心、呕吐，甚至加重病情。

2. 轮船转运　特点是运送平稳，但速度慢，遇风浪颠簸严重，极易引起晕船。

3. 飞机转运　特点是速度快、效率高、平稳，不受道路、地形的影响。但随飞行高度的上升，空气中的含氧量会下降，对肺部病变、肺功能不全等患者不利。飞机上升与下降时气压的变化对开放性气胸、腹部手术后的患者及外伤致脑脊液漏的患者不利，湿度低、气压低对气管切开患者不利等。

4. 注意事项

（1）搬运过程中，动作要轻巧、敏捷，步调要一致，避免震动，以减少患者的痛苦。

（2）根据不同的病情采取不同的搬运方法，避免再次损伤和由于搬运不当造成的意外伤害。

（3）根据不同运输工具和患者病情取舒适体位，一般患者平卧；恶心、呕吐者应侧卧；胸部损伤、呼吸困难的患者取半卧位；下肢损伤或术后患者应将下肢抬高 $15°\sim20°$，以减轻肿胀及术后出血。

（4）脊柱损伤的患者，应保持脊柱轴线稳定，将患者身体固定在硬板担架上搬运。对已确定或疑有颈椎损伤的患者要尽量用颈托保护颈椎，运送时尽可能避免颠簸，不摇动患者的身体。

（5）救护车在拐弯、上下坡、停车调头时要防止颠簸，以免患者发生坠落。

（6）空运时注意患者保温和湿化呼吸道，因高空中温度、湿度较地面低。飞机上一般将患者横放，但休克患者头部朝向机尾，以免飞行中引起脑缺血。颅脑损伤导致颅内高压的患者应在骨片摘除减压后再空运。脑脊液漏患者因空中气压低会增加漏出液，要用多层纱布保护，严防逆行感染。腹部损伤有腹胀的患者应行胃肠减压术后再空运。气管插管的气囊内注气量要较地面少，因高空低压会使气囊膨胀造成气管黏膜缺血性坏死。

（7）途中要加强生命支持性措施，如输液、吸氧、吸痰、心肺复苏、气管切开等，注意保持各

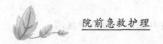

种管道通畅。

（8）采用先进的监测、治疗手段加强生命支持,随时观察患者生命体征、意识等的变化,做好紧急抢救的准备。

（9）详细记录患者转运途中病情的变化情况,并妥善保存此类医疗文件,到达目的地后做好患者的交接工作。

第二节　转运途中的监护与管理

一、危重患者转运原则

（1）转运前提前电话通知相关科室,携带好危重患者转运登记本,详细记录转运患者的姓名、病情、转运事由、转运人及接收科室值班人员签名。

（2）危重患者转运途中必须有医护陪同。

（3）转运途中要保持呼吸道通畅,有气管插管的患者转运前要彻底清理呼吸道,根据病情携带氧气及急救药品,必要时携带便携式呼吸机。

（4）转运途中上下坡时要保持患者的头在上方,且医护人员要站在患者的头侧,密切观察病情变化,患者若出现病情变化应立即就地抢救或转回抢救室抢救。

（5）与病房值班护士严格交接班,核对手腕带,交接患者的病情、用药、检查结果等,并请值班人员在危重患者转运登记本上签名。

二、转运途中的监护

（1）转运途中严密观察患者的神志、生命体征,必要时观察血氧饱和度。

（2）观察患者的病情变化,如出血的患者观察出血量、有无活动性出血;对于使用机械通气的患者观察患者的呼吸形式、呼吸机的监测参数,及时处理各种报警等。

（3）注意各仪器设备是否正常运转。

（4）转运过程中注意患者的安全,杜绝坠床等事故的发生。

三、危重患者转运中的管理

1. 保证转运中用药安全　转运中可能因移动造成药物输入不均匀,如血管活性药物,造成血压、心率变化,使医生、护士对病情判断有误。因此应严密观察输注速度及滴数。

2. 保证各种管道的固定通畅　转运过程中首先要确保输液瓶的牢固,防止坠落摔破或砸伤患者,固定好输液针管,保证静脉通道的通畅。除了静脉通道外,转运中可能还带有其他的管道,如气管切开和气管插管导管、胸腔闭式引流管、尿管、胃管、脑室引流管以及各手术引流管等,要保证各管道的固定通畅,避免管道反折、扭曲以及引流物反流引发感染,观察引流物的量、颜色及性质等,做好记录。

3. 确保患者安全　加强途中急救监护,维持生命体征平稳,强调转运的速度。当确定转运患者时,搬运要求动作准确,并做到轻、稳、快,避免震动。病情危重或颈腰椎骨折的患者要3～4人同时搬运,保持头部、躯干成直线。推车搬运时保持患者头部在大轮端,因大轮转速慢、稳可减轻震动,上下坡时头部始终在高处端,以免引起患者不适。转运车搬运患者时,尽量保持快而稳速行驶,减少颠簸,不仅有利于实施急救措施,更有利于患者舒适。体位安置根据病情和伤情而定,一般轻伤员取仰卧位;颅脑损伤者要侧卧位或头偏向一侧,以防舌后坠或分泌物阻塞呼吸道;胸部伤取半卧位或伤侧向下的低斜坡位,减轻呼吸困难;腹部伤取仰卧位,膝下垫高,使腹部松弛;休克患者取仰卧中凹位等。转运过程中医护人员严格守候患者,始终守护在患者上身靠近头端位置,便于观察患者的面色、瞳孔、呼吸的变化等,防止患者呕吐、打嗝或车辆颠簸等影响胸廓活动、产生干扰。多参数监护仪显示的呼吸次数和心率与患者的实际呼吸情况、心率可能不相符,医护人员绝不能仅仅依赖仪器的数据而盲目草率地做出错误的处置。对于昏迷、躁动的患者要用约束带防止坠伤,酌情盖好被服,以免着凉或过热。途中应做的治疗护理措施不漏掉,保持各种治疗措施有效,如途中发现病情恶化和意外伤时要立即进行处理,并及时与有关科室联系呼救,以便得到及时的抢救。

4. 及时做好记录　在转运途中,医生根据病情需要及时给予相应处置,必要时护士执行口头医嘱,除三查七对外,强调"三清一复核"(听清、问清、看清和与医生复核),保证途中忙而不乱和治疗的安全,用药后详细记录用药的时间、剂量。转运完毕立即补写抢救记录。

5. 危重患者安全转运制度

(1) 患者转运包括从原来楼层或部门通过推车、轮椅等转运到其他部门。

(2) 一般情况下,患者转运须有护士或医院内其他人员陪同。

(3) 转运患者前,须先通知相关科室或医院。检查科室在检查过程中对该患者安全负责。

(4) 护士长、责任护士有权决定转运工具(包括约束带的使用),按患者病情安排人员护送。(除医生特殊医嘱外)

(5) 危重患者(手术患者)转运前护士应协同医生稳定患者病情,清空各引流管,妥善固定各种管道,确保患者各项指征能在一定时间内维持平稳方可转运。

(6) 危重患者(手术患者)转运前,根据病情通知接收部门准备各种仪器和抢救药物,并通告电梯等候,一切就绪后方可转出,以免耽误病情。

(7) 危重(躁动)患者转运前医护人员应向患者及家属做好解释、交代工作。

(8) 负责转运危重患者的医护人员要具有一定的临床经验,转运途中(或检查时)护士严密观察患者的生命体征和病情变化,关注管道是否正常和随身的各种仪器的工作情况。

(9) 转运过程中,患者一旦出现意外情况,遵医嘱利用随身携带的仪器、物品和药品进行就地抢救,并在事后及时补记病情变化和抢救过程。

(10) 转运后应向接诊人员详细交接班。

第三节　转运交接

一、病情交接

(1) 交接患者的病史、生命体征及主要异常生化、影像等检查结果和目前所存在的护理问

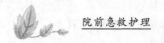
题及处理措施。

（2）交接患者的各管道置管时间、深度、引流物的色、量及注意事项等。

二、仪器设备及药品的交接

（1）交接转运过程中所用的药品、剂量、输液速度等。

（2）交接患者用药的效果及不良反应。

（3）交接各仪器设备应用的注意事项，特别是机械通气的患者交接呼吸机的参数设置。

第四节　转运意外的应急处理

发达国家的急救经验显示，医疗监护转运水平越高，患者的预后相应的也越好。安全的医疗转运是院前急救成败的重要环节之一。而不少患者在事发现场虽已得到最初的基础救治或处理，但在转运途中病情变化得不到及时的医疗救护，致使病情恶化而发生意外。因此有效的医疗转运是院前急救的延续，是院内急救成功的桥梁；反之则会致院前急救前功尽弃。

一、病情恶化

患者在事发现场经过初步救治之后，在转运途中病情突然发生变化，出现生命体征、病情乃至神志方面的改变，需要及时采取有效措施尽快遏制患者病情异常情况，尽量减少致残率和死亡率。

（一）原因

1. 缺乏院前急救知识　到现场后对患者未进行初步急救，抬上车就走，致使病情加重甚至死亡。

2. 没有掌握好转运时机　对一些危重患者，病情尚未稳定就进行转运，途中极易引起病情恶化。

3. 转运前准备工作不完善　如骨折伤员未经妥善固定，造成移位；转运中各种管道固定不牢，造成途中管道松脱或意外拔除等。

4. 途中缺乏必需的抢救设备　由于条件的限制，危重患者在转运的途中缺少抢救设备（吸引装置、心电监护除颤仪、呼吸机等），给途中的急救带来一定的难度。

5. 转运路径、路况及救护车辆、驾驶员技术等方面欠佳

（二）救护要点

（1）患者发生病情恶化，立即短暂停车进行抢救。

（2）立即摆放适当体位，如昏迷患者可采取卧位头偏向一侧，清除口腔分泌物，保持呼吸道通畅；呼吸系统疾病患者应取半坐卧位；休克患者取仰卧中凹位等。

（3）给予抢救措施，如吸氧、吸痰、输液、用药、心肺复苏、气管插管、除颤、监护、导尿、止血、固定、约束带的使用等，注意保持各种管道固定通畅。

（4）监测生命体征变化。医护分工明确，观察神志是否清楚、气道是否畅通、有无自主呼吸、血压是否正常、止血是否有效等,并根据病情给予对症处理。

（5）启动绿色通道,向医院告知患者病情,以利于医院做好接收准备,减少交接时间和环节,为患者救治赢得时机。

（6）与家属沟通,告知病情。

（7）做好抢救、观察、监护等有关医疗文件的记录,并做好患者的交接工作。

（三）预防

1. 不断提高急救人员素质　在心理上要求沉着、冷静,快而稳,忙而不乱;在业务上要求知识全面、技能精湛。

2. 严格掌握危重患者的转运时机　这一点对于长途转运的患者尤为重要,特别是对多脏器衰竭的患者,要权衡利弊,详细评估后方可决定是否适合转运。根据预见性思维原则对危重患者在转运途中可能出现的病情变化有应急预案。

3. 充分做好转运前的准备工作　①到达现场后应先给予急救处置,使患者生命体征维持在一个相对平稳的状态后方能转运。②认真评估病情并记录危重患者病情观察记录单。③建立有效的静脉通道。如疑有休克,建立2～3条静脉通道,保证大量输血、输液通畅,并留置导尿管以指导治疗。④抢救药品、物品准备充分。⑤各种管道妥善固定,防止途中扭曲、脱落。⑥积极与医院联系,做好病情汇报和接收患者的准备工作。

4. 备齐抢救设备药物　配备抢救设备,保证性能良好。出诊箱内药物器械分层放置,按序排放,取用方便,随时保持良好的备用状态;救护车内配备氧气、负压吸引器、心电监护仪等,保证现场急救顺利进行。

5. 其他　尽量选择路面平整度高的捷径路线,车况良好,驾驶员技术娴熟,车速要快,但要保持平稳,以减轻途中对患者的颠簸。尽量避免急拐弯、急刹车,达到匀速行驶,拐弯慢行。

附　转运时机的选择及把握

（1）通常危重患者经过初步治疗后病情稳定或相对稳定,如呼吸、心率、心律、血压等生命指标相对平稳,血压维持在正常低水平值（（80～90）/（50～60）mmHg）。

（2）直接威胁生命的危险因素得到有效控制或基本控制。

（3）无直接威胁生命因素存在。

二、仪器设备故障

在危重患者转运途中,使用中的急救仪器或设备突然发生故障或缺失致使抢救不能正常进行,从而影响患者病情监测及仪器、设备的供应和使用,若不及时处理,容易引发严重的后果。

（一）原因

（1）医护人员检查不到位,准备不充分。

（2）长途转运仪器、设备耗损增大,如仪器电量不足、氧气瓶氧气不足、一次性物品使用较多等。

（3）车载仪器连接故障,使急救车与急救仪器不能正常连接使用。

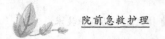

（4）行车中因颠簸碰撞使仪器运作故障或导线破损，致使屏幕无法显示。

（二）救护要点

（1）立即寻求最近的医院给予相应的仪器、设备支持，确保患者急救措施不受影响。

（2）临时替代法。如便携式呼吸机出现故障，立即采用人工呼吸气囊替代机械通气；吸痰器发生故障后，立即用注射器替代吸痰等。

（3）向医院急诊科汇报，请求支援。

（4）密切观察患者生命体征变化，如血压、脉搏、心率、呼吸等情况。

（5）做好各种医疗文件记录。

（三）预防

（1）转运前备好所需急救仪器、设备：①根据病种备齐所需急救仪器；②能够熟练操作使用所备仪器；③仪器性能完好；④型号与辅助材料相配，如血糖仪；⑤仪器后备电池充足；⑥筒氧充满；⑦检查各种药品和输液用品是否齐全、是否过期；⑧检查担架及夹板等的完好性。

（2）转运途中要随时检查急救仪器、设备的工作情况，若有异常，立即进行干预和修复。

（3）急救仪器、设备使用后要做好日常保养和维护。建立使用登记本，做好交接班工作。

三、交通意外

由于一些原因，救护车在转运患者途中突发交通意外，使车中患者和随行急救人员心理和生理上不同程度受损，迫使转运暂时中断。急救人员的安全是院前急救工作的保障，而在出诊过程中急救人员由于交通事故丧失急救能力，耽搁了救治患者，使患者病情加重，常引起纠纷。

（一）原因

车速过快、违章驾驶、闯红灯和抢过路口是造成交通事故的主要原因。

1. 驾驶员方面

（1）责任心不够：①违章驾驶；②车辆故障；③逆向行驶；④争道抢道；⑤酒后驾驶等。

（2）技术不熟练：①急启急停；②车速不平稳等。

（3）综合素质不高：①急救意识不高；②缺乏医疗常识和能力；③身体素质欠佳；④守法意识缺失；⑤排险意识薄弱；⑥献身意识薄弱等。

2. 路况方面　如崎岖山路、羊肠小道、道路泥泞湿滑、路障、交通堵塞拥挤等。

3. 其他方面　①天气因素，如暴风雨雪、闪电雷击等。②自然灾害，如泥石流、地震、山体滑坡等。

（二）救护要点

（1）立即将患者和急救人员转移到安全的地方，避免被各种锐利碎片刺伤或划伤、被车辆爆炸损伤、被其他车辆撞伤。

（2）检查患者是否出现了病情异常，安抚患者及家属的紧张情绪。除最大限度地保证原发疾病的急救效果外，检查救治因意外引起的伤害如摔伤、挤压伤、碰撞伤等。

（3）向"120"急救中心请求另派救护车完成急救任务。

（4）做好急救人员自身安全防护，保存急救力量。

（5）必要时请"110"、"119"、"122"工作人员或现场其他相关人员协助抢救患者，处理其他事宜。

（三）预防

1. 驾驶员的管理

（1）加强对驾驶员的业务培训和安全教育，提高思想素质和技术素质。要求驾驶员要有熟练的驾驶技能，要有崇高的职业道德。

（2）经常组织驾驶员学习《中华人民共和国道路交通安全法》等交通法规，进行遵章守纪和行车安全教育，建立安全行车奖惩制度，制订出车安全的保障措施，做好出车前、后的安全检查。

（3）定期对救护车驾驶员进行院前急救知识培训，培养驾驶员强烈的急救意识。在面对复杂危险的急救和转运现场时，能应对自如、临危不乱。

（4）定期实地察看区域内的地理信息。在执行急救任务时，尽量选择最捷径、最安全的路线将患者快速运送到医院，避免绕行和临时改变运行路线。

2. 救护车的管理

（1）加强对救护车运行情况的管理，了解救护车性能，能处理一般的临时故障。定期做好救护车预防性日常检查和维护。车况良好，油箱充足，做好长途转运准备。

（2）救护车内车载设备完好齐全，固定牢固。

（3）救护车需专车专用，严禁无关人员驾乘救护车。

3. 建立健全的督导检查制度

（1）制定并执行《救护车辆管理办法》。

（2）建立救护车辆使用、检修情况登记制度和交接班制度。

（3）定期组织车辆安全大检查，检查情况及时反馈、及时整改、及时修复。

 小 结

危重症患者的转运包括搬动和运输，分为短途转运和长途转运。短途转运主要是指患者在医院内各科室之间的转运，长途转运是患者在各医院之间的转运。医务人员参与医疗转运，使患者快速、安全地到达转运目的地，这样不仅使患者得到更进一步的救治，提高了抢救成功率，而且减少了医疗差错和事故。

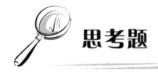 思考题

1. 转运前应对患者进行哪些评估？
2. 转运过程中需监测哪些内容？

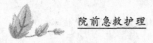

3. 危重症患者转运中如何管理？

4. 转运途中如何确保患者安全？

5. 转运途中遭遇交通意外应如何处理？

（王绍霞　杜成芬）

第十五章　院前急救职业暴露的预防

职业暴露是指实验室、医护、预防保健人员以及有关的监管工作人员,在从事各类传染病防治工作的过程中意外被感染者或患者的血液、体液污染了破损的皮肤或非胃肠道黏膜,或是被含有毒的血液、体液污染了的针头及其他锐器刺破皮肤,而具有被感染的可能性。

院前急救中,经常面对危及生命的急症、创伤、中毒、灾难事故等,包括现场紧急处理和转运途中监护。然而,院前急救环境有时很差,条件有限,每天接送不同病种的患者,其中有些是传染病患者,尤其有一些潜伏期传染病患者和细菌、病毒携带者是危险的传染源,可以不断向外扩散细菌、病毒,其血液、分泌物、排泄物污染救护车内环境,加上有时急救任务繁重,难以对救护车进行完全、彻底的消毒处理,造成院前急救医务人员常暴露在多种职业危险因素之中,是职业暴露的高危人群。加强院前急救医务人员的自我防护,把职业损伤的危害降到最低是保障医务人员健康的重要环节,也是阻断医源性感染的途径之一。

第一节　一般防护措施

医务人员的防护措施应当遵照标准预防原则,对所有患者的血液、体液及被血液、体液污染的物品均视为具有传染性的病源物质,医务人员接触这些物质时,必须采取预防措施。

1. 洗手　洗手是预防感染传播最经济、最有效的措施。院前医务人员在进行救护前后应当洗手,即使当时戴手套,在接触患者前后,接触排泄物(尿、粪便)、分泌物(伤口、皮肤感染处)和感染的物品后都要洗手。建议在流水下至少用 10 s 清洗手表面。

2. 戴手套　抢救完每位患者后要更换手套。操作完毕,应尽快脱去受血液或深层体液污染的手套。脱去手套后,即使手套表面上并无破损,也应马上清洗双手。

3. 口罩和防护镜　在医疗救治过程中,有可能发生血液、体液飞溅到医务人员的面部,医务人员应当戴口罩、防护镜。

4. 隔离衣　当预料有可能发生血液、体液大面积飞溅或者有可能污染医务人员的身体时,应当穿戴具有防渗透性能的隔离衣或者围裙。

5. 针头及其他尖锐物品

(1)不要将针帽套回针头,一定要套回时,请运用单手法。

(2)绝对不要徒手处理破碎的锐器。

(3)应尽快将用过的针头或锐器扔进耐刺的容器中,容器外表应有醒目标志。

(4)手持无针帽的注射器时,行动要特别小心,以避免刺伤别人或自己。所有操作后应由操作者自己处理残局。

（5）在院前急救工作过程中，如果不慎被利器意外刺伤后，在妥善安置患者的同时，应立即脱去手套，由近心端向远心端不断挤出血液，并用肥皂和流水清洗伤口，然后用 3% 碘伏消毒浸泡 3 min，待手干后再贴上无菌敷料。然后主动报告，这样有助于改善传染病控制措施，以减少意外的发生。

6. 医疗废物 医疗废物分为五类：感染性废物、病理性废物、损伤性废物、药物性废物和化学性废物。当急救现场产生这些废物时，应当将其分类装入黄色垃圾袋中，根据垃圾种类贴上标识，做好预防感染及损失的措施。

7. 污染被服 污染的被服应当加以袋装并贴上标识。理想的是在袋内装消毒液浸泡被服，可以免除洗衣人员对被服洗涤前的处理。洗涤时可以应用 71 ℃ 的热水并加上去污剂，25 min 则足以使被患者的血液和体液污染的被服清洗干净。

第二节　特殊防护措施

当院前医务人员快速到达急救现场时，如遇到特殊传染性疾病患者，在严格做好个人防护的同时，应立即将患者进行隔离，并且向上级部门上报。

1. 各种急救操作时的防护

（1）在进行急救操作时应注意戴手套、口罩，必要的时候戴防护镜。

（2）急救过程中，医务人员应避免皮肤、黏膜接触血液、唾液和所有可能感染的体液。

（3）尽量避免做口对口人工呼吸，使用呼吸气囊及呼吸过滤器做人工呼吸。

（4）标本的处理：如果遇到外伤，断肢应放在标本容器中，应用双层包装并标记"小心血液/体液"字样。

（5）如果接触体液、血液，应记录并报告所有与血液、深层体液接触的情况。

2. 救护器械的消毒措施 做好急救物品的消毒灭菌和管理。急救物品应由专人负责检查管理，及时补充，避免急救过程中无菌物品短缺或污染。由于一次性物品便于携带、保管，且使用方便，可在急救车内多备一次性物品。被患者的血液、体液、分泌物和排泄物污染的医疗用品和仪器设备应及时做好清洁、消毒处理，防止污染扩散。

3. 院前交通工具及用具的消毒维护 现代院前急救的运载工具主要是救护车、救护飞机、救护船艇，在院前急救中发挥重要作用。但由于运送患者的种类复杂，包括有传染病在内的各种急危重症患者，使车厢空气及物体表面污染严重。同时救护运载工具的清洁、消毒和管理目前尚未形成有效的体系，从而成为预防院内感染极易被忽视的薄弱环节，因此加强救护运载工具的消毒成为管理的重要内容。担架和救护车是救治、监护及转运患者的工具，为了预防交叉感染，应做好运载患者的交通工具及用具的消毒。

1）污染的菌种　文献报道从救护车内检测出的细菌包括葡萄球菌、大肠杆菌、绿脓杆菌、四联球菌、嗜麦芽假单胞菌和未能鉴定的革兰阴性杆菌，其中大多数是条件致病菌，多耐药，一旦感染不易控制。

目前多数救护车内无固定的消毒措施，驾驶员缺乏消毒隔离知识，随车救护人员消毒隔离知识薄弱,重救护车轻消毒隔离现象十分普遍。加上救护车伤员病种多,车辆交叉使用,急危重症患者身体抵抗力差,抢救时常需要进行一些侵入性操作等,这些都是导致感染的危险因素。患者的血液、分泌物、排泄物又可直接污染车内环境,病菌对随车救护人员亦可造成一种威胁,因此救护车的消毒处理是不容忽视的重要环节。

平时应注意救护车内通风,保证车内空气新鲜。运送患者后,尤其是接送传染病患者或每天工作结束后,应按规定对救护车进行消毒,车内用 0.1% 过氧乙酸溶液按 0.16 g/m³ 喷雾消毒,或用乳酸 12 mL/100 m³ 加水 45 倍,加热蒸发,车厢密闭 56 h;驾驶室、急救箱、氧气瓶、门窗、把手、座椅、担架、地板等及时用 0.2% 过氧乙酸或 0.1% 新洁尔灭等消毒液擦拭。根据客观实际情况可以将救护车的空间分为清洁区(驾驶室)、半清洁区(车厢前部)及污染区(车厢后部),半清洁区放置急救箱、急救器材等,污染区放置担架及患者携带的物品。运送患者时担架上铺一次性中单,尽量减少陪送人员。车内被污染的物品如废敷料、患者呕吐物等按消毒隔离要求集中处理。当救护车运载非典型肺炎患者时应开窗通风,患者离车后,应立即对车内空间及担架、推车等物品用 0.5% 过氧乙酸喷洒消毒,作用 30 min。

2)消毒预防措施

(1)车内空气消毒:①过氧乙酸喷雾:0.10~0.15 g/m³,作用 15~30 min,对车内空气自然菌的杀灭效果可达 80% 以上。②电子臭氧发生器:在救护车内做熏蒸消毒,作用 30 min 对车内空气中的自然菌可杀灭 95% 左右。③移动式紫外线消毒装置:以其照射 30 min,可杀灭车厢内 97.92% 的自然菌;照射 15 min,可杀灭距灯管 1 m 处菌片上的金黄色葡萄球菌、大肠杆菌。

(2)车内物体表面消毒:①84 消毒液消毒:用 1:2000 的 84 消毒液擦拭车厢内壁、担架。84 消毒液对车厢内物体进行擦拭后再喷雾消毒一次,可大大降低细菌的密度,同时配合甲醛熏蒸效果更为理想。含氯消毒剂具有广谱、高效、低毒或无毒等特点,加入防锈剂采用擦拭的方法,可进行救护车车厢内所有物体表面的消毒,效果较满意。②熏箱熏蒸:用 40% 甲醛 40 mL/m³ 加高锰酸钾(2:1)熏蒸 8 h,适用于血压计、药品盒、听诊器、氧气筒等小物件熏蒸消毒。甲醛是一种灭菌剂,对绝大多数的微生物都有杀灭作用,包括细菌繁殖体、芽胞、细菌、真菌和病毒。甲醛气体灭菌效果可靠,使用方便,对物品无损害,但甲醛作用的时间较长,而且对呼吸道、眼睛刺激性较强,有致癌作用。

(3)医务人员手消毒:医院感染源传播的主要媒介是医务人员感染的手,美国疾病中心强调接触患者前后、医疗操作前后洗手的重要性。①在没有水的情况下,使用 0.1% 洗必泰酒精擦手,也可以达到卫生学标准要求。②救护车上备一次性消毒纸巾,医务人员接触患者前后要用消毒纸巾擦手。由于其包装小、便于携带、有效期长,很适合院前急救医务人员手的消毒。

第三节　职业暴露时的紧急处理

作为院前急救医务人员,在积极抢救患者生命时,一旦发生职业暴露,除了妥善安置患者外,还应该立即进行职业暴露的紧急处理。

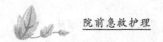

（1）用肥皂液和流动水清洗污染的皮肤，用生理盐水冲洗黏膜。

（2）如有伤口，应当在伤口旁端轻轻挤压，尽可能挤出损伤处的血液，再用肥皂液和流动水进行冲洗，禁止进行伤口的局部挤压。

（3）受伤部位的伤口冲洗后，应当用消毒液，如 75％酒精或者 0.5％碘伏进行消毒，并包扎伤口；被暴露的黏膜，应当反复用生理盐水冲洗干净。

（4）医务人员发生职业暴露后，预防保健科和检验中心主任应当对其暴露的级别和暴露源的病毒载量水平进行评估和确定。

（5）对发生职业暴露的医务人员应当进行预防性用药。

① 如疑为乙肝、丙肝暴露，应在 24 h 内查乙肝、丙肝抗体。

② 如疑为艾滋病病毒暴露，预防性用药方案分为基本用药程序和强化用药程序。基本用药程序为两种逆转录酶制剂，使用常规治疗剂量，连续使用 28 天。强化用药程序是在基本用药程序的基础上，同时增加一种蛋白酶抑制剂，使用常规治疗剂量，连续使用 28 天。

预防性用药应当在发生艾滋病病毒职业暴露后尽早开始，最好在 4 h 内实施，最迟不得超过 24 h，即使超过 24 h 也应当实施预防性用药。

发生一级暴露且暴露源的病毒载量水平为轻度时，可能不使用预防性用药；发生一级暴露且暴露源的病毒载量水平为重度或者发生二级暴露且暴露源的病毒载量水平为轻度时，使用基本用药程序；发生二级暴露且暴露源的病毒载量水平为重度或者发生三级暴露且暴露源的病毒载量水平为轻度或者重度时，使用强化用药程序；暴露源的病毒载量水平不明时，可能使用基本用药程序。

（6）在发生职业暴露后，应当在暴露后的第 4 周、第 8 周、第 12 周及第 6 个月时对艾滋病病毒、乙肝、丙肝等抗体进行检测，对服用药物的毒性进行监控和处理，观察和记录艾滋病病毒感染的早期症状等。

（7）对职业暴露情况进行登记并上报医院信息科。

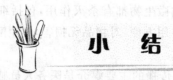

小　结

院前急救医务人员常暴露在多种职业危险因素之中，是职业暴露的高危人群。加强院前急救人员的自我防护，把职业损伤的危害降低到最低，是保障医务人员健康的重要环节，也是阻断医源性感染的途径之一。

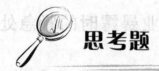

思考题

1. 医务人员职业暴露时应采取的一般防护措施有哪些？

2. 如何进行医疗废物分类及处理？

3. 如何进院前急救工具的消毒？

4. 遇特殊传染性患者时，如何作好急救操作防护？

5. 发生艾滋病病毒职业暴露时应如何紧急处理？

6. 如何预防职业暴露？

（张　丽）

附录 A　院前医疗急救管理办法

总　　则

第一条　为加强院前医疗急救管理,规范院前医疗急救行为,提高院前医疗急救服务水平,促进院前医疗急救事业发展,根据《中华人民共和国执业医师法》、《医疗机构管理条例》、《护士条例》等法律法规,制定本办法。

第二条　本办法适用于从事院前医疗急救工作的医疗机构和人员。

本办法所称院前医疗急救,是指由急救中心(站)和承担院前医疗急救任务的网络医院(以下简称急救网络医院)按照统一指挥调度,在患者送达医疗机构救治前,在医疗机构外开展的以现场抢救、转运途中紧急救治以及监护为主的医疗活动。

第三条　院前医疗急救是政府举办的公益性事业,鼓励、支持社会力量参与。卫生计生行政部门按照"统筹规划、整合资源、合理配置、提高效能"的原则,统一组织、管理、实施。

卫生计生行政部门应当建立稳定的经费保障机制,保证院前医疗急救与当地社会、经济发展和医疗服务需求相适应。

第四条　国家卫生计生委负责规划和指导全国院前医疗急救体系建设,监督管理全国院前医疗急救工作。

县级以上地方卫生计生行政部门负责规划和实施本辖区院前医疗急救体系建设,监督管理本辖区院前医疗急救工作。

机 构 设 置

第五条　院前医疗急救以急救中心(站)为主体,与急救网络医院组成院前医疗急救网络共同实施。

第六条　县级以上地方卫生计生行政部门应当将院前医疗急救网络纳入当地医疗机构设置规划,按照就近、安全、迅速、有效的原则设立,统一规划、统一设置、统一管理。

第七条　急救中心(站)由卫生计生行政部门按照《医疗机构管理条例》设置、审批和登记。

第八条　设区的市设立一个急救中心。因地域或者交通原因,设区的市院前医疗急救网络未覆盖的县(县级市),可以依托县级医院或者独立设置一个县级急救中心(站)。

设区的市级急救中心统一指挥调度县级急救中心(站)并提供业务指导。

第九条　急救中心(站)应当符合医疗机构基本标准。县级以上地方卫生计生行政部门根据院前医疗急救网络布局、医院专科情况等指定急救网络医院,并将急救网络医院名单向社会公告。急救网络医院按照其承担任务达到急救中心(站)基本要求。

未经卫生计生行政部门批准,任何单位及其内设机构、个人不得使用急救中心(站)的名称开展院前医疗急救工作。

第十条 急救中心(站)负责院前医疗急救工作的指挥和调度,按照院前医疗急救需求配备通讯系统、救护车和医务人员,开展现场抢救和转运途中救治、监护。急救网络医院按照急救中心(站)指挥和调度开展院前医疗急救工作。

第十一条 县级以上地方卫生计生行政部门根据区域服务人口、服务半径、地理环境、交通状况等因素,合理配置救护车。

救护车应当符合救护车卫生行业标准,标志图案、标志灯具和警报器应当符合国家、行业标准和有关规定。

第十二条 急救中心(站)、急救网络医院救护车以及院前医疗急救人员的着装应当统一标识,统一标注急救中心(站)名称和院前医疗急救呼叫号码。

第十三条 全国院前医疗急救呼叫号码为"120"。

急救中心(站)设置"120"呼叫受理系统和指挥中心,其他单位和个人不得设置"120"呼叫号码或者其他任何形式的院前医疗急救呼叫电话。

第十四条 急救中心(站)通讯系统应当具备系统集成、救护车定位追踪、呼叫号码和位置显示、计算机辅助指挥、移动数据传输、无线集群语音通讯等功能。

第十五条 县级以上地方卫生计生行政部门应当加强对院前医疗急救专业人员的培训,定期组织急救中心(站)和急救网络医院开展演练,推广新知识和先进技术,提高院前医疗急救和突发事件紧急医疗救援能力与水平。

第十六条 县级以上地方卫生计生行政部门应当按照有关规定,根据行政区域内人口数量、地域范围、经济条件等因素,加强急救中心(站)的应急储备工作。

执 业 管 理

第十七条 急救中心(站)和急救网络医院开展院前医疗急救工作应当遵守医疗卫生管理法律、法规、规章和技术操作规范、诊疗指南。

第十八条 急救中心(站)应当制定院前医疗急救工作规章制度及人员岗位职责,保证院前医疗急救工作的医疗质量、医疗安全、规范服务和迅速处置。

第十九条 从事院前医疗急救的专业人员包括医师、护士和医疗救护员。

医师和护士应当按照有关法律法规规定取得相应执业资格证书。

医疗救护员应当按照国家有关规定经培训考试合格取得国家职业资格证书;上岗前,应当经设区的市级急救中心培训考核合格。

在专业技术职务评审、考核、聘任等方面应当对上述人员给予倾斜。

第二十条 医疗救护员可以从事的相关辅助医疗救护工作包括:

(一)对常见急症进行现场初步处理;

（二）对患者进行通气、止血、包扎、骨折固定等初步救治；

（三）搬运、护送患者；

（四）现场心肺复苏；

（五）在现场指导群众自救、互救。

第二十一条　急救中心（站）应当配备专人每天 24 小时受理"120"院前医疗急救呼叫。"120"院前医疗急救呼叫受理人员应当经设区的市级急救中心培训合格。

第二十二条　急救中心（站）应当在接到"120"院前医疗急救呼叫后，根据院前医疗急救需要迅速派出或者从急救网络医院派出救护车和院前医疗急救专业人员。不得因指挥调度原因拒绝、推诿或者延误院前医疗急救服务。

第二十三条　急救中心（站）和急救网络医院应当按照就近、就急、满足专业需要、兼顾患者意愿的原则，将患者转运至医疗机构救治。

第二十四条　急救中心（站）和急救网络医院应当做好"120"院前医疗急救呼叫受理、指挥调度等记录及保管工作，并按照医疗机构病历管理相关规定，做好现场抢救、监护运送、途中救治和医院接收等记录及保管工作。

第二十五条　急救中心（站）和急救网络医院按照国家有关规定收取院前医疗急救服务费用，不得因费用问题拒绝或者延误院前医疗急救服务。

第二十六条　急救中心（站）应当按照有关规定做好突发事件紧急医疗救援的现场救援和信息报告工作。

第二十七条　急救中心（站）和急救网络医院不得将救护车用于非院前医疗急救服务。

除急救中心（站）和急救网络医院外，任何单位和个人不得使用救护车开展院前医疗急救工作。

第二十八条　急救中心（站）应当按照相关规定作好应急储备物资管理等相关工作。

第二十九条　急救中心（站）和急救网络医院应当向公众提供急救知识和技能的科普宣传和培训，提高公众急救意识和能力。

监 督 管 理

第三十条　县级以上地方卫生计生行政部门应当加强对院前医疗急救工作的监督与管理。

第三十一条　县级以上地方卫生计生行政部门应当加强急救中心（站）和急救网络医院的设置管理工作，对其执业活动进行检查指导。

第三十二条　县级以上地方卫生计生行政部门发现本辖区任何单位及其内设机构、个人未经批准使用急救中心（站）的名称或救护车开展院前医疗急救工作的，应当依法依规严肃处理，并向同级公安机关通报情况。

第三十三条　上级卫生计生行政部门应当加强对下级卫生计生行政部门的监督检查，发现下级卫生计生行政部门未履行职责的，应当责令其纠正或者直接予以纠正。

第三十四条　急救中心（站）和急救网络医院应当对本机构从业人员的业务水平、工作成绩和职业道德等情况进行管理、培训和考核,并依法依规给予相应的表彰、奖励、处理等。

法 律 责 任

第三十五条 任何单位或者个人未经卫生计生行政部门批准擅自开展院前医疗急救服务的,由县级以上地方卫生计生行政部门按照《医疗机构管理条例》等有关规定予以处理。

第三十六条 急救中心(站)和急救网络医院使用非卫生专业技术人员从事院前医疗急救服务的,由县级以上地方卫生计生行政部门按照《中华人民共和国执业医师法》、《医疗机构管理条例》和《护士条例》等有关法律法规的规定予以处理。

第三十七条 医疗机构有下列情形之一的,由县级以上地方卫生计生行政部门责令改正、通报批评、给予警告,对直接负责的主管人员和其他直接责任人员,根据情节轻重,依法给予警告,记过、降低岗位等级、撤职、开除等处分:

(一)未经批准擅自使用"120"院前医疗急救呼叫号码或者其他带有院前医疗急救呼叫性质号码的;

(二)未经批准擅自使用救护车开展院前医疗急救服务的;

(三)急救中心(站)因指挥调度或者费用等因素拒绝、推诿或者延误院前医疗急救服务的;

(四)违反本办法其他规定的。

附 则

第三十八条 本办法所称医疗救护员,是指人力资源社会保障部第四批新职业情况说明所定义,运用救护知识和技能,对各种急症、意外事故、创伤和突发公共卫生事件施行现场初步紧急救护的人员。

第三十九条 本办法所称救护车,是指符合救护车卫生行业标准、用于院前医疗急救的特种车辆。

第四十条 在突发事件中,公民、法人和其他单位开展的卫生救护不适用于本办法。

第四十一条 本办法自 2014 年 2 月 1 日起施行。

附录 B 湖北省救护车配置与使用管理办法

总 则

第一条 为进一步加强湖北省医疗急救体系建设,规范救护车配置、使用、监督管理工作,切实保障医疗急救和交通安全,维护人民群众生命安全和健康权益,依据《中华人民共和国道路交通安全法》、《医疗机构管理条例》等有关法律法规,制定本办法。

第二条 在湖北省行政区域范围内配置、使用救护车,适用本办法。

本办法所称救护车指用于日常急救和抢救危重伤病员、突发事件紧急救援、重大活动医疗保障、运送伤病员、卫生监督、疾病控制、血液运送、巡回医疗、计划生育服务等任务的专用车辆。

第三条 各级卫生、人口和计划生育行政部门按照各自职责,负责救护车规划装备、审核配置、日常运营和监督管理工作。公安机关交通管理部门负责救护车的道路交通安全管理工作。

救护车的分类及装备标准

第四条 根据国家救护车 QC/T457-2002 的专业标准和湖北省实际情况,救护车按用途分为下列 7 种类型:

(一)突发公共卫生事件应急指挥车。具有现场指挥功能,用于大型灾害、事故及公共卫生突发事件的现场急救指挥及防疫指挥工作。

(二)运送救护车。配有一般的急救医疗设备和药品,能对现场或运送过程中的伤病人员进行一般救治的救护车。

(三)急救(监护型)救护车。配有急救复苏抢救设备、必备药品、通讯等装备,能对现场或运送过程中的伤病人员进行紧急救护的救护车。

(四)疾病控制专用车。配有疾病控制专业急救设备,能对现场疫情进行紧急处理的救护车。

(五)卫生监督应急救护车。配有卫生监督现场快速检测设备,能对食物中毒、职业中毒和生活饮用水污染等突发公共卫生事件实施现场快速检测和现场控制的救护车。

(六)血液运送救护车。配有运送血液专业设备,能够按有关要求为医疗卫生机构运送血液的救护车。

（七）计划生育服务专用车。配有计划生育服务专业急救设备，能对紧急情况进行紧急处理的救护车。

第五条 救护车装备标准。

（一）运送救护车。

1．诊箱：插管箱、呼吸气嘴、简易呼吸器、便携式吸引器、听诊器、血压计、叩诊锤、体温表、剪刀、镊子、血管钳、三角巾、四头带、颈托、夹板等，必备的口服和静脉药品。

2．供氧系统：氧气瓶不小于 3 L，配有氧气压力表、流量表、湿化瓶等。

3．担架：车式可固定标准担架或铲式标准担架。

4．心电图机。

5．输液导轨或吊瓶架、照明灯、紫外线灯。

6．便携式吸引器的容积不低于 600 mL。

（二）急救（监护型）救护车。

1．诊箱：插管箱、心脏复苏泵、呼吸气嘴、简易呼吸器、急救电动吸引器、听诊器、血压计、叩诊锤、体温表、剪刀、镊子、血管钳、颈托、夹板等，必备的口服和静脉药品。

2．供氧系统：氧气瓶不小于 7 L，配有氧气压力表、压力调节阀、流量表、湿化瓶等，另配有便携式氧气瓶。

3．药品柜：放置各种抢救药品。

4．担架：自动上车标准担架、铲式标准担架。

5．骨折固定垫（真空固定垫）。

6．外伤包（内有夹板、颈托、上下肢止血带、纱布、三角巾、弹力绷带等）。

7．心电图机。

8．心电监护除颤起搏仪。

9．急救呼吸机。

10．输液导轨或吊瓶架、照明灯、紫外线灯。

（三）疾病控制专用车、卫生监督应急救护车、血液运送救护车和有急救任务的其他机构自备救护车可根据工作需要，配备相应的专业设备。

（四）计划生育服务专用车。根据工作需要，配备相应的专业设备、急救医疗设备和药品。

救护车的配置标准

第六条 救护车配置应根据辖区人口和卫生机构、计划生育服务机构服务半径及医疗救护、卫生应急等任务的需要，实行全域覆盖，合理布局，保证敏捷应答，快速反应，就近出车，及时救治。

第七条 急救专业机构按每 5 万人口配置 1 辆急救（监护型）救护车。各级"120"急救中心根据工作需要按规定配置救护车，以满足当地伤病人员急救、转送工作。

市（州）级以上卫生应急指挥机构应配备应急指挥车以应对公共卫生突发事件的紧急救援指挥工作，省级突发公共卫生事件应急指挥机构可配置1～3辆应急指挥车，市（州）级突发公共

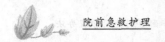

卫生事件应急指挥机构可配置1～2辆应急指挥车。

第八条　三级医疗机构可按照每200张床位配置1辆救护车,拥有3辆及以上救护车的,可根据业务工作需要配置1～2辆急救(监护型)救护车。

第九条　二级医疗机构可按照每100张床位配置1辆救护车,拥有3辆及以上救护车的,可根据业务工作需要配置1辆急救(监护型)救护车。

第十条　乡镇卫生院、城市社区卫生服务中心可配置1～2辆救护车。

第十一条　省级妇幼保健机构可配置1～6辆救护车,市(州)级妇幼保健机构可配置1～4辆救护车,县(市、区)级妇幼保健机构可配置1～3辆救护车。

第十二条　省级疾病预防控制机构可配置1～6辆疾病控制专用车。市(州)级疾病预防控制机构可配置1～4辆疾病控制专用车。县(市、区)级疾病预防控制机构可配置1～3辆疾病控制专用车。

第十三条　省级卫生监督机构可配置1～6辆应急救护车,市(州)级卫生监督机构可配置1～4辆应急救护车,县(市、区)级卫生监督机构可配置1～3辆应急救护车。

第十四条　采、供血机构按照业务量及服务半径配备血液运送救护车,采血量3吨以下可配置2～3辆血液运送救护车,3～10吨可配置3～6辆血液运送救护车,10吨以上每增加3吨采血量可增配1辆血液运送救护车。

第十五条　专科医院、未定级医院、民营医疗机构和有急救任务的其他机构可参照以上同等规模医疗机构标准执行。

第十六条　计划生育服务机构可参照以上同级医疗卫生机构标准执行。

救护车配置审批

第十七条　按照行业和属地化管理的原则,需要配置救护车的医疗卫生、人口计生服务机构,应向所在地卫生、人口和计划生育行政部门提交下列申报材料:

(一)救护车配置申请表(一式二份)。内容包括机构名称、机构地址、组织机构代码、执业许可证号码、机构分类性质(营利、非营利)、机构等级、床位数、现有救护车数量、拟购车型、联系电话、联系人及配置救护车理由。

(二)《医疗机构执业许可证》副本及复印件。

(三)单位组织机构代码证复印件。

(四)现有救护车行驶证复印件。

(五)其他相关证明材料。

申请单位经所在地各级卫生、人口和计划生育行政部门审核同意后,报省卫生厅职能部门核准。

部、省属医疗卫生机构和有急救任务的其他机构直接向省卫生厅职能部门提交上述申报材料。

第十八条　申请单位经核准后方可购买救护车,凭购车发票、车辆合格证原件及复印件到省卫生厅职能部门办理救护车配置登记手续,凭省卫生厅出具的《湖北省救护车配置通知单》,

到当地公安机关交通管理部门办理车辆注册登记,领取机动车登记证书、号牌和行驶证。

第十九条　救护车报废或需要更新的,必须持有关单位出具的《报废汽车回收证明》或《机动车注销证明》等证明材料到省卫生厅职能部门备案。

第二十条　救护车如特殊情况须转让的,受让方应为符合配置救护车条件的机构,并到省卫生厅办理变更备案、公安机关交通管理部门办理变更登记手续。

监 督 管 理

第二十一条　各级卫生、人口和计划生育行政部门应指定专人,按照属地化管理原则负责救护车的配置与使用管理。

第二十二条　救护车使用单位应加强救护车管理,严格执行有关法律法规,建立健全并落实救护车管理规章制度。

第二十三条　救护车使用单位必须服从各级卫生、人口和计划生育行政部门和公安机关交通管理部门的监督管理,严禁私自改装或挪作他用,严禁承包给任何单位及个人。

第二十四条　救护车品牌型号纳入国家规定的产品目录,应安装警灯和警报器。警灯、警报器应分别符合 GB/T13954 和 GB8108 的规定。车身颜色应为白色,前门左右两侧及车后正中应喷涂或粘贴红底白色“十”字图案标志,图案应符合国家有关规定。其他外观标识按照湖北省卫生厅和湖北省人口和计划生育委员会要求装饰。

救护车执行救护任务时应当严格遵守《中华人民共和国道路交通安全法》,酌情使用警灯警报器。零点至凌晨 5 点,除特别紧急情况外,不得使用警报器。

第二十五条　救护车要保持车况良好、车身整洁,禁止利用救护车发布或变相发布医疗广告。

救护车使用单位必须配备有三年以上驾龄的专职司机。在执行院前急救和运送伤病员任务时,应至少配备医师、护士各一名。严禁无关单位借用救护车,严禁无关人员驾乘救护车。

第二十六条　救护车使用单位违反本办法,卫生、人口和计划生育行政部门应予通报批评,逾期不改或情节严重的,追究领导和相关人员责任。违反《中华人民共和国道路交通安全法》的,由公安机关交通管理部门依法处理。

附 　 则

第二十七条　本办法在实施过程中发现的问题,按职责划分,由省卫生厅、省人口和计划生育委员会、省公安厅分别负责解释。

第二十八条　本办法自 2010 年 11 月 1 日实施。原《关于加强救护车配置及使用管理的通知》(鄂卫发〔2001〕109 号)同时废止。

参 考 文 献

[1]   林才经,蒋健.现代院前急救医学[M].福州:福建科学技术出版社,2007.
[2]   沈洪.急诊医学[M].北京:人民卫生出版社,2008.
[3]   陆再英,钟南山.内科学[M].7版.北京:人民卫生出版社,2008.
[4]   吴在德,吴肇汉.外科学[M].7版.北京:人民卫生出版社,2008.
[5]   乐杰.妇产科学[M].7版.北京:人民卫生出版社,2008.
[6]   沈晓明,王卫平.儿科学[M].7版.北京:人民卫生出版社,2008.
[7]   贾建平.神经病学[M].6版.北京:人民卫生出版社,2008.
[8]   杨绍基,任红.传染病学[M].7版.北京:人民卫生出版社,2008.
[9]   涂汉军,刘菊英,肖敏.实用院前急救手册[M].北京:人民卫生出版社,2013.
[10] 胡虹.急救护理学[M].北京:人民卫生出版社,2011.
[11] 周秀华.急危重症护理学[M].北京:人民卫生出版社,2011.
[12] 李维棣.急救护理学[M].西安:第四军医大学出版社,2010.
[13] 张波,桂莉.急危重症护理学[M].3版.北京:人民卫生出版社,2012.
[14] 薛丽平.急救护理学[M].北京:人民卫生出版社,2013.
[15] 王兵,杨丽清.外科护理学[M].南京:江苏科学技术出版社,2011.
[16] 杨桂荣,缪礼红.急救护理技术[M].武汉:华中科技大学出版社,2012.
[17] 孙永显.急救护理[M].北京:人民卫生出版社,2010.
[18] 王志红,周兰姝.危重症护理学[M].2版.北京:人民军医出版社,2007.
[19] 关青.急危重症护理学[M].北京:人民卫生出版社,2009.
[20] 李明凤,叶磊.急诊科护理手册[M].北京:科学出版社,2011.